T0129886

Eltern-Guide Digitalkultur

Kathrin Habermann

Eltern-Guide Digitalkultur

Alternativen zu Smartphone, Spielkonsole & Co.

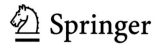 Springer

Kathrin Habermann
Wien, Österreich

ISBN 978-3-662-61369-6   ISBN 978-3-662-61370-2   (eBook)
https://doi.org/10.1007/978-3-662-61370-2

Die Deutsche Nationalbibliothek verzeichnet diese Publikation in der Deutschen Nationalbibliografie; detaillierte bibliografische Daten sind im Internet über http://dnb.d-nb.de abrufbar.

Fotonachweis Cover © Adobe Stock: Children sitting in the room with smart phones. Pupils surfing at school
Von: candy1812 ((Symbolbild mit Fotomodellen))

Planung/Lektorat: Eva-Maria Kania
Springer ist ein Imprint der eingetragenen Gesellschaft Springer-Verlag GmbH, DE und ist ein Teil von Springer Nature.
Die Anschrift der Gesellschaft ist: Heidelberger Platz 3, 14197 Berlin, Germany

Geleitwort

Was braucht der Mensch? Das ist die Frage, um die es hier hinter all den fundierten Darstellungen und Empfehlungen von Kathrin Habermann geht. Ich schreibe hier bewusst nicht, was braucht das Kind. Denn das, was für ein Kind gut ist, ist gut für die gesamte Menschheit. Ist das zu pathetisch? Ich denke, es ist realistisch.

Die Kindheit ist eine soziale Innovation gewesen. Über hunderte Jahre wurden Kinder wie kleine Erwachsene behandelt, sie hatten dieselbe Kleidung wie Erwachsene, nur kleiner, und sie wurden schnellstmöglich arbeits- und kriegsfähig gemacht. Ab dem 16. Jahrhundert und dann weiter mit dem Urvater der antiautoritären Erziehung, Jean-Jacques Rousseau, begann eine Bewegung, die „kleinen Erwachsenen" als Kinder (!) mit eigenen Bedürfnissen und eigenen Entwicklungsfeldern zu erkennen (Aries 2007). Mittlerweile haben diverse Wissenschaften, wie zum Beispiel die Entwicklungspsychologie und die Neurowissenschaften, aufgezeigt, dass ein Kind mit einer phänomenalen neuronalen Plastizität ausgestattet ist, also einer immensen Anpassungsfähigkeit des Gehirns an die aktuellen Lernanforderungen. Man denke nur daran, wie spielerisch ein Kind Sprachen erwirbt, motorisch lernt und wie wach es in die Welt blickt und diese gestaltet, wenn es entsprechend gefordert und gefördert wird. Außer, es wird mit einem digitalen Brett vor dem Kopf versorgt, dann ist das Kind nicht kreativ weltgestaltend, sondern reaktiv medienkonsumierend. Dann ist es nicht „ver-spielt", sondern es wird „be-spielt". Das hat leider eine sehr angenehme Auswirkung für gestresste Eltern. Das Kind wird plötzlich ganz still und kontrollierbar. So kann man endlich in Ruhe sein Essen im

Restaurant genießen. Und wer will das den Vätern und Müttern in einer zwanghaften Hochleistungsgesellschaft nicht vergönnen? Ich möchte deshalb ganz aufrichtig niemandem einen Vorwurf machen. Wir müssen nur begreifen, worum es eigentlich geht. Es geht darum, dass die digitalen Medien etwas übernommen haben, das aus entwicklungspsychologischer Sicht unbedingt zwischen Menschen stattfinden muss und so selten wie möglich an digitale Medien delegiert werden sollte: Die sogenannte „Co-Regulation".

Was ist damit gemeint? Wenn ein Menschlein gesund auf die Welt kommt, kann es sofort schreien, also negative Emotionen zurückmelden. Wenn es bei gesunden Eltern auf die Welt kommt, haben die Bezugspersonen einen angeborenen Fürsorgereflex. Das Baby wird beruhigt und weil es ruhiger wird, beruhigt auch das Kind die Eltern. Wir regulieren einander ein Leben lang in jeder Begegnung, manchmal in die Ruhe, manchmal in die Unruhe. Wir nennen das Co-Regulation. Später wird das auf alle möglichen Emotionen ausgedehnt. Wenn wir als Kind oder Jugendliche Angst vor etwas haben, zum Beispiel an einen unbekannten Ort zu reisen, dann begleitet uns idealer Weise eine Bezugsperson. Eine emotional nahestehende Person macht dann einem jungen Menschen Mut durch Zuwendung und so lernt dieser junge Mensch, diese Herausforderung und ähnliche selbst zu bewältigen. Der Erwachsene wiederum erkennt dann, dass der junge Mensch das nun gut schafft, entwickelt Stolz, und aus der Ermutigung wird Zutrauen und Vertrauen. Darüber lernen wir in unserer Entwicklungslaufbahn nicht nur die (Selbst-)Beruhigung, sondern auch, unseren Übermut einzubremsen und unseren kühlen Verstand zu behalten, also nicht einfach vor Freude auf die Straße zu springen und so weiter. Alle Emotionen, die wir haben, werden also vor allem mit unseren Mitmenschen moduliert und darüber erwerben wir die Fähigkeit, uns selbst zu regulieren. Wir können uns dann im Stress besser selbst beruhigen, an langfristigen Zielen dranbleiben, Frustrationen verkraften, Freude und Begeisterung frei laufen lassen und unseren Verstand zur richtigen Zeit nutzen. Wir verstehen auch unsere Mitmenschen dadurch immer besser, weil uns jemand auf unserem Lebensweg geholfen hat, uns selbst besser zu verstehen.

Das Smartphone kann durchaus ähnliches. Es beruhigt durch Ablenkung, deshalb schauen wir besonders gerne, wenn wir gestresst sind, in unser Smartphone. Es stimuliert mit allerhand Reizen, einer Flut an Informationen, wenn uns langweilig ist. Und es versorgt uns mit digitalen Kontakten, sogenannten „sozialen Netzwerken", und mit zwischenmenschlicher Kommunikation und sozialer Verstärkung über

Likes. Jetzt könnte man sagen, das ist doch alles wunderbar. Und bis zu einem gewissen Ausmaß stimmt das auch. Paracelsus hat ja schon sinngemäß postuliert: „Die Dosis macht das Gift." Und dasselbe gilt natürlich auch für die digitalen Medien. Es gibt nur ein Problem dabei. Die NeurowissenschaftlerInnen, die für Facebook® und Co. arbeiten, haben ein deklariertes Ziel: „Der User soll so viel Zeit wie möglich im Netz verbringen und dort so viele Daten wie möglich hinterlassen." Punkt. Es geht also nicht um qualitativ hochwertige Kontakte, emotional unterstützende Bindungen, hochwertige Informationen und auch nicht um mündige BürgerInnen. Es geht ausschließlich um die Verführung, in der „digitalen Anwendung" zu bleiben. Dasselbe Ziel verfolgen Spielehersteller, Serienstreams etc. Deshalb wird alles an psychologischer Verführungskunst aufgeboten und stetig verfeinert, es sind Medien mit Drogencharakter. Und wir alle spüren, dass es ihnen gelungen ist. Wir zeigen fast alle leichte Anzeichen von digitalem Stress und digitaler Sucht. Wir werden nervös, wenn wir unser Smartphone nicht gleich finden oder der Akku leer wird, wir ertappen uns selbst dabei, dass wir unser Userverhalten nicht voll unter Kontrolle haben und manchmal verheimlichen wir sogar, dass wir wieder vom Bildschirm hypnotisiert wurden.

Der Mensch hat in seiner gesamten Entwicklungsgeschichte immer wieder Drogen gefunden und erfunden und musste in der Folge lernen, damit umzugehen. Das war mit Alkohol, Kokain, Nikotin, LSD etc. schon so. Manche wurden einfach verboten, bei anderen gibt es gesetzliche Regelungen. In jedem Fall ist es den Menschen eine Entwicklungsaufgabe, mit den Drogen seiner Zeit umgehen zu lernen. Denn Drogen können etwas, das sonst nur Mitmenschen können. Sie beeinflussen sehr effizient unsere emotionale Verfassung. Sie ersetzen die Co-Regulation und verhindern damit den Erwerb von Selbstregulation.

Früher verabreichten manche Eltern ihren Kindern in ländlichen Gebieten einen Schnaps- oder einen Mohnschnuller, um sich die Co-Regulationsaufgabe zu erleichtern. Heute verabreichen wir das Smartphone oder die Spielkonsole.

Abschließend ein Gedankenexperiment: Denken Sie an einen der schönsten Momente, den Sie in Ihrem Leben hatten? Mit hoher Wahrscheinlichkeit war das ein Moment, der mit einem anderen Menschen zu tun hatte. Wenn nicht, dann mit zweithöchster Wahrscheinlichkeit ein Moment, in dem Sie in „real-life" über sich selbst hinausgewachsen sind.

Vorwort

Immer öfter hört man von der „Handysucht" und den Gefahren von neuen Medien für Kinder. Unter den neuen oder digitalen Medien versteht man Smartphone, Tablet, Laptop/PC sowie diverse Spielekonsolen. Doch warum schaden diese Geräte besonders Kindern in ihrer Entwicklung und kann man heutzutage noch etwas dagegen tun?

Ziel dieses Buches ist es, Ihnen zum einen einen Überblick über die theoretischen, wissenschaftlichen Beiträge und Studien zu diesem Thema zu ermöglichen. Im zweiten Teil dieses Buch erhalten Sie praktische Tipps, Evaluierungs- und Umsetzungsmöglichkeiten, um Ihren gemeinsamen Alltag zu erleichtern und möglichst digitalbefreit zu gestalten.

In den ersten vier Kapiteln wird Ihnen der aktuelle Stand der Wissenschaft kurz und prägnant vorgestellt. Hierfür werden die Erkenntnisse von Dr. Spitzer, Dr. Hüther und Dr. Shanker mit den Erfahrungen von Jesper Juul und Maria Aarts in Verbindung gebracht. Zudem finden Sie eine Vielzahl an Studien und wissenschaftlichen Arbeiten, die als Überblick über den aktuellen Wissensstand dienen sollen. Sie erfahren unter anderem, inwiefern der Medienkonsum die Gehirnmasse von Kindern verringert, warum Langeweile so wichtig ist, die motorische Entwicklung unter dem Einfluss digitaler Geräte signifikant langsamer verläuft, Verhaltensauffälligkeiten bis hin zu Pseudo-Autismus auftreten können und das Wohlbefinden von Kinder nachweislich unter dem Konsum leidet.

Im zweiten Teil dieses Buches, dem Elternratgeber, werden Ihnen Evaluierungsmöglichkeiten aufgezeigt, um den Medienkonsum Ihres Kindes zu dokumentieren. Anschließend erhalten Sie Ideen gegen Langeweile und

Strategien zur Senkung der Mediennutzung. Zudem finden Sie eine Checkliste für zu Hause oder die Schule zum Thema Konzentration in diesem Buch. Alle Checklisten, Formulare und Hilfestellungen finden Sie im Anhang von Kap. 12 auf SpringerLink.

Dieses Buch soll Ihrem Kind helfen, die (gemeinsame) Zeit besser zu nutzen, Erfahrungen zu sammeln, sich optimal zu entwickeln, sich selbst einschätzen zu können und Medienkompetenz zu erlernen. Es dient Ihnen als Hilfestellung, Anzeichen von Stress und Überforderung durch die digitalen Geräte und neuen Medien zu erkennen, die Notwendigkeit von Langeweile für die Entwicklung zu verstehen und eine Reduktion des Medienkonsums möglichst harmonisch umzusetzen. Oft ist man sich dessen bewusst, dass das eigene Verhalten oder das Verhalten des Kindes nicht gut ist. Dieses Buch soll erklären, warum das so ist und wie man entgegensteuern kann. Die Aussagen dieses Buches stützen sich einerseits auf Experten, andererseits auf die Erfahrung der Autorin.

Warum ich dieses Buch geschrieben habe
Ich arbeite seit 2015 als Ergotherapeutin mit Kindern und Jugendlichen unterschiedlichsten Alters. Oft kommen die Eltern aufgrund von Empfehlungen von Kindergärten und Schulen zu mir. Viele von ihnen berichten von Konzentrationsstörungen, störendem Verhalten im Unterricht, Schwierigkeiten beim Bearbeiten von Aufgaben und Hausübungen, unruhigen, zappeligen und rastlosen Kindern bei Einzel- und Gruppenaktivitäten und Aufmerksamkeitsproblemen. Eine mögliche Ursache für all diese Probleme kann die (teils intensive) Nutzung von neuen Medien wie Smartphones, Tablets und Co. sein. Darunter verstehe ich sowohl kleine Handy-Spiele und auch Youtube®-Videos oder einfaches „Wischen" am Bildschirm. Bei jeder ergotherapeutischen Begutachtung frage ich sowohl die Kinder als auch die Eltern nach der täglichen und wöchentlichen Nutzung eines dieser Geräte. Parallel dazu auch nach Sport- und Alternativangeboten, die bereits stattfinden. Die Reaktionen sind naturgemäß sehr unterschiedlich: Während die Kinder begeistert von ihren liebsten Sendungen im Fernsehen oder Spielen berichten, geben Eltern oft eher ein zerknirschtes „Wir wissen es ist nicht gut, aber … " an. Mit diesem Buch möchte ich Ihnen die Zusammenhänge von Auffälligkeiten in der kindlichen Entwicklung und neuen Medien aufbereiten sowie Vorschläge für Alternativen für Sie und Ihre Kinder aufzeigen.

In den verschiedenen Kapiteln erfahren Sie Wissenswertes zum derzeitigen Stand der Forschung, Hinweise, wie Sie erkennen, dass Ihr Kind durch die Nutzung leidet, und welche Alternativen Sie Ihren Kindern bieten können. Zudem erhalten Sie nachhaltige Strategien, wie Sie in der gesamten Familie mit dem Thema umgehen können.

Vorweg möchte ich erwähnen, dass nicht jede Art der Mediennutzung nur schädlich für Kinder ist. Technische Geräte, das Internet und Medien sind ein Teil unserer Zukunft und sollten daher den nächsten Generationen nicht vollständig vorenthalten oder gänzlich verboten werden. Digitale Bildung und das Erlernen von Algorithmen wird in Zukunft immer wichtiger werden. Zudem dienen neue Medien auch als „Tor zur Welt" für eingeschränkte Kinder und Erwachsene. Dieses Buch dient lediglich als Hilfestellung zur Reduktion sinnloser Displayzeiten und ist ein Plädoyer gegen „digitale Geräte als Babysitter" und für die Langeweile.

„Es gibt nichts Dümmeres, was Sie mit Ihren Händen machen können, als über eine eigenschaftslose Oberfläche mit immer der gleichen Hand-bewegung zu fahren – das Wischen." (Dr. Spitzer 2017) (Abb. 1)

Wien   Kathrin Habermann

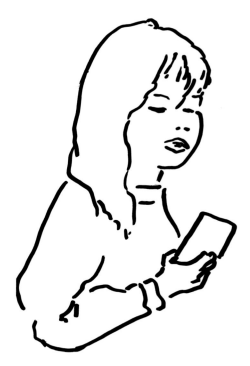

Abb. 1 Kind mit Smartphone

Danksagung

Ich möchte mich an dieser Stelle sehr herzlich bei einigen Menschen bedanken, die mir geholfen haben, dieses Buch zu realisieren.

An erster Stelle sei hier mein sehr geschätzter Kollege Valentin Ritschl genannt. Ohne ihn wäre ich nicht auf die Idee gekommen, mein Konzept einem Verlag vorzustellen. Außerdem möchte ich mich bei dir für deine Hilfestellungen während des Prozesses bedanken, für die ich dankbar bin und ohne die dieses Buch nicht so wäre wie es ist. Ich kann noch viel lernen von dir!

Bardia Monshi, einer der besten Psychologen Österreichs, hat sich sofort bereit erklärt, mir ein Geleitwort zu schenken. Ich hatte das Glück von ihm lernen zu dürfen und bin dankbar für die vielen Inputs und Denkanstöße.

Des Weiteren möchte ich mich bei meiner Familie, meinem Partner und meinen Freunden bedanken, die mich tatkräftig unterstützt und bekräftigt haben, dieses Projekt umzusetzen. Ohne eure Hilfe wäre dieses Buch nicht so gut gelungen und ich bin euch wirklich sehr dankbar für die Begleitung und Unterstützung. Namentlich möchte ich hier insbesondere meine Eltern, Petra und Manfred sowie meine Brüder Mathias und Lucas erwähnen, die mich in meinen Leben immer unterstützt und bestmöglich begleitet haben. Meinem Lebensgefährten Matthias Trümmel möchte ich für die vielen Gespräche danken, die mich erst inspiriert haben, mich mit dem Thema Digitalisierung auseinanderzusetzen. Kerstin Sitte, Elisabeth Ossinger, Rudi Trümmel möchte ich ebenfalls danken für die Unterstützung und Anregungen während dieses Projektes. Zudem möchte ich mich bei Uli Hofer herzlich dafür bedanken, dass du mich seit Beginn an begleitest und mich unterstützt. Ebenso bedanke ich mich bei Sebastian Hofer für die Realisierung der Bilder.

Meinen Kollegen der Kinderpraxis Kipranova in Wien möchte ich ebenfalls herzlich danken. Eure vielen Hilfestellungen, Ideen und Bestärkungen
haben mir oft geholfen, wenn ich nicht mehr weiter wusste. Namentlich
möchte ich hier vor allem Elif Konacki, Trixi Hahn, Sonja Mauczka und
meine Praktikantin in dieser stressigen Zeit, Lisa Schober, nennen.

Zudem möchte ich mich bei allen namentlich hier nicht erwähnten
Personen bedanken, die mir auf die eine oder andere Weise geholfen haben,
dieses Buch umzusetzen.

Zuletzt möchte ich mich für die gute Zusammenarbeit mit dem Springer
Verlag bedanken, insbesondere sei hier Frau Kania erwähnt. Vielen Dank für
die Unterstützung und Begleitung.

Inhaltsverzeichnis

1   Die kindliche Entwicklung   1
1.1   Eine kurze Einführung in die kindliche
       Lernentwicklung   2
1.2   Die Rolle des Spieles für die kindliche Entwicklung   9
1.3   Warum Langeweile so wichtig ist   14
Literatur   17

2   Der Einsatz digitaler Medien   19
2.1   Zahlen, Daten, Fakten   19
2.2   Warum Smartphones so attraktiv für Kinder sind   29
2.3   Mediensucht   31
2.4   Der Einsatz digitaler Geräte in Kindergärten
       und Schulen   35
2.5   Chancen von neuen Medien für Kinder   43
Literatur   47

**3   Der Einfluss digitaler Medien auf die kindliche
     Entwicklung**   49
3.1   Der Einfluss auf die kognitiven Funktionen
       und die Gehirnentwicklung   51
3.2   Der Einfluss auf die motorische Entwicklung
       und die physische Gesundheit   56
3.3   Der Einfluss auf die sprachlichen Fähigkeiten   64
3.4   Der Einfluss auf das Verhalten   68
3.5   Der Einfluss auf die psychische Gesundheit   73

3.6		Die Auswirkungen von Wahrnehmungsstörungen	77
3.7		Die Auswirkungen von Konzentrationsproblemen	81
3.8		Fallbeispiele: konkrete Auswirkungen auf Kinder	88
3.9		Zusammenfassung	94
Literatur			96

4   Die passive Nutzung von digitalen Medien — **101**

4.1		Kinder als Konsumenten – Gefahren der Werbung	101
	4.1.1	Wie können Eltern mit der Werbung für Kinder umgehen?	106
4.2		Fake News	106
4.3		Gruppenzwang	107
	4.3.1	Gruppenzwang und digitale Medien	109
	4.3.2	Wie können Eltern auf Gruppenzwang reagieren?	111
4.4		Mobbing und Cybermobbing	112
	4.4.1	Begriffserklärung	112
	4.4.2	Warum mobben Kinder?	113
	4.4.3	Was kann man nun tun, wenn das Kind von Cybermobbing betroffen ist?	114
	4.4.4	Fallbeispiele	115
Literatur			116

5   Bestandsaufnahme der individuellen Nutzungsdauer Ihres Kindes — **119**

5.1	Evaluierungsmaßnahmen	120
5.2	Option 1: Die „Stricherl-Liste"	120
5.3	Option 2: Zeit messen	121
5.4	Option 3: Namen nennen	121
5.5	Hinweisfragen zum Thema „Wird mein Kind bereits von den Geräten beeinträchtigt?"	122

6   Wie findet man eine Balance? — **123**

6.1	Die Umsetzung	124
6.2	Erstellen Sie gemeinsam in der Familie Regeln für die Nutzung	125
6.3	Vorbildwirkung	127
6.4	Regelmäßige Gespräche	128
6.5	Kinderschutzmaßnahmen	129
6.6	Empfohlene Nutzungsdauer	132

6.7   Ab wann braucht mein Kind ein eigenes
         Smartphone?   133
6.8   Medienkompetenz vermitteln   135
6.9   „Medien-Nutzungs-Vertrags"
         mit Kindern   139
6.10   Checkliste „Balance finden"   139
6.11   Fallbeispiel Elterngespräch   140
Literatur   144

7   **Tipps gegen die kleine Langeweile zwischendurch**   147
7.1   Material-Grundausstattung für zu Hause   149
7.2   Spiele allein oder zu zweit   150
7.3   Kleine Spiele ab mindestens zwei Kinder   153
Literatur   155

8   **Nachhaltige Strategien für die ganze Familie**   157
8.1   Selbstregulierung erlernen   159
8.2   Wochenendgestaltung für die ganze Familie   161
8.3   Instrument lernen   165
8.4   Haustiere   166
8.5   Sport und seine Wirkung   169
         8.5.1   Wie Sie mehr Bewegungen in den
                  Alltag einbauen können   172
         8.5.2   Kinder-Yoga   173
         8.5.3   Kampfsportarten   175
         8.5.4   Reiten   177
         8.5.5   Klettern   180
         8.5.6   Schwimmen   182
         8.5.7   Tennis   183
         8.5.8   Tanzen   184
         8.5.9   Fußball   186
8.6   Familien-Rituale   188
Literatur   193

9   **Tipps für bestimmte Situationen**   195
9.1   Ideen für einen Beschäftigungs-Rucksack   197
9.2   Der Restaurantbesuch   197
9.3   Lange Autofahrt spannend gestalten   199
9.4   Öffentliche Verkehrsmittel entdecken   199
9.5   Diverse Wartezeiten   200

10   Die Konzentrations-Checkliste   203
    10.1   Wie Kinder lernen, sich zu konzentrieren
          (Kurzfassung)   204
    10.2   Vorbereitende Maßnahmen zu Hause   205
    10.3   Bei den Aufgaben   207
    10.4   Nach der Konzentrationsphase   209
    10.5   In der Schule und im Hort   210
    10.6   Fallbeispiele Schulbesuche   211
    Literatur   215

11   Vorstellung der Ergotherapie   217
    11.1   Was ist Ergotherapie und wann benötigt Ihr Kind
          Ergotherapie?   218
    11.2   Das Spiel im therapeutischen Kontext   220
    11.3   Was machen Ergotherapeuten bei Kindern mit
          Konzentrationsproblemen?   221
    11.4   Was machen Ergotherapeuten bei Kindern mit
          Problemen in der Handlungsplanung?   223
    11.5   Was machen Ergotherapeuten mit Kindern bei
          Problemen bei der Frustrationstoleranz?   224
    11.6   Was machen Ergotherapeuten bei Kindern mit
          Wahrnehmungsstörungen?   225
    11.7   Die Marte-Meo-Methode   226
    11.8   Die Affolter Methode   227
    11.9   Sensorische Integrationstherapie (SI)   227
    11.10 Die Feldenkrais-Methode   228
    11.11 Das Bobath-Konzept   228
    11.12 Fallbeispiele Ergotherapie   229
    11.13 Zur Autorin   238
    Literatur   239

12   Kopiervorlagen   241

Stichwortverzeichnis   257

1

Die kindliche Entwicklung

Inhaltsverzeichnis

1.1   Eine kurze Einführung in die kindliche Lernentwicklung.   2
1.2   Die Rolle des Spieles für die kindliche Entwicklung   9
1.3   Warum Langeweile so wichtig ist   14
Literatur   17

Heutzutage sind digitale Medien aus unserem Alltag nicht mehr wegzu-denken. Die Medienausstattung und -nutzung ist in den letzten Jahren in privaten Haushalten sowie Kindergärten und Schulen stark gestiegen. Zahlen der Plattform MindMinutes zeigen einen Mediennutzungsanstieg um knapp 60 % in den letzten 6 Jahren (Mindshare 2017).

Immer öfter hört man in diesem Zusammenhang von der „Handysucht" der Kinder und Jugendlichen und den Gefahren von neuen Medien. Unter neuen oder digitalen Medien versteht man Smartphone, Tablet, Laptop/PC sowie diverse Spielekonsolen (XBox®, Nintendo®, Playstation® etc.) genauso wie das Fernsehen.

Smartphones, Tablets und Fernseher sind im Alltag allgegenwärtig. Auch das Internet ist aus unserem Leben nicht mehr wegzudenken. Daher ist es verständlich, dass Kinder immer früher mit den Geräten in Berührung kommen und meist großes Interesse für diese entwickeln. Umso wichtiger sind daher der richtige Umgang und die richtige Medienerziehung für Kinder und Jugendliche.

Doch warum genau schaden diese Geräte besonders Kindern in ihrer Entwicklung und kann man heutzutage eigentlich noch etwas dagegen tun? Und warum ist es wichtig, dass sich Kinder auch einmal langweilen?

Dieses Buch versucht den wissenschaftlichen Hintergrund zu diesem Thema möglichst verständlich und übersichtlich darzustellen. Als Hauptquellen für diese Aufarbeitung werden die aktuellen neurowissenschaftlichen Erkenntnissen von Dr. Manfred Spitzer, Prof. Gerald Hüther und Prof. Shanker, sowie internationale Studien und Abhandlungen herangezogen.

1.1   Eine kurze Einführung in die kindliche Lernentwicklung

„Das menschliche Gehirn ist ein gigantisches Netzwerk, das aus schätzungsweise 100 Milliarden Nervenzellen besteht – dies sind etwa so viele, wie es Sterne in der Milchstraße gibt" (Klatte 2007).

Das Gehirn kann nicht nicht lernen und es verändert sich, wenn man es verwendet. Das bedeutet, das Gehirn lernt ständig dazu. Es werden neue Verbindungen erstellt und diese mit dem bisherigen Wissen und Erfahrungen verknüpft. Doch wie läuft das ab?

> „Kinder muss man einladen, ermutigen und inspirieren, sich als kleine Weltentdecker auf den Weg machen zu wollen." – Dr. Gerhard Hüther

Das Lernen beginnt schon bei der Geburt. Manche Hirnforscher sind der Meinung, es beginnt sogar schon im Mutterleib. Spätestens jedoch ab der Geburt ist das Lernen ein lebenslanger Bestandteil unseres Alltages. Babys besitzen schon zwei Haltungen, wenn sie auf die Welt kommen, die Voraussetzung für das Lernen sind: Entdeckerfreude und Gestaltungslust (Hüther 2012). Dr. Spitzer, ein deutscher Neurowissenschaftler und Psychiater, beschreibt die Lernentwicklung bei Babys mit den Worten: „Babys sind wie Schwämme" (Spitzer 2019). Damit ist gemeint, dass Neugeborene erst mal jeden Sinneseindruck ungefiltert aufnehmen. Unter Sinneseindrücken versteht man alles, was man sieht, hört, spürt, riecht und schmeckt, also alles, was man wahrnimmt. Somit sind Sinneseindrücke bzw. die Wahrnehmung von Sinnen die Voraussetzung fürs Lernen. Warum ist das im Zusammenhang mit neuen Medien so wichtig? Nur durch die gute Entwicklung aller Sinne können sich Kinder optimal entwickeln. Durch die Überreizung der

Sinne durch Bildschirmmedien werden Kinder sukzessive überfordert. Es ist mittlerweile wissenschaftlich bewiesen, dass sie die Mischung aus Bildern, Tönen, Farben etc. nicht einordnen können. Dies gilt auch für wesentlich ältere Kinder. Wenn die Sinne nicht richtig entwickelt sind, können Kinder in weiterer Folge Wahrnehmungsstörungen entwickeln. Wie sich diese auswirken, erfahren Sie im dritten Kapitel dieses Buches. Zurück zur kindliche Gehirnentwicklung. Diese beginnt mit der ersten Form des Lernens, der Gewöhnung. Wenn Babys auf die Welt kommen, müssen sie sich erst einmal an alles rundherum gewöhnen, lernen was sie schon mal gesehen haben oder was neu ist. In dieser Phase lernt das Gehirn sehr schnell. Dieser Lernprozess sieht folgendermaßen aus: Das Gehirn verarbeitet beständig eine unvorstellbare Menge an Informationen. Unter diesen Informationen versteht man die Sinneseindrücke, die auf ein Kind einströmen. Die Grundausstattung hierfür sind die Nervenzellen, das Gehirn besitzt diese bereits bei der Geburt. In den ersten Monaten werden nun Nervenverbindungen zwischen diesen Nervenzellen aufgebaut. Die Nervenverbindungen werden mit jedem Sinneseindruck ausgeprägter, man kann auch sagen, sie werden dicker. Das Gehirn verändert sich mit jedem neuen Blick, Ton, Geruch, Geschmack und Gefühl auf der Haut. Anfangs wird nur Einfaches gelernt, weil das Gehirn für Komplexes noch nicht genug entwickelt ist. Das kann man mit dem Erlernen einer Fremdsprache vergleichen: Zuerst lernt man nur einfache Wörter und kleine Sätze. Wenn man genug Übung hat, kann man sich an schwierigere Aufgaben wagen. In den ersten Monaten werden daher die Sinne stark weiterentwickelt, sie dienen ja als Grundlage für jedes weitere Lernen. Laut Dr. Hüther, Professor der Neuropsychologie der Universität Göttingen, ist die Grundlage für das Ausprobieren von Neuem die Sicherheit und die Geborgenheit der Eltern. Diese enge Verbindung ermöglicht es Babys, die Welt zu entdecken (Hüther 2012).

Mit circa vier bis fünf Monaten werden im Gehirn erstmals Strukturen erkannt, das heißt es bildet sich das Gedächtnis. Nun werden Sinneseindrücke kategorisiert und gespeichert. Die Babys sind nun zunehmend wacher und aktiver und können ihre Aufmerksamkeit verschiedenen Dingen zu- und auch wieder abwenden. Ab dem siebten Monat werden wichtige Nervenverbindungen, die bisher ausgebildet wurden, deutlich verstärkt. Unwichtige hingegen werden wieder gelöscht. Wie Dr. Hüther erläutert, heißt das, diese nicht gebrauchten Verbindungen und dessen Nervenzellen sterben wieder ab (Hüther 2020). Besonders interessant in diesem Zusammenhang sind die Aussagen von Winterstein, einem deutschen Psychotherapeuten, und Dr. Jungwirth, einem deutschen Kinderarzt: „Wenn die synaptischen Vernetzungen nicht benutzt werden, baut sie das

ZNS (Zentralnervensystem, Anmerkung der Autorin) wieder ab. Mangelnde Zuwendung und Förderung führt zu „sozialer Deprivation" mit kindlichen Entwicklungsdefiziten" (Winterstein und Jungwirth 2006). Dieses Absterben von Nervenzellen passiert grundsätzlich ein Leben lang. In Bezug auf digitale Medien ist es insofern relevant, da diese Geräte nur sehr wenige Lernerfahrungen für das Gehirn bieten. Beschäftigen sich nun schon Babys oder kleine Kinder mit digitalen Geräten, werden dadurch kaum neue Reize geschaffen, neue Verbindungen aufzubauen oder zu verstärken. Der Abbau dieser Nervenzellen wird dadurch beschleunigt. Das konnte bereits in wissenschaftlichen Studien nachgewiesen werden. Dazu finden Sie im dritten Kapitel genauere Informationen.

Zurück zur Lernentwicklung: Wie bereits angesprochen, erkennen Babys schon mit sieben Monaten erste Strukturen. Dazu zählt auch die Grammatik der Muttersprache. Babys können bereits gehörte grammatikalische Strukturen mit neuen vergleichen. Dadurch erlernen sie ein Gespür für ihre Muttersprache deutlich vor den ersten selbst gesprochenen Worten. Auch die Motorik entwickelt sich rasant weiter. Dr. Spitzer beschreibt es folgendermaßen: „Man lernt nicht Einzelnes, sondern das Allgemeine anhand von Einzelnen" (Spitzer und Herschkowitz 2019). Das heißt, Babys lernen nicht aufgrund einer Erfahrung, sondern aufgrund der Fähigkeit, neue Eindrücke mit bereits gemachten Erfahrungen zu verbinden. Dafür benötigt es sehr viele neue Erfahrungen, die durch ständiges Üben gespeichert werden.

Mit rund acht Monaten fangen Babys an, durch Nachahmungihrer Eltern zu lernen. Dieses Lernen ist ein weiterer wichtiger Schritt. Hirnforscher konnten nachweisen, dass bestimmte Nervenzellen bei Menschen aktiv werden, wenn wir nur zusehen, wie jemand anderes eine Tätigkeit durchführt. Selbst beim passiven Zusehen aktiviert das Gehirn die dafür vorgesehenen Bereiche. In der Fachsprache werden diese Nervenzellen Spiegelneuronen genannt. Für die weitere Entwicklung ist das Lernen durch Nachahmung oder Imitation sehr wichtig, denn Kinder schauen sich sehr viel von ihren Eltern ab. Daher spielt auch das Verhalten der Eltern eine große Rolle für die Lernerfahrungen des Kindes. Sehen Sie jeden Tag zwanzig Mal auf ihr Smartphone, wird das Baby schnell lernen: „Das ist aber interessant, wenn Mama und Papa ständig dorthin schauen."

> „In das Gehirn passt umso mehr hinein, je mehr schon drinnen ist." (Spitzer 2017)

Mit rund einem Jahr entwickeln Babys ihre ersten Persönlichkeitsmerkmale und sie beginnen, selbstständiger zu werden. Die Motorik verbessert sich stetig weiter und die Nervenverbindungen im Gehirn werden immer ausgeprägter und komplexer. Mit circa zwei Jahren steht das Erlernen von Regeln ganz weit oben in der kindlichen Entwicklung. Regelverständnis ist wichtig, um sich in die soziale Gemeinschaft einzufügen. In diesem Alter brauchen Kinder auch feste Grenzen. Sie wollen wissen, wie weit sie gehen können, welches Verhalten gut und welches schlecht ist. Diese Grenzen sind ebenfalls wichtig, da sie Kindern Sicherheit geben. Erste Regeln lernen schon Babys durch Aktion und Reaktion. „Wie reagiert Mama, wenn ich diesen Gegenstand in die Hand nehme?" Das heißt, das Regelverständnis entsteht durch viele einzelne Erfahrungen. Auch die Sprache entwickelt sich in diesem Alter rasant weiter. Laut Dr. Spitzer kann das Hören alleine nicht zum Spracherwerb beitragen. Das ist insbesondere im Kontext von Baby- oder Kinderfernsehsendungen interessant. Der Wortschatz wird nur erweitert, wenn man einen Gegenstand, eine Handlung etc. benennt und für die Kinder die Möglichkeit besteht, selber damit zu hantieren. Oft spricht man vom Lernen mit allen Sinnen oder das Begreifen. Durch Bildschirmmedien ist dies allerdings nicht gegeben. Weitere Studien zu diesem Thema finden Sie in weiterer Folge in diesem Buch. Mit circa 18 Monaten entwickeln Kinder Empathie, sie lernen, sich nun langsam in andere Menschen hineinzuversetzen und zu verstehen, dass nicht jeder Mensch die gleiche Sichtweise auf die Welt hat. Dr. Hüther beschreibt die Wichtigkeit der Empathiefähigkeitals „Voraussetzung für andere, vorausschauendere Arten der Benutzung des Gehirns" (Hüther 2020). Das ist im Besonderen wichtig, wenn Kinder in den Kindergarten kommen. Sie festigen in diesem Alter ihre Persönlichkeitund Empathiefähigkeiten anderen gegenüber. Dafür ist es wichtig, sich mit anderen Kindern und auch Erwachsenen auseinander zu setzen. Diese Auseinandersetzungen können Streitigkeiten, kleinere aggressiv-wirkende Übergriffe oder die berühmten Warum-Fragen sein. Im Kindergartenalter kommt es zudem zu einem wahren Entwicklungsschub im grob- und feinmotorischen Bereich. Kinder lernen Basteln, sich anzuziehen, Dreirad zu fahren und ihren Körper gezielter zu koordinieren. In diesem Alter verstärkt sich die Durchblutung des Verbindungsstranges zwischen der rechten und linken Gehirnhälfte. Dadurch arbeiten beide Gehirnhälften wesentlich enger zusammen als zuvor und den Kindern stehen so deutlich mehr Informationen zur Verfügung. Handlungsabläufe funktionieren nun deutlich reibungsloser und schneller (Spitzer und Herschkowitz 2019). Ebenfalls in diesem Alter lernen Kinder, ihre Gefühle besser zu steuern und ihre Aufmerksamkeit eine längere Zeit auf eine Tätigkeit zu lenken. Auch die Fähigkeit des Sortierens von Sinneseindrücken und der Ausbau des Gedächtnisses werden im Alter von drei bis sechs Jahren stark weiterentwickelt. Unser Gehirn ist ein einzigartiges Speichermedium, denn laut Dr. Spitzer „passt umso mehr hinein, je mehr schon drinnen ist" (Spitzer 2017). Das bedeutet, einem Menschen, der schon mehrere Sprachen erlernt hat, fällt es wesentlich leichter, eine weitere Sprache zu erlernen, als jemanden, der nur eine Sprache beherrscht. Das Gehirn ist unendlich lernfähig, das heißt, man kann es nicht „überfüllen". Das kindliche Gehirn ist auch ein unglaublich flexibles Organ. Es lernt beständig und kann sogar das Fehlen von Gehirnmasse kompensieren. Niemals lernt man schneller als in der Kindheit. Allerdings muss man das Gehirn dafür „benutzen" (Spitzer 2017). Je mehr Erfahrungen man bereits hat, umso besser wird das Kind beim Lernen und Integrieren von neuem Wissen und Erfahrungen. Das ist deshalb so, weil die Nervenverbindungen immer stärker ausgeprägt werden und immer mehr Verzweigungen bilden. Das Gehirn eines Kindes verbraucht 50 % seiner Energie für das Lernen, bei einem Erwachsenen sind es noch 20 %. Daran erkennt man, wieviel Zeit, Energie und Aufmerksamkeit Kinder brauchen, um ihre Umwelt wahrnehmen und verarbeiten zu können. Dieses „beiläufige" Lernen funktioniert ganz von selbst. Die Motivation zu mehr Wissen und Eigenständigkeit im Alltag ist angeboren und entwickelt sich stetig weiter. Laut Remo Largo, einem bekannten schweizer Kinderarzt, gibt es vier Merkmale für kindliches Lernen: die angeborene Neugier, das entwicklungsspezifische Lernen, das Aneignen von Fähigkeiten durch Einüben und die Selbstbestimmung und Eigenkontrolle (Largo 2000). Kinder haben einen angeborenen Drang, ihre Umwelt zu erforschen. In diesem Zusammenhang ist wichtig, dass Wissen und Fertigkeiten, die einem Kind aufgedrängt werden und wofür das Kind noch nicht bereit ist, zu Verunsicherung und Lustlosigkeit am Lernen führen. Entwicklungsspezifisches Lernen, das zweite Merkmal von Largo, bedeutet, dass Kinder immer entsprechend ihrem derzeitigen Entwicklungsstand lernen. Babys und Kinder lernen als erstes durch das Imitieren ihrer nächsten Bezugspersonen, also Eltern und Geschwister. Weiters lernen sie, indem sie sich selbst Spiele und Beschäftigungen suchen, die ihrer Entwicklung entsprechen. Eltern sollten auf die spontanen Spielideen ihrer Kinder achten und diese begleiten. Wenn eine Fähigkeit erlernt ist, hat das Kind den Wunsch, diese durch die Aneignung entsprechender Erfahrungen zu festigen. Fähigkeiten können durch simples Einüben nicht erworben werden, sondern werden erst nach Abschluss einer vorangegangenen Entwicklungsphase integriert. Oft bemühen sich Eltern, ihren Kindern möglichst viel beizubringen und die Kinder zum Üben zu motivieren. Doch das bleibt erfolglos, solange die Kinder nicht bereit sind, diese Erfahrungen in ihren Lernprozess zu integrieren. Die inneren Voraussetzungen müssen gegeben sein, sonst sind alle Fördermaßnahmen vergebens (Largo 2000).

Eine Hochphase des Lernens und den Wunsch nach Selbstbestimmung und Eigenständigkeit erreichen die meisten Kinder im Alter von rund drei Jahren, in der sogenannten „Trotzphase". Hier wird alles Elterliche hinterfragt. Kinder möchten ihre eigenen Entscheidungen treffen und herausfinden, warum die Welt so ist, wie sie ist. Neue Situationen werden mit Erfahrungen und bekanntem Wissen abgeglichen und zu neuen Erkenntnissen zusammengefasst. Nach Jesper Juul, einem bekannten dänischen Familientherapeuten, entsteht bei Kindern viel Frustration, weil sie mehr selbstständig machen wollen und dabei dauernd an ihre eigenen Grenzen stoßen. Es ist ein Grundbedürfnis von Kindern, ihre persönliche Integrität zu entwickeln (Juul 2013). Deshalb befinden sich die meisten Kinder in der sogenannten Trotzphase.

> Kinder lernen und erforschen ihre Umwelt und ihre Grenzen nicht um des Lernens Willen. Für Kinder ist der Lernprozess wichtiger als das Endprodukt, also das erworbene Wissen.

Spätestens in der Volksschule wird diese natürliche Art des Lernens durch das systematische Lernen nach Vorgaben oder auch nach Unterweisung erweitert. Jüngere Kinder fragen gezielt nach Unterweisung bei bestimmten Lernprozessen. Besonders bemerkbar macht sich dies bei „Warum-" und „Weshalb- Fragen. Kinder wollen jedoch nur nach dem aktuellen Stand ihrer Entwicklung unterwiesen werden. In der Schule werden jedoch alle Kinder gleichermaßen unterrichtet, auf die individuelle Entwicklung kann nur wenig eingegangen werden. Ab diesem Moment ist die erlernt Reizverarbeitung und -integration, sowie die Fähigkeit, Frustration zu ertragen und Empathie zu empfinden, besonders wichtig. Die Einschulungszeit erfordert eine Anpassung an die neuen Lebensumstände und verlangt den Kindern einiges ab. Eventuell rückt die Freude am Lernen in den Hintergrund und man lernt aus der Notwendigkeit heraus. Kinder müssen nun lernen, sich gezielt zu konzentrieren; hierfür müssen sie visuelle und auditive Reize besonders gut filtern können, um diese für gewisse Zeitspannen optimal ausblenden zu können. Zudem muss man genügend Frustrationstoleranz besitzen, um sich auch mit Dingen, die einen weniger interessieren, zu befassen. Kinder im Volksschulalter können ihre Aufmerksamkeit halten, indem sie sich entweder für eine Sache interessieren oder aber sie haben ein Ziel vor Augen. Dieses Ziel kann das gute Gefühl sein, etwas verstanden zu haben oder auch eine Art der Belohnung. Wenn man Kinder allerdings durch Belohnung zum Lernen motiviert, werden diese davon abhängig (Hüther 2012). Daher wird dringend davon abgeraten, ein Kind nur mit der Aussicht auf eine Belohnung für das Lernen zu motivieren. Für das äußerlich motivierte Lernen benötigen Kinder eher eine hohe Frustrationstoleranz und Empathie seinen Eltern und Pädagogen gegenüber. Frustrationstoleranz benötigen sie, da sie sich mit einem Thema beschäftigen müssen, das wahrscheinlich nicht immer ihren Interessen entspricht. Hat ein Kind zudem kein Vertrauen oder wenig Sympathien für seinen Lehrer, wird es deutlich weniger lernen. Erst mit acht Jahren besitzen Kinder genug Frustrationstoleranz, um sich aktiv anzustrengen, um etwas zu erlernen. Um diese Frustrationstoleranz zu entwickeln, ist eine frühe Konfrontation damit wichtig. Man sollte Kinder auf keinen Fall vor dem Gefühl der Frustration schützen. Eltern verhindern dadurch nur die natürliche Entwicklung und beeinträchtigt langfristig die Konzentrationsfähigkeit der Kinder.

> Die Differenz in der kindlichen Entwicklung im Alter von sechs Jahren liegt bei drei Jahren Unterschied.

Zusammenfassend beschreibt Largo die Vielfalt der Entwicklung bei Kindern wie folgt: Die Differenz in der kindlichen Entwicklung mit sechs Jahren liegt bei drei Jahren. Das heißt, im Alter von sechs Jahren sind manche Kinder in bestimmten Bereichen auf einem Entwicklungsstand eines Dreijährigen und andere Kinder auf einem Entwicklungsstand eines Neunjährigen. Das ist das Spektrum der normalen Entwicklung. Im Alter von zehn Jahren ist die Differenz bei sechs Jahren angelangt, also die normale Entwicklung liegt zwischen vier und sechzehn Jahren, je nach Kind und Teilbereich. Der Glaube, nach der Volksschule sind alle Kinder auf einem beinahe gleichen Entwicklungsstand, ist grundlegend falsch. Man sollte sich vor Augen führen, dass man Kinder in ihrer Entwicklung nicht vergleichen kann (Largo 2000). Laut Dr. Spitzer hat sich gezeigt, dass bei einem genau festgelegten Einschulungstag, wie er derzeit in Deutschland, Österreich und der Schweiz üblich ist, nur jedes 300. Kind entwicklungsentsprechend eingeschult wird (Spitzer und Herschkowitz 2019). Jedes Kind entwickelt sich in seiner eigenen Geschwindigkeit und braucht daher individuelle Unterstützung. In einer Schule ist diese individuelle

Unterstützung kaum möglich. Ein Grund, warum erst dann Entwicklungsverzögerungen auffällig werden, ist, dass erst in der Volksschule von allen
Kindern ein ähnliches Niveau erwartet wird. Dies ist aus entwicklungs-
technischer Sicht jedoch unrealistisch. Jedes Kind entwickelt sich in seiner
eigenen Geschwindigkeit. Das kindliche Gehirn kann auch erst etwas Neues
lernen, wenn es dazu bereit ist. Die Lernentwicklung hängt stark von der
Individualität des Kindes ab und kann weder beschleunigt noch extern
gefördert werden.

Die Grenzsteine der Entwicklung nach Michaelis und Niemann dienen
als Hilfestellung, um die Entwicklung eines Kindes einschätzen zu können.
Wichtige Entwicklungsschritte sollten innerhalb einer gewissen Zeitspanne
erreicht werden (Michaelis und Niemann 2004). Ist dies nicht der Fall, ist
eine ärztliche Abklärung sinnvoll.

Bitte beachten Sie, dass dies nur als Überblick über die Lernentwicklung
von Kindern dient (Abb. 1.1).

> „Kinder muss man einladen, ermutigen und inspirieren, sich als kleine Weltent-
> decker auf den Weg machen zu wollen." (Hüther 2012)

1.2 Die Rolle des Spieles für die kindliche Entwicklung

Kinder sind kreative Talente: Sie können immer und überall spielen, egal ob
mit Spielzeug, im Wald mit einer Kastanie oder auch nur mit ihrem eigenen
Körper. Voraussetzungen dafür, dass Kinder spielen, sind vor allem das
körperliche und seelische Wohlbefinden. Zudem benötigen sie ausreichend
Zeit und die räumlichen Möglichkeiten, um sich im Spiel entfalten zu
können.

„Nur durch ausgiebiges Spielen in allen möglichen Varianten werden
die synaptischen Vernetzungen zwischen den verschiedenen Hirnzentren
verstärkt und Voraussetzungen für eine optimale Hirnreifung geschaffen"
(Winterstein und Jungwirth 2006).

Wozu spielen Kinder?
Das Spielen dient zum Lernen und Verarbeiten von kognitiven, sozialen,
physischen und emotionalen Fähigkeiten. Ein wichtiger Aspekt ist auch
das Erlernen und Festigen von motorischen Fähigkeiten durch das Spielen.

Alter	Körpermotorik	Handmotorik	Kognitiv	Sprache	Sozialisation
Monate 3	Sicheres Kopfheben in Bauchlage, Abstützen auf die Unterarme	Hände, Finger werden über die Körpermittellinie zusammengebracht	sich bewegende Objekte werden mit Augen verfolgt	Differenziertes, intentionelles Schreien (Hunger, Unbehagen, Schmerz)	Anhaltender Blickkontakt. Versuch, durch aktive Änderung der Kopflage Blickkontakt zu halten, Lächeln auf bekanntes und fremdes Gesicht
6	Beim langsamen Hochziehen zum Sitzen werden die Arme angebeugt, der Kopf wird in der Rumpfebene gehalten	Gegenstände, Spielzeug werden von einer Hand in die andere transferiert, palmares, radial betontes Greifen mit der ganzen Hand	Objekte werden von einer Hand in die andere transferiert und in den Mund gesteckt, Aktivitäten in nächster Umgebung aufmerksam verfolgt	Spontanes, variationsreiches Vokalisieren, für sich alleine und auf Ansprache („Dialog")	Zugewandtes Ansprechen, taktile Kontaktaufnahme, spielerischer rascher Lagewechsel löst vergnügliche Reaktionen aus. Freude an nonverbaler positiver Kommunikation
9	Sicheres, zeitlich nicht beschränktes freies Sitzen nit geradem Rücken und guter Kopfkontrolle	Gegenstände werden in einer oder in beiden Handen gehalten, taktil intensiv exploriert	Intensive Hand-Mund-Augen-Exploration von Objekten	Spontanes Vokalisieren mit längeren A-Lautreihungen (wa-wa-wa-ra-ra-ra)	Sicheres Unterscheiden bekannter und fremder Personen, mit und ohne Fremdeln
12	Stehen gelingt sicher mit Festhalten an Möbeln und Wanden	Pinzettengriff mit Daumen und Zeigefinger	Findet Objekt, das vor den Augen versteckt wurde, rasch wieder	Silbenverdopplung mit „a" (mama, papa, dada)	Fähig, selbst soziale Interaktionen zu initiieren, fortzuführen und zu beenden
15	Gehen mit Festhalten an Händen durch Erwachsene oder an Mobeln, Wanden	Zwei Klotzchen (Kantenlange 2–3 cm) können nach Aufforderung (und Zeigen) aufeinander gesetzt werden	Objekte werden manipuliert, auf ihre einfachste Verwendbarkeit geprüft	Pseudosprache, Mama, Papa sinngemäß	Kinderreime, Fingerspiele, Nachahmspiele, rhythmische Spiele werden geschätzt
18	Freies Gehen mit sicherer Gleichgewichtskontrolle	Gegenstände, vom Kind in der Hand gehalten, werden auf Verlangen hergegeben, in ein Gefäß hineingetan oder herausgeholt	Baut Tunm aus 2-4 Klötzen (Zeigen erlaubt). betrachtet game altersentsprechende Bilderbücher, zeigt auf Bekanntes, Rollenspiel mit sich selbst	Symbolsprache (wau-wau) mit „Überdehnungen" oder „Einengungen"	Einfache Gebote, Verbote werden verstanden und mehr oder weniger beachtet

Alter	Körpermotorik	Handmotorik	Kognitiv	Sprache	Sozialisation
Jahre 2	Kind rennt sicher, umsteuert dabei Hindernisse	Buchseiten werden einzeln umgedreht. Bonbons werden geschickt aus ihrer Umhüllung gewickelt	Kleine Rollenspiele (Puppe, Bär). Ansätze zu eigeninitiiertem (konstruktivem) Spiel	Ein- bis Zweiwortsprache	Spielt für sich alleine im Raum, im dem Mutter sich nicht aufhält
3	Beidbeiniges Abhüpfen von einer untersten Treppenstufe	Kleine Gegenstände werden präzise mit den vordersten Fingeranteilen ergriffen und an anderer Stelle wieder auf- oder eingesetzt	Zeichnet „Kopffüßler" Kommentiert was gemalt wurde. Objekte werden im Spiel in Bedeutung abstrahiert und so genutzt. Intensive „Als ob"- und Rollenspiele	Drei- bis Fünf-Wortsätze; ich du, Plural. Redet für sich beim Spielen	Hilft gerne bei Haus-, Gartenarbeit. Ahmt Tätigkeiten Erwachsener nach
4	Wohlkoordiniertes Treten und Steuern eines Dreirades oder eines ähnlichen Fahrzeugs	Malstift wird korrekt zwischen den ersten 3 Fingern der Hand gehalten	W-Fragen; hört zu beim Vorlesen, bei Erklärungen; Versteht. Rollenspiele (Puppenstube, Kaufladen, Fahrzeuge) differenziert, aber oft noch für sich alleine	Satzreihungen mit „und dann – und dann". Erlebtes wird zeitlich und logisch in etwa richtig erzählt	Versteht, dass bei gemeinsamen Spielen auch andere Kinder an der Reihe sind; bereit zu teilen
5	Treppen werden beim Auf- und Abgehen freihändig und mit Beinwechsel ohne Schwierigkeiten bewältigt	Kinderschere kann benutzt werden, Kleben, einfaches Basteln möglich. Vorlagen werden sauber ausgemalt	Intensives, detailliertes Rollenspiel auch mit anderen Kindern (Puppenstube, Bodenspiele, situatives Nachspielen). Konstruktionsspiele, mit und ohne Vorlagen	Praktisch fehlerfreie Aussprache. Erlebtes wird korrekt in logischer und zeitlicher Reihenfolge berichtet. Richtige, aber oft noch einfache grammatikalische Strukturen	Kooperiert im Spiel mit anderen Kindern, versteht emotionale Äußerungen anderer Kinder, kann darauf eingehen (Trosten, Helfen)

Abb. 1.1 „Grenzsteine der Entwicklung"

Spielen ist daher für die Entwicklung unablässig. Die Diskussion über Sinn und Nutzen eines Spieles geht zurück bis zur Antike.

Nach Gordon M. Burghardt, einem amerikanischen Evolutionspsychologen, ist das Spiel nicht nur etwas Menschliches. Er hat festgestellt, dass sogar Frösche und Reptilien „spielen" und daran Spaß haben. Bei Jungtieren dient das Spielverhalten zudem als Vorbereitung auf künftige Situationen, unter anderem wird das Kämpfen und Futter suchen durch das Spielen geübt. Je intelligenter Tiere sind, umso mehr spielen sie (Warter 2013).

Margarete Blank-Mathieu, Erziehungswissenschaftlerin, beschreibt in ihrem Fachartikel „Kinderspielformen und ihre Bedeutung für Bildungsprozesse", dass Kinder jederzeit und überall spielen. Das Spiel wird als Grundlage des Lernens und der Erfahrung beschrieben (Blank-Mathieu 2007). Die Neuropsychologen Gerald Hüther und Christoph Quarch schreiben dazu, „im Spiel entfalten Menschen ihre Potenziale, beim Spiel erfahren sie Lebendigkeit.". Es sei „eigentlich das Kennzeichen von uns Menschen: dass wir nicht mit fertigen Programmen in die Welt hineingehen, sondern dass wir ausprobieren müssen, wie das Leben funktioniert" (Hüther und Quarch 2018). Dies erfolgt seiner Ansicht nach beim Spielen, der wichtigsten Tätigkeit des Menschen. Das Spiel ist als Begriff für alle Säugetiere, die ein lernfähiges Gehirn haben, zu verstehen. Genauso wie Kinder spielen Säugetiere, um sich auf das Leben vorzubereiten. Kinder brauchen hierfür einen entspannten Raum, um sich ausprobieren zu können, ohne dauernd korrigiert zu werden oder dass man ihnen vorschreibt, wie etwas funktioniert (Hüther 2007).

Dr. Spitzer sieht keinen Unterschied bei den Begriffen Spielen und Lernen. Diese seien nicht Gegensätzlich zu betrachten. Denn beim Spielen lernt man und man lernt spielerisch. Im Spiel wird das Leben erprobt, das heißt, wie man sich in bestimmten Situationen verhalten kann oder wie man mit bestimmten Dingen umgeht. Die meisten Kinder hätten deutlich zu viel Spielzeug. Die Fülle und die Arten von Spielzeug führen oft zu einer Überforderung der Kinder. Zudem spiegeln sie oft nicht die reale Welt wieder, denn sie sind meist viel zu laut und zu bunt. Das kann langfristig zu einer Herabsenkung der Reizschwelle führen. Zudem kann es die Konzentrationsfähigkeit beeinträchtigen. Durch ein Zuviel wissen Kinder oft nicht, was sie spielen sollen und springen von einem zum nächsten (Spitzer 2019). Diese schnellen Gedankensprünge und die Unfähigkeit, sich längere Zeit mit einer Sache zu beschäftigen, kann sich auf die Konzentrationsfähigkeit sogar noch im Schulalter auswirken.

Durch das Spielen werden Wachstumsfaktoren angeregt, die das Wachstum von Nervenzellen anregen. Durch das Spiel wachsen also Nervenzellen im kindlichen Gehirn. Alle Menschen benötigen von Zeit zu Zeit gewisse Auszeiten, durch das Spielen nehmen sich Kinder diese und tun instinktiv das Richtige. Das fördert wiederum das Lernen (Spitzer 2019).

> „Im Spiel entfalten Menschen ihre Potenziale, beim Spiel erfahren sie Lebendigkeit." (Hüther und Quarch 2018)

Spiel dient somit dazu

- die Umwelt zu erkunden
- die Kreativität zu fördern
- Problemlösungsstrategien zu erlernen
- die soziale Strukturen und Regeln zu erlernen und zu festigen
- motorische Fähigkeiten und Fertigkeiten zu entwickeln
- die Frustrationstoleranz erhöhen
- emotionale oder soziale Situationen zu verarbeiten, zum Beispiel durch Rollenspiele
- Konzentrationsfähigkeit zu entwickeln
- zu verstehen, wie Dinge funktionieren, zum Beispiel der Gebrauch von Gegenständen
- den täglichen Kalorienverbrauch zu erhöhen; es ist daher eine gesundheitsfördernde Maßnahme
- die Impulssteuerung zu erlernen
- Empathie zu empfinden (Abb. 1.2)

Je nach Alter und Entwicklungsstufe gibt es bestimmte Arten von Spielen. Nach der Knox Preschool Play Scale von Warren und Dohrmann (2013) zählen dazu:

- Explorations- und Funktionsspiele: Im Alter von bis zu zwei Jahren probieren Kinder alles Mögliche aus, Spiele sind noch nicht gezielt. Es geht um die Wahrnehmung eines Objektes und der eigenen Sinneseindrücke durch Greifen, Beißen, Werfen etc.

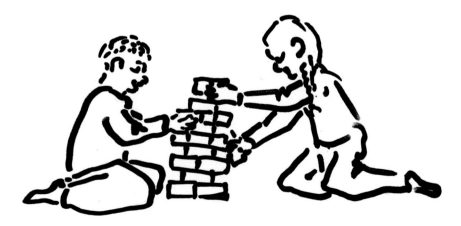

Abb. 1.2   „Kinder mit Bausteinen"

- Symbol- und Konstruktionsspiele: In der Phase von circa zwei bis vier Jahren fangen Kinder an, Gegenstände gezielter zu verwenden. Es werden Türme gebaut, Kuscheltiere aneinander gereiht, „Als-ob"-Spiele konstruiert und Geschichten ausgedacht und andere imitiert.
- Kreative Spiele finden im Alter von vier bis sieben Jahren statt: Hierzu zählen vor allem Rollenspiele, auch Gesellschaftsspiele werden in dem Alter interessanter. Kinder lernen, sich an soziale Regeln und an Regeln eines Spieles zu halten sowie mit Frustration umzugehen.
- Regelspiele und Bewegungsspiele: Ab sieben Jahren werden hauptsächlich Regelspiele und bewegungsorientierte Spiele gespielt, bei denen der Schwerpunkt auf der Motorik liegt.

Laut einer Broschüre der Niederösterreichischen Gebietskrankenkasse in Kooperation mit der Ergotherapeutin Sophie Ulrich-Ford benötigen Kinder einige Voraussetzungen zum Spielen. Sie brauchen in erster Linie Zeit. Wenn jeden Nachmittag ein neuer Programmpunkt ansteht, werden Kinder kaum Zeit haben, selbst zu spielen und die Welt zu entdecken (Ulrich-Ford 2018). Auch für das Lernen, mit Langeweile umzugehen, benötigen Kinder ausreichend Zeit, damit diese überhaupt aufkommen kann. Geben Sie Ihrem Kind das Gefühl, genug Zeit zum Spielen zu haben, und verplanen Sie nicht jeden Nachmittag mit Aktivitäten. Nach Juul haben Kinder heutzutage viel zu wenig „erwachsenen-freie Zonen". In diesen freien Zeiten können Kinder lernen, zu reflektieren und ihre Kreativität entdecken. Ein volles Nachmittagsprogramm führt zu einer Überzahl äußerer Stimuli und sie verlieren den „Kontakt zu ihrer inneren Welt". Dies verursacht Stress bei den Kindern und oft auch bei den Eltern, die diese Aktivitäten planen. Kinder müssen nicht den ganzen Tag unterhalten werden (Juul 2013). Laut Ulrich-Ford ist ein weiterer Faktor der Raum. Draußen wie drinnen brauchen Kinder Platz zum Spielen und auch die Möglichkeit, eine Zeit lang unbeobachtet zu sein. Lassen Sie Ihre Kinder auch alleine spielen, wenn Sie draußen unterwegs sind, zum Beispiel auf einem Spielplatz oder im Wald. Vermeiden Sie helikopterartiges Verhalten (Ulrich-Ford 2018). Unter helicopterartigem Verhalten werden Eltern verstanden, die rund um die Uhr ihr Kind überwachen und überfürsorglich reagieren. Wie eben erwähnt, ist das auch ein großes Anliegen von Jesper Juul. Bedenken Sie weiters, dass Spielsachen für das Spiel des Kindes keine so wichtige Rolle einnehmen. Kinder benötigen nur wenig gekaufte Spielsachen, ein Zuviel kann hingegen sogar hemmend wirken. Es überfordert Kinder eher, da sie nicht wissen, womit sie spielen sollen. Möglich ist zudem, dass eine gewisse Hektik aufkommt, alles ausprobieren oder verwenden zu müssen. Eine weitere wichtige

Voraussetzung fürs Spielen ist Freiheitund Vertrauen. Kinder spielen auch ohne Anweisung und Aufsicht von Erwachsenen. Versuchen Sie, eine gute Balance zwischen Sicherheit geben und Vertrauen schenken zu finden (Ulrich-Ford 2018). Machen Sie Ihre Kinder auf Gefahren draußen aufmerksam, aber versuchen Sie nicht, Ihre Kinder vor allen Eventualitäten zu beschützen. Das führt zu einer Überbehütung und hemmt die Kinder in ihrer natürlichen Spielentwicklung.

Zu den Spielpartnern zählen nicht nur andere Kinder oder Eltern bzw. Verwandte, sondern auch Tiere.

1.3   Warum Langeweile so wichtig ist

> „Faul sein ist wunderschön! Und dann muss man ja auch noch Zeit haben, einfach dazusitzen und vor sich hin zu schauen." Pippi Langstrumpf – Astrid Lindgren

Was ist Langeweile eigentlich genau und warum ist sie für Kinder so schwer zu ertragen? Laut Dr. Götz, Professor für Bildungspsychologie in Wien, „kann Langeweile als sich aus spezifischen Komponenten konstituierende Emotion definiert werden". Aufgrund dieser Definition käme man zur Annahme, dass Langeweile für jeden Menschen anders empfunden wird und das Gefühl je nach Persönlichkeit variieren kann (Götz und Fenzel 2006).

In der Literatur wird Langeweile als ein negatives Gefühl beschrieben, das entsteht, wenn man entweder unterfordert ist oder gerade „nichts zu tun" hat. In der Psychiatrie wird Langeweile als Symptom von Depressionen geführt, wenn sie zusammen mit der Unfähigkeit der Selbstbeschäftigung auftritt. Viele Pädagogen haben sich ebenfalls mit dem Thema Langeweile auseinandergesetzt, dessen Beiträge zum Thema Umgang mit Langeweile werden in weiterer Folgen genauer beschrieben (Wikipedia 2019). Auch die Soziologie hat sich mit der Langeweile auseinandergesetzt. Die Sozialwissenschaftlerin Elisabeth Prammer beschreibt das Phänomen des Bore-Out-Syndroms als Anspielung auf das Burn-Out-Syndrom. Im Gegensatz zum Burn-Out-Syndrom kommt es nicht durch Überlastung, sondern durch Unterforderung zu Stress. Laut Prammer wirkt sich dieser ebenfalls negativ auf die Gesundheit aus. Hierbei fühlen sich gelangweilte Menschen gestresst, da sie das Gefühl haben, sie könnten etwas Besseres mit ihrer Zeit anfangen. Dies bezieht sich allerdings nur auf den beruflichen Stress, der sogenannten „occupational alienation". Diese Form von Stress durch

Langeweile wird in der Literatur als ein Gefühl der Isolation, Entfremdung oder auch der Sinnlosigkeit im Kontext mit einer Betätigung (Schule oder Arbeit) beschrieben, zudem hat man das Gefühl, seine Ressourcen zu verschwenden (Prammer 2013; Townsend et al. 2010). Diese Form von Stress kann man manchmal auch bei Kindern beobachten. Wenn sich ein Kind in der Schule langweilt, da es den Unterrichtsstoff bereits beherrscht, kann ebenfalls diese Form von Stress auftreten. Kinder zeigen diese Gefühle eher durch Unruhe, auffallendes Verhalten oder Resignation.

Beide Arten von Stress, also Burn-Out und Bore-Out, beeinträchtigen die Gesundheit und das Wohlbefinden eines Menschen. Langeweile hingegen ist jedoch wichtig für die kindliche Entwicklung und für das Wohlbefinden. Dies gilt auch für Erwachsene. Eine kurze Auszeit, in der man sich langweilt, kann unter anderem helfen, neue Problemlösungsstrategien zu finden (Abb. 1.3).

> Das Gehirn ist nach einer „Langweile-Phase" deutlich leistungsfähiger als davor.

Kinder bekommen heutzutage kaum mehr die Chance, sich zu langweilen. Meist werden bei der ersten „Quengelei" Smartphone, Tablets und Co ausgepackt oder Fernsehen und das Spielen mit Konsolen erlaubt. Dadurch verlernen die Kinder, sich mit sich selbst und ihrer Umwelt zu beschäftigen und mit Langeweile umzugehen. Laut Dr. Hüther ist jedoch genau dieser Umgang mit kurzfristiger Langeweile besonders wichtig für die Entwicklung des Kindes (Hüther und Quarch 2018). Denn gerade in diesen Zeiten wird

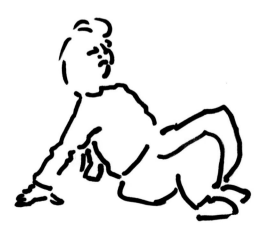

Abb. 1.3 „Langeweile"

das Gehirn besonders aktiv und kreativ. Man lässt die Gedanken schweifen und entdeckt Neues, wir denken uns neue Spiele aus und schaffen ein kreatives Kunstwerk mit Stiften, Klebern, Scheren etc. Zudem gönnt man dem Gehirn auch mal eine Pause. In dieser Phase werden Eindrücke, Gefühle und Erlebnisse besonders gut verarbeitet. Einige Erziehungswissenschaftler gehen sogar so weit, dass sie Eltern empfehlen, auf den Satz: „Mir ist langweilig!" gar nicht einzugehen. Das Reagieren auf diese Forderung nach Bespaßung wird in Zukunft sonst immer wieder von den Kindern eingefordert werden. Studien zeigen mittlerweile auf, dass das Gehirn nach einer „Langweile-Phase" deutlich leistungsfähiger ist als davor.

Laut Shanker kommt ein weiterer Faktor dazu: Die Überstimulation der Medien führt zu Langeweile. Wenn durch eine Aktivität, die normalerweise überfordert, Langeweile ausgelöst wird, steigt der Cortisolspiegel im Blut, es werden mehr Stresshormone freigesetzt. Langeweile ist demnach das unangenehme Gefühl, wenn zu viel Cortisol ausgeschüttet wird. Wenn die Quelle der Überforderung (Tablet, Konsole, Smartphone) ausgeschaltet wird, kommt es zu einem plötzlichen Wechsel von Über- zu Untererregung. Dies führt im Körper zusätzlich zu Stress. Eltern haben oft das Gefühl, dass Kinder ruhiger und entspannter werden durch die Geräte, jedoch ist genau das Gegenteil der Fall. Der Stress steigt nur weiter an (Shanker 2019).

> Gehen Sie auf den Satz: „Mir ist langweilig!" nicht groß ein, sondern lassen Sie Ihren Kindern Zeit, mit diesem Gefühl umzugehen.

Ein weiterer Aspekt, warum Langeweile wichtig ist, ist das Erlernen des Umganges mit seinen Gefühlen. Langeweile schafft im ersten Moment Frustration bei Kindern. Wenn sie lernen, in Momenten der Langeweile mit ihren Gefühlen umzugehen, erlernen sie dadurch auch, Frustration zu ertragen.

Jesper Juul ist ebenfalls auf das Thema Langeweile eingegangen und plädierte klar für die Langeweile. Das sich Kinder auch mal langweilen dürfen, ist zudem eine Entlastung für die Eltern. Man muss die Kinder nicht dauernd bespaßen, entertainen oder für sie Aktivitäten planen. Laut Juul ist Langeweile der Schlüssel zur inneren Balance. Wie bereits beschrieben, geht es hier darum, seine Gefühle wahrzunehmen und sich damit auseinanderzusetzen (Juul 2012).

Dr. Rogge, ein deutscher Erziehungsberater, sieht im Satz: "Mir ist langweilig" auch einen Hilferuf der Kinder an die Eltern. So kann die Langeweile ein Ausdruck von fehlenden Alltagsstrukturen sein. Regelmäßige Strukturen im Alltag geben Kindern Sicherheit, führen zu einem Gefühl der Bindung und Beziehung mit den Eltern. Auf der anderen Seite kann ein zu viel an Planung im Alltag dem Kind auch die Möglichkeit nehmen, Zeit zu haben, sich selbst zu beschäftigen. Dadurch lernen sie nicht, mit kurzen Phasen ohne Beschäftigung umzugehen, und wollen daher von den Eltern Ideen zur Beschäftigung erhalten (Rogge 2016).

Es zeigt sich, dass Langeweile einige Gründe haben kann. Wichtig ist, nicht sofort auf den ersten Aufruf der Kinder zu reagieren, sondern ihnen Zeit zu geben, sich selbst mit der Langeweile auseinanderzusetzen.

Literatur

Blank-Mathieu M (2007) Kinderspielformen und ihre Bedeutung für Bildungsprozesse. https://kindergartenpaedagogik.de/fachartikel/freispiel-spiele/1610

Götz T, Frenzel Anne C (2006) Phänomenologie schulischer Langeweile. Zeitschrift für Entwicklungspsychologie und Pädagogische Psychologie 38(4):149–153. https://doi.org/10.1026/0049-8637.38.4.149

Hüther G (2007) Computerspiele und digitale Medien. Auswirkungen auf die Hirnentwicklung, 2007. https://www.gerald-huether.de/mediathek-page/populaerwissenschaftliche-beitraege/inhaltliche-uebersicht/digitalisierung/. Zugegriffen: 20. Dez. 2019

Hüther G (2012) Wie Lernen am besten gelingt. AV1 Pädagogik Filme, 07.09.2012

Hüther G, Quarch C (2018) Rettet das Spiel! Weil Leben mehr als Funktionieren ist. 1. Aufl., genehmigte Taschenbuchausgabe. btb, München

Juul J (2012) Kinder müssen sich langweilen. In Der Standard 2012, 11.11. https://www.derstandard.at/story/1350260936104/kinder-muessen-sich-langweilen. Zugegriffen: 12. Dez. 2019

Juul, J (2013) Aggression. Warum sie für uns und unsere Kinder notwendig ist. Unter Mitarbeit von Ingeborg Szöllösi. Fischer, Frankfurt a. M.

Klatte M (2007) Gehirnentwicklung und frühkindliches Lernen: Verlag Julius Klinkhardt (Bildung und Lernen der Drei- bis Achtjährigen)

Largo R (2000) Kinderjahre. Die Individualität des Kindes als erzieherische Herausforderung. Piper, München

Largo RH (2019) Babyjahre. Entwicklung und Erziehung in den ersten vier Jahren. Vollständig überarbeitete Neuausgabe, ungekürzte Taschenbuchausgabe

Michaelis R, Niemann GW (2004) Entwicklungsneurologie und Neuropädiatrie: Grundlagen und diagnostische Strategien, 3. Aufl. Thieme, Stuttgart

Mindshare GmbH (2017) Mediennutzung im Jahresvergleich (E15-49). Hrsg. v. Mindshare GmbH (KW 35/37). https://www.mindshareworld.com/austria/news/usage-media-2017-over-13-hours. Zugegriffen: 27. Nov. 2019

Prammer E (2013) Boreout – Biografien der Unterforderung und Langeweile : eine soziologische Analyse. Springer Fachmedien, Wiesbaden

Rogge J-U (2016) Vom Glück der Langeweile. Wie Kinder Zeit erleben. https://www.jan-uwe-rogge.de/vom-glueck-der-langeweile-wie-kinder-zeit-erleben/. Zugegriffen: 27. Nov. 2019

Shanker S (2019) Das überreizte Kind, 1. Aufl. Goldmann TB.

Spiel und Zukunft So lernen Kinder. Interview mit Gerald Hüther

Spitzer M (2017) Auswirkungen digitaler Medien auf kognitive Entwicklung. Vortrag Leipzig. Weitere Beteiligte: arimediaTV. https://www.youtube.com/watch?v=ThYy4Z_nhwo. Zugegriffen: 12. Dez. 2019

Spitzer M, Herschkowitz N (2019) Wie Kinder denken lernen. mvg, München

Stokic-Robic H (2001) Wenn das Haus auf Sand gebaut ist. Lernprobleme in der Grundschule gezielt diagnostizieren und ganzheitlich bekämpfen. Universität Passau, Passau

Ulbrich-Ford S (2018) Heute schon gespielt? Spielen fernab von Computer, Tablet oder Handy. https://www.noegkk.at/cdscontent/load?contentid=10008.653802&version=152360999

Warren Z, Dohrmann EH (2013) Revised Knox Preschool Play Scale (PPS). In: Volkmar FR (Hrsg) Encyclopedia of autism spectrum disorders. Springer, New York

Warter T (2013) Wahre Spaßvögel. Spieltrieb bei Tieren. In: Die Zeit, 05.12.2013 (50/2013). https://www.zeit.de/2013/50/tiere-spieltrieb-verhaltensbiologie/komplettansicht. Zugegriffen: 27. Nov. 2019

Wikipedia (2019) Langeweile. https://de.wikipedia.org/wiki/Langeweile. Zugegriffen: 12.Dez. 2019

Winterstein P; Jungwirth R Medienkonsum und Passivrauchen bei Vorschulkindern. kinder- und jugendarzt 2006(4):205–211

2

Der Einsatz digitaler Medien

Inhaltsverzeichnis

2.1 Zahlen, Daten, Fakten 19
2.2 Warum Smartphones so attraktiv für Kinder sind 29
2.3 Mediensucht 31
2.4 Der Einsatz digitaler Geräte in Kindergärten und Schulen 35
2.5 Chancen von neuen Medien für Kinder 43
Literatur 47

2.1 Zahlen, Daten, Fakten

Zu Beginn dieses Kapitels sollen die aktuellen Daten zum Thema Medienkonsum und -besitz in Deutschland, Österreich und der Schweiz aufgezeigt werden. Die Daten stammen von großen Übersichtsstudien und sind repräsentativ für den gesamten deutschen Sprachraum. In den folgenden Grafiken werden verschiedene Aspekte der Mediennutzung dargestellt.

Die Erhebung der Medienausstattung in deutschen Haushalten im Jahr 2019 durch die KIM-Studie zeigt deutlich, welchen Stellenwert Medien im Alltag der Kinder haben (Abb. 2.1). Beinahe jeder Haushalt hat einen Fernseher, ein Smartphone und einen PC. Etwas seltener auch ein Tablet mit knapp 60 %. Diese Angaben beziehen sich auf Haushalte mit Kindern zwischen drei und dreizehn Jahren, auf der Basis von 1176 Familien (Müttern mit Kindern) aus Deutschland (Horde und Durner 2019). Diese Zahlen machen deutlich, wie präsent Medien in den Haushalten

K. Habermann, *Eltern-Guide Digitalkultur,* https://doi.org/10.1007/978-3-662-61370-2_2

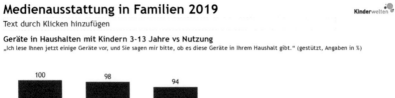

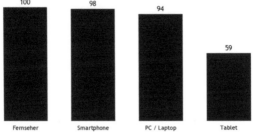

Abb. 2.1   „Medienausstattung in deutschen Haushalten 2019"

bereits sind. Es erklärt zudem, dass Kinder schon in jungen Jahren mit den Geräten in Berührung kommen und einen natürlichen Drang haben, diese zu erforschen. Sie sind heutzutage aus dem Alltag von Familien nicht mehr wegzudenken. Daher ist es auch beinahe unmöglich, Kinder komplett von den Geräten fernzuhalten. Aufgrund dieser Zahlen zeigt sich ebenfalls, dass die Kinder die Geräte passiv nutzen. Dass heißt, dass sie mitbekommen, wie Eltern und Geschwister digitale Geräte nutzen. Als Beispiel kann hier das Sehen der täglichen Nachrichten von den Eltern oder auch das Konsolen-, Tablet- oder Smartphonespielen und -nutzen von älteren Geschwistern genannt werden.

Ein weiterer wichtiger Aspekt ist der persönlicher Besitz von Medien (Abb. 2.2). In dieser Grafik, ebenfalls von der KIM-Studie, wird aufgezeigt, welche digitalen Geräte Kinder im Alter von sechs bis dreizehn Jahren selbst schon besitzen. Knapp die Hälfte aller befragten Kinder besitzen ein Handy oder Smartphone. Schon im Volksschulalter erhalten Kinder ihr erstes Telefon. Meistens wird es anfangs noch als Kommunikationsmittel für den Alltag genutzt. Der Unterschied zwischen Mobiltelefonen und Smartphones erkennt man an der Nutzung von Apps und Spielen, sowie dem Sehen von Youtube®-Videos auf den Geräten. Kinder im Volksschulalter sollten nach Empfehlungen jedoch noch kein eigenes Smartphone besitzen. Wie man an der Grafik erkennt, ist diese Empfehlung von der Realität bereits weit entfernt. Weitere Hinweise, ab wann ein Kind ein Smartphone besitzen sollte, finden Sie im sechsten Kapitel in diesem Buch. Bei Spielkonsolen erkennt

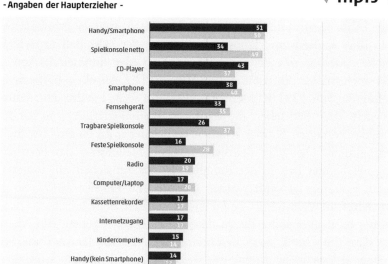

Abb. 2.2   „Gerätebesitz der Kinder 2018"

man einen deutlichen Unterschied zwischen Mädchen (34 %) und Buben (49%). Konsolen wie XBox®, Nintendo® und Playstation® begeistern deutlich mehr Buben. Die Spieleindustrie ist bereits früh darauf eingegangen und hat Spiele, die im männlichen Interessenbereich liegen, forciert veröffentlicht. Dazu zählen vor allem (Wett-) Kampfspiele, wie Rennspiele und Ego-Shooter. Der Markt für weiblichere Spielthemen ist deutlich kleiner. CD-Player hingegen besitzen mehr Mädchen (43 %) als Jungen (37 %). CD-Player sind jedoch ein immer weniger gefragtes Medium, da ihre Funktion durch Apps auf dem Smartphone und dem Tablet ersetzt werden kann. Einen eigenen Fernseher besitzen Kinder im Alter zwischen sechs und dreizehn Jahren bei rund einem Drittel der befragten Familien. Warum Kinder keinen eigenen Fernseher besitzen sollten, finden Sie ebenfalls in weiterer Folge in diesem Buch. Grundsätzlich ist zu erwähnen, dass der Konsum für die Eltern durch ein eigenes Gerät unübersichtlicher wird und sich Kinder eher sozial isolieren und weniger am Familiengeschehen teilnehmen. Andere Medien wie Radio, Laptop, Kassettenrekorder werden seltener persönlich von Kindern besessen. Die Angaben sind nach einer

Befragung der Eltern im Jahre 2018 erhoben worden, insgesamt haben 1231 Familien daran teilgenommen (Horde und Durner 2019).

In weiterer Folge wird auf die Freizeitaktivitäten von Kindern eingegangen (Abb. 2.3). Die KIM-Studie hat 2018 weiters erhoben, was Kinder in ihrer Freizeit am Häufigsten machen. Der helle Balken steht für die tägliche Aktivität mit dem jeweiligen Gerät, der dunklen Balken für ein- oder mehrmalige Aktivitäten pro Woche. Die Angaben basieren auf einer Befragung von 1231 Kindern im Alter von sechs bis dreizehn Jahren. Es zeigt sich, dass Fernsehen die häufigste Freizeitaktivität von Kindern ist. 74 % der befragten Kinder schauen täglich fern, 22 % ein- bis mehrmals wöchentlich. Das zeigt deutlich, welchen Stellenwert das Fernsehen im Alltag der Kinder hat. In der Rangliste ist das Fernsehen mit insgesamt 96 % zum Favoriten gewählt worden (Horde und Durner 2019). So gut wie jedes Kind im Volksschul- und Unterstufenalter sieht in seiner Freizeit am Liebsten fern. Dies sollte Eltern deutlich zu denken geben. Ein Manko ist zwar, dass die Grafik zwar beschreibt, was die Kinder in ihrer Freizeit machen, jedoch nicht direkt, was sie am Liebsten machen würden. In diesem Fall deckt sich das Ergebnis allerdings auch mit den Lieblingsbe-

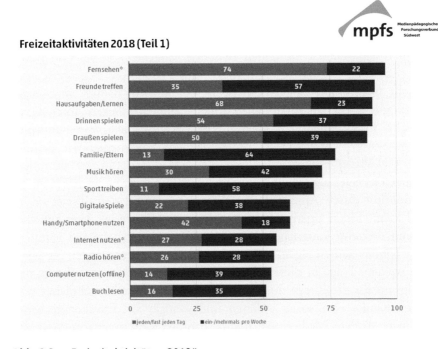

Abb. 2.3 „Freizeitaktivitäten 2018"

schäftigungen der Kinder. Ein täglicher Fernsehkonsum kann sich nachweislich auf die Gehirnentwicklung und die schulischen Leistungen auswirken.
Die genaue Studienlage hierzu können Sie im dritten Kapitel nachlesen.
Knapp hinter dem Fernsehen findet sich das Treffen mit Freunden mit
gesamt 92 % und das Lernen mit gesamt 91 %. Spielen befindet sich erst
auf Platz 4 und 5 (Horde und Durner 2019). Das heißt, dass Kinder im
Alter von sechs bis dreizehn Jahren mehr fernsehen und Hausaufgaben
machen, als zu spielen. Dabei ist das Spielen an sich ein wichtiger Bestandteil der Kindheit und sollte einen entsprechend hohen Stellenwert einnehmen. Leider ist dies jedoch nicht die Realität. Selbst wenn man den
Punkt „Freunde treffen" beim Spielen mit einberechnet, findet sich Spielen
erst auf dem dritten Listenplatz. Leider erfasst diese Grafik außerdem
nicht, wie viel Zeit mit außerschulischen Aktivitäten verplant wird, sowie
wie viel Zeit die Kinder täglich in der Schule verbringen. Grundsätzlich
sollten Kinder in diesem Alter deutlich mehr Freizeit mit freien, unbe-
obachteten Spielen verbringen. Ganztagsschulen sollten zudem ebenfalls vermieden werden, da es die kindliche Spielzeit noch weiter einschränkt. Oft
müssen Schüler selbst nach der Ganztagsschule abends noch Hausaufgaben
erledigen oder lernen. Dazu kommen dann noch geplante Freizeitaktivitäten. Eine optimale Entwicklung und genügend erwachsenenfreie Spielzeit
ist dadurch nicht mehr gewährleistet. Laut Dr. Hüther ist ausreichend Spielzeit besonders wichtig für die kindliche Entwicklung (Hüther und Quarch
2018). Zeit mit der Familie, Sport, Musik hören und Nutzung anderer
Medien sind erst weiter unten in der Nutzungsstatistik zu finden.
    Speziell für Österreich gibt es statistische Erfassungen rund um das
Thema Internet, Smartphone und digitale Medien. Laut einer Studie von
MindMinutes verbrachten Österreicher 2017 im Alter von 15–49 Jahren
über 13 h und 14 min täglich mit digitalen Medien (Abb. 2.4). 2011 waren
es knapp über acht Stunden. Das zeigt, dass die Mediennutzung quer durch
die Altersschichten in nur sechs Jahren um knapp 60 % zugenommen hat
(MindMinutes 2017). Diese Daten beziehen sich zwar nicht auf Kinder,
können jedoch trotzdem repräsentativ verwendet werden. Steigt die Medien-
nutzung der Jugendlichen und Erwachsenen, steigt diese auch bei den
Kindern. Das muss nicht immer nur aktiv sein, auch passives Fernsehen,
Nutzen von Apps und Konsolen gehören dazu. Wie schon beschrieben,
versteht man unter der passiven Nutzung in diesem Fall die Nutzung des
Gerätes durch das nahestehende Umfeld, wie Geschwister, Eltern und
Freunde. Der größte Faktor für die Steigerung der Mediennutzung ist das
Smartphone, das sich in den letzten Jahren stark verbreitet hat. Das liegt
einerseits an den neuen Möglichkeiten dieser Technologien und andererseits

MEDIENNUTZUNG
IM JAHRESVERGLEICH (E 15-49)

MINDSHARE

13h 14min
11h 2min
11h 11min
10h 7min
9h 27min
8h 48min
8h 24min

Abb. 2.4 „Mediennutzung im Jahresvergleich (E15-49)"

an der immer kostengünstigeren Anschaffung dieser Geräte. Während das Smartphone den ganzen Tag über genutzt wird, zeigt sich, dass Printmedien, wie Tageszeitungen, sowie das Radio meist morgens und Fernsehen klassisch abends zum Hauptabendprogramm genutzt werden. Die Grafik „Mediennutzung im Jahresvergleich" zeigt die Dauer der Mediennutzung zwischen 2011 und 2017 in aufsteigender Reihenfolge. Auch hier sieht man wieder, wie wichtig und präsent digitale Geräte im Alltag sind (MindMinutes 2017).

Bitkom hat mit der Grafik „Tablets vor allem für die Kleinen, Smartphones ein Muss für Ältere" die Nutzung von diesen beiden Geräten von Kindern im Alter von 6–18 Jahren erhoben (Abb. 2.5). Die Daten zeigen deutlich, dass sich die Nutzung von Smartphone und Tablet mit dem Alter verschiebt. Nutzen 54 % der Sechs- bis Siebenjährigen ein Smartphone, sind es bei den 16- bis 18-Jährigen schon 97 %. Hingegen nutzen 78 % der Sechs- bis Siebenjährigen ein Tablet, aber nur noch 53 % der 16- bis 18-Jährigen. Circa im Alter von zehn bis elf Jahren dreht sich der Konsum dieser beiden Geräte um (Berg 2019). Dies kann man unter anderem auf das stärkere Nutzungsverhalten von sozialen Medien ab dem zehnten Lebensjahr zurückführen. Eine weitere Erklärung ist auch, dass jüngere Kinder öfter ein eigenes Tablet besitzen und noch mit den Smartphones der Eltern spielen. Mit dem Besitz eines eigenen Smartphones werden Tablets wieder uninteressanter und daher weniger häufig genutzt. Tablets haben den Vorteil, dass kein Elternteil sein Smartphone an das Kind abgeben muss,

Tablets vor allem für die Kleinen, Smartphones ein Muss für Ältere
Welche der folgenden Geräte nutzt du zumindest ab und zu?

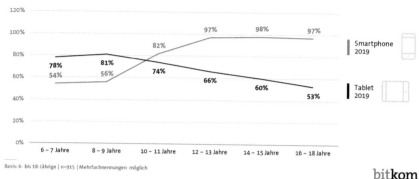

Basis: 6- bis 18-Jährige | n=915 | Mehrfachnennungen möglich

bitkom

Abb. 2.5 „Tablets vor allem für die Kleinen, Smartphones ein Muss für Ältere"

Kinder nutzen immer früher ein Smartphone
Wer zumindest ab und zu ein Smartphone nutzt.

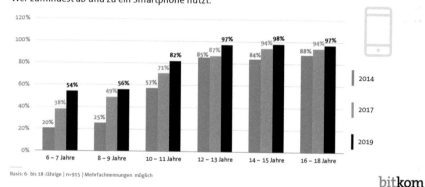

Basis: 6- bis 18-Jährige | n=915 | Mehrfachnennungen möglich

bitkom

Abb. 2.6 „Kinder nutzen immer früher ein Smartphone"

damit es spielen kann. Zudem sind die Bildschirme größer gestaltet und gelten daher als kinderfreundlicher.

Nur auf das Smartphone bezogen, zeigt sich, dass bei allen Altersklassen deren Nutzung zugenommen hat (Abb. 2.6). Besonders auffällig ist die Zunahme in der Altersstufe der Sechs- bis Siebenjährigen. Insgesamt gab es einen Anstieg von 34 % zwischen 2014 und 2019. Bei den Kindern im Alter von acht bis neun Jahren stieg die Smartphonenutzung um ebenfalls ein Drittel (31 %) im gleichen Zeitraum (Berg 2019). Hier wird erneut deutlich, dass Kinder immer öfter digitale Geräte nutzen. Dies ist nicht nur auf die technologische Entwicklung und die Preispolitik zurückzuführen, sondern auch auf das Unwissen der Eltern über dessen Auswirkungen auf die kindliche Entwicklung. Die Skepsis den neuen Medien gegenüber nimmt ab, je mehr diese Geräte im Alltag der Erwachsenen ankommen und je jünger die Eltern selbst sind. Viele Eltern heutzutage sind schon selbst mit den digitalen Medien aufgewachsen. Dementsprechend selbstverständlich ist die tägliche Nutzung, aber auch gering die Skepsis diesen gegenüber.

Was machen die Kinder mit den Smartphones eigentlich (Abb. 2.7)? Die meisten Eltern wissen ungefähr, was ihre Kinder auf den Geräten machen. Eltern sollten jedoch auf jeden Fall das Spielen und Videoschauen begleiten. Kinder bis zum Volksschulalter sollten die Geräte nicht unbeaufsichtigt nutzen dürfen. Mehr dazu finden Sie sechsten Kapitel. Statistisch gesehen werden die Geräte am häufigsten für das Anschauen von Videos genutzt. Diese Daten beziehen sich auf Kinder und Jugendliche im Alter zwischen sechs und 18 Jahren. In der Altersklasse der Sechs- bis Siebenjährigen folgt das Streamen von Musik mit 26 % und das Spielen mit 20 %. Bei den Jugendlichen zeigt sich ein anderes Bild. Hier ist der zweite Platz das Nutzen von sozialen Netzwerken mit 75 % und auf Platz drei das Suchen von Informationen für die Schule mit 72 % (Berg 2019). Dieses unterschiedliche Nutzungsverhalten ist auch wichtig, um zu verstehen, warum Kinder so von den Geräten fasziniert sind. Eine schnelle Bildfolge, Musik, Töne und bunte Apps ziehen die Kinder beinahe magisch an. Dass Apps, wie YouTube® und CandyCrush®, das Suchtpotenzial erhöhen, wird in weiterer Folgen in diesem Buch erklärt. Jugendliche nutzen digitale Geräte mehr für die Kommunikation mit Freunden und Recherchetätigkeiten und weniger zum Spielen. Im Vergleich zu den Kindern erkennen Jugendliche

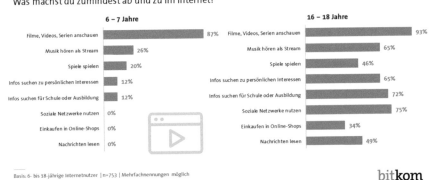

Abb. 2.7 „Videos schauen ist mit Abstand am beliebtesten"

das Potenzial digitaler Geräte und wie man diese auch zur persönlichen Weiterbildung nutzen kann. Immerhin knapp die Hälfte der befragten 16- bis 18-Jährigen informieren sich über tagesaktuelle Nachrichten auf dem Smartphone (Berg 2019).

Auch die Abbildung "Musik und Videos wichtiger als Telefonieren" macht das Verhalten der Kinder deutlich (Abb. 2.8). Während man in der Abbildung „Videos schauen ist mit Abstand am Beliebtesten" (Abb. 2.7) Kinder im Alter von sechs bis 18 Jahren befragt hat, wurden in der nachfolgenden Abbildung Kinder erst ab zehn Jahren statistisch ausgewertet (Abb. 2.9). In dieser Altersklasse zeigt sich, dass Musik streamen beinahe gleichauf ist mit Videos anschauen. Der eigentliche Nutzen des Telefons ist erst auf dem dritten Platz zu finden. Dies zeigt, dass die Smartphones, im Vergleich zu Telefonen oder Handys, hauptsächlich zum Medienkonsum verwendet werden. Andere Funktionen, wie die Kamera, der Wecker und die Kommunikation über bestimmte Dienste, treten immer mehr in den Vordergrund. Das Telefonieren an sich wird zunehmend zu einer Funktion degradiert, statt des eigentlichen Zwecks der Gerätenutzung. Über der Hälfte der Kinder und Jugendlichen geben zudem an, dass sie sich ein Leben ohne Smartphone nicht mehr vorstellen können. Das Verbot der Smartphonenutzung wird in 65 % der Haushalten als Strafe angewendet (Berg 2019). Auch diese Zahlen sollten durchaus zum Nachdenken anregen. Wenn die Nutzung eine Strafe darstellt, wird der Suchtfaktornur noch mehr angeregt. Man impliziert, dass das Smartphone derart begehrenswert ist, dass es eine der strengsten Strafen darstellt, wenn diese Geräte nicht mehr nutzen

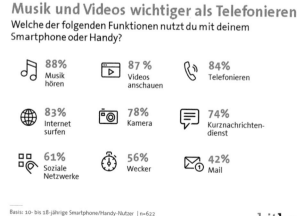

Abb. 2.8 „Musik und Videos wichtiger als Telefonieren"

Mehrheit hat mit 10 Jahren eigenes Smartphone
Welche der folgenden Geräte hast du persönlich schon?

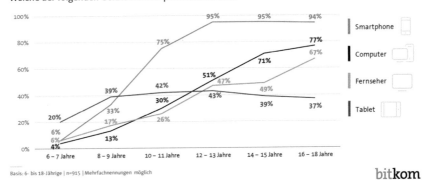

Basis: 6- bis 18-Jährige | n=915 | Mehrfachnennungen möglich

bitkom

Abb. 2.9 „Mehrheit hat mit 10 Jahren eigenes Smartphone"

darf. Dadurch wird die Nutzung als etwas Begehrenswertes dargestellt und nicht als etwas Notwendiges. Diese Art der Bestrafung sollte auf jeden Fall überdacht werden.

Als Abschluss dieser Datenpräsentation wird noch mal der Medienbesitz von Kindern dargestellt (Abb. 2.9). Diese Daten stammen aus einer anderen Studie als die eingangs erwähnte KIM-Studie. Es wurden insgesamt 915 Kinder und Jugendliche im Alter von sechs bis achtzehn Jahren befragt. Hier zeigt sich deutlich der Anstieg an eigenen Geräte in allen Altersklassen. Besitzen Kinder mit sechs Jahren noch eher selten ein eigenes Gerät (4 % Computer, 6 % jeweils Smartphone oder Fernseher und 20 % Tablet) sind die Zahlen bei den 16- bis 18-Jährigen deutlich höher. Hier besitzen knapp 94 % ein eigenes Smartphone, 77 % einen Laptop, 67 % einen Fernseher und 37 % ein Tablet. Wie schon in den vorherigen Abbildungen zeigt sich auch hier die Umkehr der Nutzung und des Besitzes von Geräten. Gerade beim Tablet und Smartphone erkennt man bei circa acht bis zehn Jahren eine deutliche Trendwende (Berg 2019).

Diese Zahlen zeigen jedoch auch auf, dass nicht jedes Kind ein Smartphone besitzt. Das häufige Argument „alle haben eines" wird dadurch deutlich entkräftet. Mehr Informationen zum Thema Smartphonebesitz und Gruppenzwang erhalten Sie in diesem Buch.

Warum hat sich das Medienverhalten in den letzten Jahren so stark verändert?
Die Veränderung des Medienverhaltens und -konsums hat mehrere Gründe. Wenn man davon ausgeht, dass in den 1980er und 1990er Jahren digitale

Medien erst in der Entwicklung waren, sind die Generationen, die damals und davor geboren wurden, noch ohne viele digitale Medien aufgewachsen. Bis zu den 1990er Jahren war das Hauptmedium im digitalen Bereich der Fernseher. Darüber hinaus gab es für Kinder und Jugendliche kaum Alternativen. In den 1990er Jahren kamen dann die ersten kleinen digitalen Spielekonsolen von verschiedenen Herstellern hinzu. Der größte Anstieg an Möglichkeiten digitaler Geräte und Medien erfolgte dann in den 2000ern mit den ersten Smartphones und Tablets.

Im Laufe der Jahre und Jahrzehnte zeigen sich mehrere Gründe für den Anstieg der Mediennutzung: Wie die Abbildungen belegen, ist zum einen die Ausstattung an digitalen Geräten in Haushalten stark gestiegen. Fernseher, Tablets und Smartphones sind nahezu in jedem Haushalt zu finden. Insofern ist es nicht verwunderlich, dass diese auch genutzt werden. Zudem haben immer mehr Haushalte direkten Zugang zu einer Internetverbindung. Innerhalb von nur zehn Jahren sind von 50 % aller deutschen Haushalte nun 95 % aller Haushalte mit dem Internet verbunden. Heutzutage wachsen Kinder mit den Geräten daheim und der Selbstverständlichkeit einer Internetverbindung auf. Ein weiterer Aspekt ist im sozialen Umfeld der Kinder zu finden: Eltern, Geschwister und Freunde nutzen neue Medien und digitale Geräte. Dies wird von den Kleinen beobachtet und findet dadurch Interesse zur Nachahmung. In weiterer Folge wird in diesem Kapitel unter „Warum Smartphones so attraktiv für Kinder sind" beschrieben, warum diese Geräte so spannend für Kinder sind. Ein weiterer Punkt ist die einfache Bedienung der Geräte sowie die kindgerechte Darstellung von Apps und Spielen. Durch die einfachen Bewegungen wie Wischen und Tippen ist auch keine motorische Entwicklung notwendig. Das beherrschen Kleinkinder sehr schnell. Zusätzlich sind die bunten Apps sehr kindgerecht und verlockend gestaltet. Heutzutage kann man beinahe jedes Gerät durch ein Tablet oder Smartphone ersetzen. Die Mobilität dieser Geräte und der große Funktionsumfang machen digitale Medien immer und überall nutzbar und es werden viele verschiedene andere Geräte wie Radio und CD-Spieler ersetzt.

2.2 Warum Smartphones so attraktiv für Kinder sind

Warum ist gerade das Smartphone so attraktiv für Kinder? Diese Frage beantwortet unter anderem Remo Largo. Er nennt vier Gründe, warum das Telefon im Besonderen so spannend für Kinder ist.

Erstens benützen es sowohl die Mutter als auch der Vater mehrmals am Tag, dass heißt, es muss für Erwachsene gewissermaßen spannend und wertvoll sein.

Zudem braucht das Gerät nur zu klingeln und schon wird reagiert, eine ganz simple Aktion-Reaktion. Schon kleine Kinder lernen als erstes durch Aktion-Reaktion, das heißt zum Beispiel: Drücke ich diesen Knopf, kommt aus dem Spielzeug Musik raus. Oder aber: Wenn aus diesem Gerät Musik herauskommt, reagiert die Mama mit Hinlaufen.

Drittens sprechen Eltern mit diesem Gerät und äußern hierbei viele Gefühle. Schon Babys lernen, unterschiedliche Emotionen, wie Lachen oder Schreien, einzuordnen. Emotionen spielen in der kindlichen Entwicklung eine sehr große Rolle. Insofern ist ein Gerät, das meist mit dem Ausdrücken von Emotionen in Verbindung gebracht wird, sehr spannend.

Der vierte Grund ist, dass das Telefonieren den Eltern so wichtig zu sein scheint, dass sie auf keinen Fall gestört werden möchten. Der Gedanke von Kindern könnte hierbei sein: „Das Gerät muss daher etwas Besonderes sein, dass es sogar wichtiger ist als ich." Daher muss natürlich aus kindlicher Sicht erkundet werden, was es mit diesem Gerät auf sich hat (Largo 2019).

Abgesehen von den vier Gründen von Remo Largo gibt es weitere Gründe, warum digitale Geräte so attraktiv für Kinder sind. Das Gehirn von Kindern ist noch sehr formbar und lernt ständig neue Verknüpfungen. Daher sind sie viel empfänglicher für die Einflüsse von Medien und deren Endgeräten wie Smartphone, Tablet und Co. Die Nutzung von digitalen Geräten wird oft auch als Belohnung eingesetzt. Zum Beispiel: „Nach der Hausaufgabe darfst du 30 Minuten lang mit dem Tablet spielen." Kinder lernen so, dass die Nutzung dieser Geräte erstrebenswert ist, was wiederum die Lust erhöht. Dieser Punkt sollte vor allem Eltern bewusst sein, die ihren Kindern diese Geräte somit vielleicht sogar unterbewusst anpreisen. Zudem ist nicht nur das Verwenden selber die Belohnung. Auch bei den Tätigkeiten selber bekommen Kinder schnelle Erfolgserlebnisse und werden mit ihrem Tun belohnt. Genaueres zu diesem Thema erfahren Sie in diesem Kapitel unter „Mediensucht".

Ein weiterer Grund für das Interesse an digitalen Medien ist natürlich auch die Nutzung durch andere Kinder. In Kindergärten und Schulen kann sich eine Gruppendynamik zu bestimmten Spielen, Videos oder Sendungen entwickeln. Auf diesen Punkt wird im vierten Kapitel genauer eingegangen.

Kinder lernen unter anderem durch imitiertes, also nachahmendes Lernen. Kein Wunder also, dass dieses spannende Gerät eine besondere Faszination darstellen. Sie beobachten ihre Eltern bei der Nutzung, sehen die Emotionen, die damit verbunden sind, und fangen automatisch an, sich für die Geräte zu interessieren und ihre Eltern so nachzuahmen. Die Beobachtung der Eltern und das imitierende Lernen beginnen schon mit wenigen Monaten. „Viele Kinder erleben, wie ihre Eltern größte Aufmerksamkeit dem Smartphone (oder Tablet) widmen, zu Hause und unterwegs. Besonders Väter lesen, wenn sie vorlesen, gerne mit dem Tablet vor, das schon für Kleinstkinder die größte Faszination ausübt" (Koller-Tejeiro 2015). Koller-Tejeiro führt weiter aus, dass der Offline-Zustand für 86 % der Neun- bis Dreizehnjährigen eine Art Notsituation hervorruft. Durch den meist frühen persönlichen Besitz wird die Faszination des Smartphones weiter angekurbelt und viele Eltern geben dem Drängen der Kinder nach (Koller-Tejeiro 2015). Die Geräte kommen der Art und Weise, wie Kinder sich mit Dingen auseinandersetzen, sehr entgegen. Dies basiert auf der Gestensteuerung der Geräte. Warum dies allerdings kaum einen Lerneffekt hat, erklärt sich durch die zweidimensionale Steuerung. Kinder benötigen dreidimensionale Ebenen, um Dinge zu erfassen. Dass „Wischen keinerlei objektspezifische Repräsentation auf senso-motorischen Zwischenschichten im Gehirn hinterlässt und somit mir eingeschränkte Leistungen dieser Hirnareale ermöglicht", beschreiben die Brüder Fröhlich-Gildhoff (Fröhlich-Gildhoff und Fröhlich-Gildhoff 2017).

Einen weiteren Grund findet man in der Statistik: 65 % der befragten Familien in der bereits erwähnten Bitkom-Studie bestrafen Fehlverhalten mit einem Nutzungsverbot des Smartphones. Die Nutzung der Geräte wird so als etwas Begehrenswertes dargestellt und nicht als etwas Notwendiges. Somit machen Eltern Smartphones und Co. unbewusst noch attraktiver für ihre Kinder.

2.3 Mediensucht

Heutzutage ist wissenschaftlich erwiesen, dass Mediensucht existiert. Mittlerweile haben über 30 % der untersuchten Menschen eine Smartphone-Sucht, 10–15 % je nach Studie und Land eine Computersucht (Spitzer 2017). In Taiwan ist die Sucht-Quote von 15 % bei Schülern nachgewiesen worden (Fong-Ching et al. 2019). Klassifiziert wird eine Mediensucht als Verhaltenssucht, diese ist von der WHO, der Weltgesundheitsorganisation, bereits anerkannt. Generell versteht man unter einer Verhaltenssucht einen zwanghaften Drang, sich möglichst oft mit einer Tätigkeit zu beschäftigen. Weitere Symptome sind die Beschäftigung mit der Sucht, auch wenn man ihr nicht direkt nachkommen kann. Zum Beispiel das Nachdenken und Sprechen über die Sucht bzw. Inhalte (Videos,

Sendungen, Spiele und wann man sich wieder damit beschäftigen kann) sowie das Integrieren in alltägliche Gedanken über den Suchtinhalt. Des Weiteren kann es zu Entzugssymptomen kommen, wie Angst, depressive Verstimmung, Schlaflosigkeit. Auch im physischen Bereich können Kopfschmerzen und Unruhe aufkommen. Zusätzlich führt eine Sucht meist zu einem Rückzug der Sozialkontakte bzw. der sozialen Eigeninitiative.

Eine Sucht zeichnet sich auch dadurch aus, dass sich der Betroffene nicht mehr selbst helfen kann und seine Sucht verleugnet oder bagatellisiert.

> Mediensucht ist eine von der WHO anerkannte Form der Verhaltenssüchte.

Unter dem Begriff Mediensucht werden folgende Unterkategorien zusammengefasst: die Computersucht, die Internetsucht, die Fernsehsucht und die Handysucht.

Das Besondere an der Mediensucht ist ihr zunehmend erweiterter Toleranzrahmen. Im Anfangsstadium ist eine Sucht oft schwer abzugrenzen von einem normalen bzw. grenzwertigen Verhalten. Zudem sind Medien grundsätzlich keine verbotene Substanz oder gesellschaftlich abgelehnt. Drogen sind ein eindeutiges gesellschaftliches Tabu, digitale Geräte hingegen werden von beinahe jedem täglich und überall genutzt und sind somit ein Teil der Gesellschaft.

Online Gaming ist ein besonders auffälliges Verhalten, da Mitspieler verpflichtet werden, eine gewisse Zeit mit dem Spiel zu verbringen (Österreichisches Bundesministerium für Arbeit, Soziales, Gesundheit und Konsumentenschutz 2019).

Auch Glücksspiel-Elemente finden sich immer öfter in Spiele-Apps für mobile Geräte (Stuckenberg 2018). Es werden zum Beispiel in den meisten Spielen in zeitlich regelmäßigen Abständen neue Versuche, ein Level zu spielen, angeboten. Nach einer gewissen Anzahl dieser Versuche kann man entweder warten oder bezahlt durch In-App-Käufe für weitere Versuche. Ein bekanntes Beispiel hierfür ist das Spiel „Candy Crush®". Auch die Möglichkeiten, sich bessere Chancen zu verschaffen, werden käuflich angeboten. Durch die mediale Aufmerksamkeit in diesem Bereich beschäftigt sich nun auch die Politik mit diesen Glücksspiel-Elementen in (Kinder-) Spieleapps.

Eine Studie aus Asien belegt, dass der Anstieg des Suchtverhaltens auf die Nutzung von Smartphone-Spielen und Messenger-Diensten zurückzuführen ist. Die Studie zeigte weiters auf, dass Kinder, die ein eigenes Smartphone besaßen, eher depressive Symptome aufwiesen, schlechte Noten hatten und

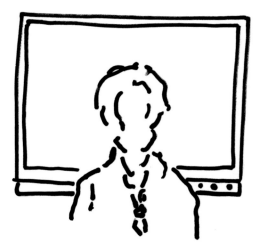

Abb. 2.10 „Kind vor dem Fernseher"

häufiger Messenger-Dienste benützten. Diese Kinder hatten zudem deutlich weniger Einschränkung bei der Nutzung und bekamen kaum Medienkompetenzen von ihren Eltern vermittelt. Sie hatten auch ein deutlich
höheres Risiko, an einer Sucht zu erkranken (Fong-Ching 2019) (Abb. 2.10).

Wie kommt es zu einer Sucht?
Genauso wie bei substanzabhängigen Süchten kommt es auch bei Verhaltenssüchten zu Veränderungen im körpereigenen Belohnungssystem.
Nach Shanker führt die Nutzung von digitalen Medien zu einer Freisetzung
von Opioiden, jenen Neuronen, die für das Wohlbefinden zuständig sind.
Dies geschieht nicht nur durch den schnellen Erfolg, sondern auch durch
die optischen und akustischen Reize. Diese verstärken das Glücksgefühl und
das neurochemische Belohnungssystem wird dadurch angekurbelt (Shanker
2019). Die Nutzung löst zuerst die Freisetzung von Opioiden aus, in einer
Kettenreaktion werden anschließend Endorphine produziert. Endorphin
ist ein Hormon, auch „Glückshormon" genannt, dass im Körper viele Aufgaben hat. Unter anderem dient es als natürliches Schmerzmittel, stärkt die
Abwehrkräfte und soll Glücksgefühle in bestimmten Situationen hervor-
rufen. Endorphine bildet der Körper bei Sport, Bewegung im Freien, beim
Lachen und Kuscheln mit vertrauten Personen. Auch Dr. Hüther stützt
diese These. Er beschreibt es wie folgt: „Das tückische bei der Computersucht ist der Dopamin-Kick mit seiner Zweifachwirkung: Endogene Opiate
werden freigesetzt und erzeugen einen rauschartigen Zustand. Gleichzeitig
werden die dabei aktivierten Nervenzellverschaltungen zu immer breiteren

Straßen und schließlich zu Autobahnen ausgebaut, die schließlich das gesamte Denken und Verhalten lenken" (Schiepek 2007).

> Endorphine bildet der Körper natürlicherweise bei Sport, Bewegung im Freien, beim Lachen und Kuscheln mit vertrauten Personen.

Zu einem auffälligen Verhalten kommt es immer dann, wenn die Nutzung von Geräten und Medien die Endorphinproduktion auslösen und der Körper anschließend immer öfter dieses Hochgefühl erleben möchte. Zusätzlich fallen Begleitsymptome und Entzugssymptomatik auf. Normalerweise ist für diesen Dopamin-Ausschuss etwas Vorarbeit notwendig, das heißt, man muss etwas motorisch oder kognitiv erreichen, was zuvor schwer gefallen ist. Das kann ein Baustein-Turm sein, eine schöne Zeichnung oder ein gelungenes Bastelwerk. Mit den digitalen Geräten erhält man diesen Dopamin-Ausschuss jedoch viel schneller und einfacher: Mit einer Fingerbewegung erhält man eine Reaktion, die oft schon ausreicht, um das Glückshormon Dopamin freizusetzen. Durch diese rasche Belohnung lernen Kindern Smartphone, Tablet und Co. den restlichen Spielsachen vorzuziehen, um so den motorischen Anstrengungen und den Frustrationen leichter zu entgehen. Das kindliche Gehirn strengt sich hierbei jedoch mehr an als angenommen und verbrennt daher sehr viel Energie. Es ist ähnlich wie bei Junkfood. Man isst relativ viel davon, trotzdem fühlt man sich sehr rasch danach wieder hungrig. Im Falle des Junkfoods liegt es daran, dass zwar viele Kalorien zugeführt werden, allerdings kaum Nährstoffe. Der Körper verlangt allerdings nach Nährstoffen und signalisiert dann rasch wieder Hunger. Das kann man auch auf die Mediensucht umlegen. Der Konsum strengt das Gehirn sehr an, trotzdem verlangt es immer mehr davon. Der plötzliche Energieschub durch die Nutzung und der ebenfalls rasch folgende Energieeinbruch durch die Anstrengung und den Stress können sogar die Fähigkeit, klar zu denken, beeinträchtigen. Diese Kinder sind ständig überstimuliert und unzufrieden.

Wann kann man nun konkret von einer Sucht sprechen?
Laut dem österreichischen Bundesministerium für Arbeit, Soziales, Gesundheit und Konsumentenschutz (2019) müssen folgende Punkte gegeben sein:

- Fokussierung: Das Denken und Handeln stellt das Medium in den Vordergrund; es wird versucht, möglichst viel Zeit damit zu verbringen. Dieser Zwang wird als "carving" bezeichnet.

- Kontrollverlust: Darunter versteht man eine ständige Intensivierung der Nutzungsdauer.
- Das Medium hat Priorität: Trotz Wissen um die Folgeschäden wird das Medium immer weiter genutzt.
- Unfähigkeit, aus eigener Kraft sein Verhalten zu ändern: Dazu kommen meist Bagatellisieren und Leugnen der Sucht.

Behandlung einer Sucht

Es gibt viele Anlaufstellen, an die man sich im Verdacht oder bei einer bestehenden Sucht wenden kann. Hierzu gibt es in Deutschland, Österreich und der Schweiz staatliche und private Vereine zur Suchtberatung und -therapie. Zudem bieten viele Psychotherapeuten spezielle Behandlungen an. Es wird dringend dazu geraten, sich Hilfe zu suchen, falls man von einer Sucht betroffen ist.

2.4 Der Einsatz digitaler Geräte in Kindergärten und Schulen

Der Einsatz von digitalen Medien in Bildungseinrichtungen wie Kindergärten und Schulen wird immer bedeutender. Immer mehr Kindergärten und Schulen haben digitale Medien als Unterrichtsmaterial. Das beginnt bei Tablets mit Lern-Apps im Kindergarten und reicht bis zu Laptopklassen in Oberstufenschulen. Andererseits verbieten immer mehr Schulen und teilweise auch ganze Staaten, wie Frankreich, die Nutzung von digitalen Geräten im Unterricht.

Grundsätzlich geht aus der bisher präsentierten Studienlage deutlich heraus, dass digitale Geräte und neue Medien der kindlichen Entwicklung nicht gut tun. Wieso sollte man diese dann in Bildungsinstitutionen einsetzen? In diesen Bereichen muss man klar unterscheiden, zu welchem Zweck und in welcher Form digitale Medien sowie Medienkompetenzen vermittelt werden. Die Fähigkeit, wie man mit der Flut an Informationen, Wissen, Werbung und Verführungen umgeht, ist eine immer wichtiger werdende Kompetenz. Dies kann man allerdings nicht nur der Schule auflasten, sondern sollte vor allem zu Hause stattfinden. In manchen Kindergärten und Schulen gibt es regelmäßig stattfindende Elternabende, in denen die Eltern über die Nutzung der Geräte und neuen Medien sowie Kinderschutzmaßnahmen informiert werden. Laut der Erfahrung einer österreichischen Volksschullehrerin werden diese Veranstaltungen auch sehr gut angenommen. Das Wissen der Eltern zum Thema Kinderschutz, Mediennutzung und Gefahren der neuen Medien ist oft sehr eingeschränkt (Habermann 2019).

Das Erlernen, wie man Roboter programmiert, ist eine Fähigkeit und Fertigkeit, die in Zukunft immer berufsorientierter wird. Dies kann ein interessanter Aspekt für die Unterrichtsplanung in einer Oberstufenschule sein. Dem entgegenzusetzen sind sogenannte Laptop-Klassen, die nachweislich die Konzentrations- und Aufnahmefähigkeit der Kinder beeinträchtigen. Die Studie hierzu finden Sie weiter hinten in diesem Kapitel. In vielen Volksschulen dürfen Kinder in der Pause YouTube®-Videos am Klassen-PC schauen. Anschließend braucht man sich nicht zu wundern, wenn die Konzentration dieser Kinder nach der Pause schlechter ist als davor. Die Pause soll zur Erholung und Integration des Gelernten dienen, nicht zum Überfluten mit neuen Reizen. Eltern sollten entscheiden, inwieweit sie digitale Geräte und Mediennutzung ihren Kindern bereitstellen wollen und dies im Kindergarten und in der Schule klar vermitteln (Abb. 2.11).

Digitalisierung in Kindergarten

„Bei Kindern, die viel vor Bildschirmen sitzen, werden Phänomene von geistiger Zerstreutheit beschrieben. Außerdem lernen sie schlechter. Je kleiner die Kinder, desto schädlicher sind diese Geräte. Unsere Datenbanken sind voll mit solchen Studien." Kinderarzt Hugo Lagercrantz (Bauer 2018)

Der Einsatz von Tablets in Kindergärten zur Unterhaltung der Kinder ist genauso zu werten wie der Einsatz als „Babysitter" daheim oder unterwegs. Es dient nicht der kindlichen Entwicklung und sollte daher im Kindergarten keinen Platz haben.

Laut Manfred Spitzer schaden digitale Geräte und Medien sowohl der körperlichen als auch der emotionalen, geistigen und sozialen Entwicklung von Kindern nachweislich, wenn diese unkritisch angewandt werden. Digitale Medien dienen im Kindergarten weniger der Förderung der Kritikfähigkeit, sondern eher dem Erhöhen des Suchtfaktors (Spitzer 2017).

Wenn es keine wissenschaftliche Empfehlung gibt, digitale Geräte in diesem Alter überhaupt zu verwenden, wieso sollte man diese dann im Kindergarten einsetzen? Im dritten Kapitel erfahren Sie mehr zu den Auswirkungen digitaler Medien auf die kindliche Entwicklung. Im Internet

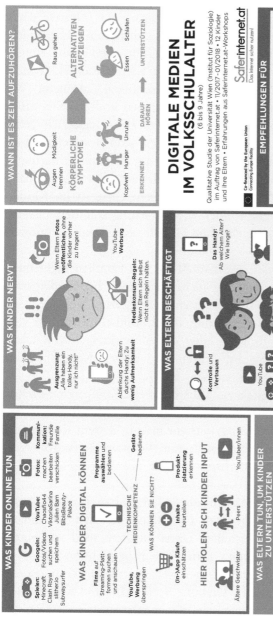

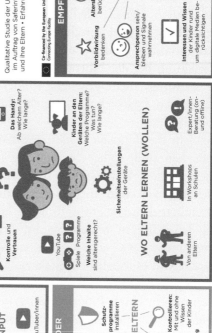

Abb. 2.11 „Digitale Medien im Volksschulalter"

finden sich viele Abhandlungen und Empfehlungen, schon früh mit der Medienförderung zu beginnen. Kaum ein Wissenschaftler, insbesondere Hirnforscher, findet sich unter den Befürwortern. Das sollte zu denken geben. Grundsätzlich gilt es zu hinterfragen, wer Interesse daran hat, digitale Medien schon in Kindergärten einzusetzen. Hauptsächlich werden das wirtschaftliche Interessen sein, Kinder sind ja die Konsumenten der Zukunft. (Mehr dazu finden Sie im vierten Kapitel.) Kinder sollen im Kindergarten vor allem eines: Erfahrungen sammeln. Wie bereits beschrieben, ist das Sammeln von Erfahrungen und das Einordnen und Abspeichern ein wichtiger Lernprozess. Dies muss tagtäglich geübt werden. Durch digitale Medien ist der Lernprozess jedoch verschwindend gering und die Kinder verschenken die Zeit, in der sie reale Erfahrungen sammeln könnten. Zudem benötigen Kinder in diesem Alter eine intensive 1:1-Begleitung bei der Nutzung von neuen Medien. Diese ist im Kindergarten allerdings nicht gegeben, Kinder werden häufig mit den Geräten alleine gelassen. Dadurch wird der eh schon sehr eingeschränkte Lernprozess weiter verringert.

Nachdem die digitalen Geräte aus dem Alltag von Familien nicht mehr wegzudenken sind, sollte die Nutzung nicht auch noch im Kindergarten gefördert werden. Der Kindergarten sollte eine ungestörte Oase der freien Entwicklung sein und nicht Überreizung durch Bildschirmmedien und damit einhergehenden Stress fördern. Über die Auswirkungen von Überreizung bei Kindern finden Sie im dritten und achten Kapitel weitere Informationen.

Allerdings ist es möglich, digitale zukunftsorientierte Kompetenzen schon in Kindergärten zu vermitteln. Dazu zählt das spielerische Erlernen von Programmieren. Unter Programmieren versteht man in diesem Kontext das Erlernen von Kompetenzen, die man auch zum Programmieren von Apps oder Programmen benötigt. Dafür benötigt man allerdings keine Tablets oder Smartphones vor Ort.

Als Beispiel kann man hier den Montessori-Kindergarten „Bunte Knöpfe" im Klagenfurter Lakeside Park nennen. Hier lernen die Kinder anhand einer Aufgabe, Algorithmen zu erstellen. Unter anderem wird von einem Kind ein „Roboter" gespielt, der von einem Kind „programmiert" wird, aus einem Labyrinth heraus zu finden. Das geschieht durch Anweisungen wie „einen Schritt nach links, eine halbe Drehung nach rechts und zwei Schritte nach vorne". Hier werden auf spielerische Art prozessorientiertes Denken, Analysefähigkeit sowie Problemlösungsfähigkeiten geübt (Pumhösel 2019) (Abb. 2.12).

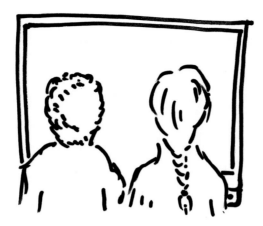

Abb. 2.12 „Kinder vor dem Bildschirm"

Digitalisierung in Schulen

> „Wer seinem Kind schon im Kindergartenalter erlaubt, dauernd über Bild-
> schirme zu wischen, darf sich nicht wundern, wenn sein Kind als Putzfachkraft
> endet." Steve Jobs, Gründer von Apple® (Bauer 2018)

Dieser Satz wurde bereits weiter vorne zitiert, bekommt in diesem Kontext
jedoch noch einmal eine neue Bedeutung. Denn Apple® startete in den
USA eine Kampagne, um iPads® in den Unterricht zu integrieren. Auf der
Internetseite wirbt das Unternehmen mit dem Leitspruch: „Jedes Kind
ist voller Kreativität geboren. Seit 40 Jahren unterstützt Apple Lehrer
dabei, das kreative Potenzial eines Schülers freizusetzen." Mit iPads® sollen
Schüler so auf die digitale Welt vorbereitet werden. Jedoch sprechen viele
Studien gegen den Einsatz von digitalen Medien in Schulklassen. Das Verwenden von digitalen Geräten im Unterricht lenkt ab und führt somit zu
einer geringeren Wissensaufnahme, je nach Studie um 10 bis 15 %. Weiters
folgert Spitzer, dass jemand, der Multitasking betreibt, sich eine Aufmerksamkeitsstörung antrainiert. Studien belegen zudem, dass elektronische
Lehrbücher einen deutlich geringeren Lernerfolg ermöglichen als gedruckte
Bücher (Spitzer 2017). Im offiziellen PISA-Bericht 2015 steht: „Die Ergebnisse (…) zeigen keine nennenswerten Verbesserungen bei den Leistungen
der Schüler in den Bereichen Lesen, Mathematik und Naturwissenschaften
in den Ländern, die stark in Informations- und Kommunikationstechnik

für die Bildung investiert hatten" (OECD 2015). 2018 beschloss zudem das französische Parlament ein absolutes Verbot von Smartphones und Co. an Schulen. China hat 2019 Smartphones in Schulen verboten und eine Freiluftpause eingeführt.

> Dass China, der größte Smartphone-Produzent der Welt, seine eigene Generation von Kindern vor den Auswirkungen schützt, sollte zum Nachdenken anregen.

In manchen belgischen Schulen muss man sogar sein Smartphone abgeben, wenn man mit diesem erwischt wird, im strengsten Fall bis zum Semesterende (Theile und Amjahid 2018). Ein Beispiel aus der Praxis einer Volksschule in Österreich zeigt, dass Kinder lieber auf ihre Jause verzichten als auf den Medienkonsum. Zudem fällt der befragten Volksschullehrerin zunehmend auf, dass die Kinder sich auf dem Weg zur Schule seltener miteinander unterhalten. Stattdessen beschäftigen sich die Kinder auf dem Schulweg mit den digitalen Geräten der Eltern oder ihren eigenen. Auch in dieser Schule wurde ein Verbot von Smartphones ausgesprochen, allerdings stehen den Kindern Laptops mit Lernprogrammen und iPads® zur Verfügung. Beide Geräte können allerdings nur für diese Zwecke verwendet werden, ein Spielen oder Wechseln der App ist nicht möglich. Laut Aussagen der Lehrerin sind die Kinder bei der Nutzung auffällig brav, denn sie würden es nicht riskieren, die iPads® nicht mehr nutzen zu dürfen. Diese Angst kann ein erster Anzeichen von Suchtverhalten sein. Zudem würden die Kinder gerne öfter Geräte nutzen, nur die Turnstunden sind den Kindern noch wichtiger als die Tablets. Es konnte die Annahme von Juul und Shanker bestätigt werden, dass viele Kinder entweder zunehmend aggressiv werden und eine geringe Frustrationstoleranz aufweisen oder sie ziehen sich zurück und werden passiv. Dies zeigt sich auch im schulischen Alltag dieser österreichischen Volksschule. Es wird ein großer Unterschied zwischen Kindern aus einem urbanen und aus einem ländlichen Umfeld beschrieben: Stadtkinder seien gestresster, verbringen weniger Zeit an der frischen Luft und dürften sich seltener frei beschäftigen (Habermann 2019). Auch diese Erfahrungen stützen die These von Juul und Shanker.

Die Schule ist eine sprachbasierte Institution. Nun wurde im ersten Kapitel kurz angesprochen, dass Kinder Sprache, Empathie und Frustrationstoleranz nicht durch digitale Geräte erlernen können. Laut Spitzer hören Kinder aus Arbeiterschichten deutlich weniger Wörter (bis zu 30 Mio.!) als Kinder aus Akademikerkindern. Durch den Einsatz von digitalen Geräten wird dieses Bildungsdefizit nicht verringert, sondern erhöht. Durch den Gebrauch wird die Bildungsgerechtigkeit nicht verbessert, sondern verschärft. Wenn ein Kind viermal soviel Wörter kennt wie sein Mitschüler, hat er eindeutig bessere Chancen im weiteren Bildungsweg (Spitzer 2019). Daraus lässt sich schließen, dass die soziale Gerechtigkeit nicht erhöht wird, indem alle Kinder Zugang zu digitalen Geräten bekommen, sondern eher die Situation verschärft. In Deutschland wurde allerdings empfohlen, dass Kinder aus einkommensschwachen Familien digitale Geräte zur Verfügung gestellt bekommen sollen. Dies widerspricht den derzeitigen Forschungen, wie folgende Studie beweist:

Diese Grafik findet man im „CEP Ill Communication: Technology, Distraction & Student Performance Paper", dass sich unter anderem mit den Auswirkungen von einem Handyverbot an Schulen auf die Leistungsfähigkeit der Schüler beschäftigt hat. Aus dieser ist klar ersichtlich, dass sich die Noten der Schüler im Jahresabschlusszeugnis nach einem derartigen Verbot klar verbessert haben. Die schlechtesten Schüler konnten sich am meisten verbessern. Für diese Studie wurden in einem Zeitraum von 2002–2012 insgesamt 90 Schulen herangezogen, in denen ein Smartphone-Verbot eingeführt wurde (Beland und Murphy 2015). Diese Ergebnisse sind das beste Beispiel, warum Smartphone, Tablet und Co. nicht in eine Schule gehören (Abb. 2.13).

Einen wichtigen Unterschied macht hierbei jedoch die Vermittlung von Medienkompetenzen. Diese sollten nicht nur zu Hause aktiv besprochen

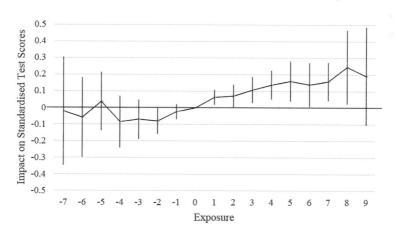

Abb. 2.13 „Impact of phone ban by year of exposure"

werden, sondern kann auch in der Schule thematisiert sein. Im schulischen Kontext geht es darum, Überforderung durch die Zahl der Informationen bei einer Recherche zu vermeiden, nicht-kindergerechte Inhalte zu erkennen, Cybermobbing zu erkennen und Werbung einordnen zu lernen. Dies kann in Form von Projekttagen, Peer-Learning, Klassenregeln etc. erfolgen. Es ist jedoch kein Ersatz beim Erlernen von Medienkompetenzen daheim.

Einige weitere Studien zu diesem Thema finden Sie hier kurz beschrieben:

Eine große Schlagzeile hat folgende Studie von Sparrow und Kollegen gemacht: „Google Effects on Memory: Cognitive Consequences of Having Information at Our Fingertips". Hierbei wird verglichen, wie viel Informationen man sich bei Verwendung von Google® im Vergleich zu Büchern, Zeitschriften und Zeitungen nach einigen Tagen noch gemerkt hat. Das heißt, Probanden wurden gebeten, zu einem bestimmten Thema Informationen zu recherchieren. Im Resultat zeigt sich, dass die Informationen, die man über das Internet gefunden hat, deutlich weniger im Gedächtnis bleiben als nach der Recherche in klassischen Printmedien. Als Fazit kann man sagen, dass Google ein eher ungeeignetes Lernmedium ist (Sparrow et al. 2011).

Die Studie „Laptop multitasking hinders classroom learning for both users and nearby peers" aus dem Jahr 2013 zeigt den deutlichen, negativen Einfluss von Laptops beim Erlernen neuer Inhalte. Im Zuge dieser Studie wurden 45 Schüler auf ihre Aufnahmefähigkeit im Unterricht getestet, wenn diese während einer PowerPoint®-Präsentation Laptops verwenden durften. Eine Gruppe solle sich explizit mit der Präsentation befassen, eine zweite Gruppe konnte mit den Laptops „Nebenarbeiten" erledigen. Es zeigte sich, dass Schüler, die Multitasking betrieben, ein deutlich geringeres Verständnis bzw. eine deutlich geringere Auffassungsgabe (im Original „comprehension") aufwiesen als die Vergleichsgruppe. Aber auch die Gruppe ohne Laptops wurde von den Laptopbenutzern deutlich abgelenkt (Sana et al. 2013). Dadurch zeigt sich, dass nicht nur Schüler, die ein digitales Gerät unterrichtsfern verwenden, dadurch deutlich abgelenkt sind und weniger vom Unterricht mitbekommen, sondern auch die Schüler, die eigentlich versuchten aufzupassen, wurden deutlich gestört.

Eine Studie aus dem Jahr 2005 hat sich das differenzierte Leseverhalten zwischen gedruckten und digitalen Medien angesehen. Im Ergebnis zeigte sich, dass heutzutage mehr digital gelesen wird. Die digitale Lesezeit ist charakterisiert durch mehr Zeit für Suchen und Filtern („scanning and browsing"), einmaliges Lesen und Stichwortsuche. Es wird weniger Zeit für das tiefergehende Erfassen eines Textes und das konzentrierte Lesen aufgebracht. Zudem zeigte sich eine deutlich geringere Daueraufmerksamkeit (Liu 2005). Diese Daten bestätigen sich häufig in den sogenannten PISA-Testungen: Die Fähigkeit, sinnerfassend zu lesen, beherrschen immer weniger Kinder.

Schon 2014 wurde eine Studie publiziert, die den Zusammenhang von Mobiltelefonen, akademischer Bildung, Angst und Wohlbefinden bei circa 500 Oberstufen-Schülern gemessen hat. Das Ergebnis der Studie präsentiert sich wie folgt: Je mehr das Telefon genutzt wurde, desto schlechter wurde die Schulleistung. Dadurch erhöhte sich auch das Angstgefühl und die Lebensqualität sank (Lepp et al. 2015).

Die Arbeit "The Pen is mightier than the keyboard" beschäftigte sich damit, ob das handschriftliche Notieren oder das Mitschreiben mit dem Laptop einen Unterschied für den Lerneffekt macht. Für diese Arbeit wurden insgesamt drei Studien herangezogen, die Studenten wurden bei den Studien in verschiedene Gruppen und Konstellationen unterteilt (handschriftlich und Laptop, allein oder in Gruppen, allgemeine Vorlesung oder mit Kopfhörern) und anschließend zum Inhalt der Vorlesung befragt und auf ihre Gedächtnisfähigkeiten hin untersucht. Es stellte sich heraus, dass Studenten, die am Laptop Notizen machten, bei Befragungen schlechter abschnitten als die Vergleichsgruppe, die handschriftliche Notizen machte. Zudem konnte gezeigt werden, dass Laptop-Nutzer dazu tendieren, Vorlesungen wörtlich niederzuschreiben, statt die Informationen zu erfassen und in eigenen Worten festzuhalten. Auch das wirkte sich nachteilig auf den Lerneffekt aus. Für diese Arbeit wurden insgesamt über 300 Studenten der Princeton University und der University of California herangezogen (Mueller und Oppenheimer 2014).

2.5 Chancen von neuen Medien für Kinder

Eingangs sollte noch mal betont werden, dass das komplette Fernhalten von Kindern zu digitalen Geräten weder möglich noch sinnvoll ist. Die Vorteile einer vernetzten Welt sind nicht mehr zu bestreiten. Smartphones, das Internet und technische Geräte sind immer mehr Teil unserer Alltages, bieten viel Komfort und werden die Zukunft sein.

Daher sollten Kinder den korrekten Umgang lernen. Der Zugang sollte jedoch aus den verschiedenen, bereits erwähnten Gründen eingeschränkt werden, bis Kinder zu verantwortungsbewussten Jugendlichen und Erwachsenen herangewachsen sind.

Nicht ohne Grund verbieten Internet-Giganten, wie Mark Zuckerberg und Bill Gates, ihren eigenen Kindern den uneingeschränkten Zugang zu technischen Geräten.

Grundsätzlich ist die natürliche Neugierde etwas Positives und sollte gefördert werden. Auf jeden Fall ist es wichtig, kindgerechte Angebote zu finden und Regeln für die Nutzung der Geräte festzulegen. Mehr Tipps hierzu finden Sie dazu in weiterer Folge in diesem Buch.

Lernmotivation und -unterstützung Neue Medien können eine motivierende Lernunterstützung darstellen und zur Wissensvermittlung beitragen. Dies wird durch spannende Videos, Sendungen oder Lern-Apps ermöglicht. Zusätzlich ist es eine wertvolle Hilfe für Kinder mit Autismus, das Umfeld besser verstehen zu lernen. Manche Kinder lernen durch entsprechende Lernprogramme an Tablets oder am PC leichter lesen. Hierbei ist immer Folgendes zu beachten: Eltern und Pädagogen sollten das Lesenlernen nicht auf digitale Geräte stützen und sich darauf verlassen, sondern das Lesen im Alltag und anhand von Büchern und Zeitschriften fördern. Der positive Effekt von neuen Medien auf das Lernverhalten von Kindern beruht immer auf altersgerechten sowie pädagogisch wertvollen Inhalten, der Begleitung der Eltern sowie einer zielgerichteten Nutzung und sollte nicht als "Universalmittel" zur Motivation eingesetzt werden. Der Zugang zu Tablet, Fernseher, Smartphone und Konsole sollte niemals als Belohnung eingesetzt werden. Dadurch werden diese Geräte zweckentfremdet und für Kinder „heroisiert".

In diesem Kontext werden Lern-Apps vorgestellt, die zusätzlich zum haptischen Lernen eingesetzt werden können.

- Leseförder-App: „Oetinger Lesestart – Mein neuer Freund, das Känguru®": Hier wird das Lesen spielerisch erlernt, die eigene Stimme kann aufgenommen werden und so können Fortschritte kontrolliert werden. Öko-Test gab dieser App ein „sehr gut" . Sie ist ab dem Alter von vier Jahren zu empfehlen.
- „Das ist mein Körper – Anatomie für Kinder®" ist ebenfalls eine Lern-App für Kinder. Durch diese App lernen Kinder ab sechs Jahren den menschlichen Körper und dessen Funktionen spielerisch kennen.
- Eine App die Toleranz und Empathie fördern soll, ist „The Unstoppables®" der schweizerische Stiftung für das cerebral gelähmte Kind. Es geht um vier gehandicapte Kinder, die nur gemeinsam durch ihre jeweiligen Stärken Aufgaben lösen können. Die App ist ab circa acht Jahren und kostenlos.

Gratis-Apps sollten mit Skepsis betrachtet werden, da sie oft durch In-App-Käufe eine Kostenfalle darstellen können. Die Top Ten der Download-Charts bei Apple® und Android® sind vermeintliche Gratis-Apps, die meist viel Werbung enthalten. Nicht nur In-App-Käufe, sondern auch die Werbung in Apps sind bedenklich für Kinder und sollten daher nicht alleine genutzt werden. Ein weiterer Kritikpunkt an Gratis-Apps sind die meist sehr laschen Datenschutzbestimmungen. Informieren Sie sich daher im Vorfeld genau, worauf die App am Telefon Zugriff möchte und was mit Ihren Daten, wie dem Spielverhalten etc., passiert.

Auch bestimmte Serien im Fernsehen oder YouTube® können Kinder beim Lernen und Entdecken von neuem Wissen unterstützen. Hier wird bewusst das Wort „unterstützen" und nicht „vermitteln" verwendet. Damit Kinder Wissen integrieren können, reicht eine Sendung auf YouTube® oder im Fernsehen nicht aus. Gut gemachte Sendungen können jedoch Interessen unterstützen und fördern.

- „Die Sendung mit der Maus" ist ein Klassiker seit 1971. In jeder der 30-minütigen Folgen wird ein Thema kindgerecht behandelt. Für Kinder im Alter von drei bis sechs Jahren werden speziell die Maus-Spots präsentiert und im Alter von sechs bis neun Jahren die Sachgeschichten. Die Sendung kann man Streamen auf Plattformen wie YouTube®, sie wird auch wöchentlich im Fernsehen auf WDR® ausgestrahlt.
- „Wissen macht ah!" ist eine Wissenssendung für Kinder ab dem Volksschulalter. Sie wird auf ARD® sowie WDR® gesendet und ist auf YouTube® abrufbar. Diese Sendung wird seit 2001 ausgestrahlt, dauert pro Sendung 25 min und ist für Kinder ab ungefähr acht Jahren konzipiert.
- Für ältere Kinder eignen sich auch Podcasts wie die Ö1 Kinderjournale, hier werden Nachrichten kindgerecht präsentiert oder der Podcast „Zeitsprung" für geschichtsinteressierte Kinder und Jugendliche.

Einige Studien weisen auch auf einen positiven Effekt der Auge-Hand-Koordination, Reaktionsfähigkeit sowie des strategischen Denkens hin. Hierbei ist allerdings anzumerken, dass alle diese Fähigkeiten und Fertigkeiten durch motorische Spiele, Brettspiele und Bewegungseinheiten ebenfalls erzielt werden können und aufgrund des Zusammenspiels mehrerer Sinne wesentlich besser verarbeitet werden.

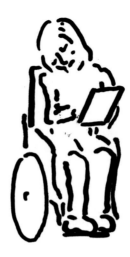

Abb. 2.14 „Kind im Rollstuhl"

Die Chancen digitaler Medien für (schwer) betroffene Kinder
Der digitale Fortschritt bietet nicht nur einen erhöhten Komfort im All-
tag und eine lustige Abwechslung für Kinder. Sie bieten zudem die
Möglichkeit, schwer betroffenen oder eingeschränkten Menschen den
Alltag deutlich zu erleichtern und deren Partizipation im Leben zu ver-
bessern. Partizipation beschreibt die Teilhabe am täglichen Leben mit
seinen verschiedenen Tätigkeiten, wie Einkaufen, Freunde treffen, einer
Beschäftigung nachgehen etc.

Zum Beispiel sind Sprachsteuerungen für blinde oder bewegungsein-
geschränkte Menschen eine unfassbare Erleichterung ihres Alltages. Digitale
Medien können für schwer betroffene Kinder ein „Fenster zur Welt" sein,
durch dass sie sich ohne Einschränkungen austauschen können, Wissen
erwerben und Spiele nutzen können. Für die Inklusion solcher Kinder sind
digitale Medien eine große Ressource und zu fördern. „Inklusion durch
Digitalisierung" ist auch im weiteren Werdegang von Kindern und der
Berufsausübung von Erwachsenen eine große Chance. Die Angebote in diese
Richtungen wachsen stetig und zeigen auch deutliche Erfolge (Abb. 2.14).

Auch für autistische Kinder gibt es mittlerweile immer mehr Möglichkeiten ihre Stärken zu zeigen und ihre Fähigkeiten im sozialen Bereich zu
verbessern. Es gibt bereits eigene Apps, um das Erkennen von menschlichen Emotionen zu trainieren und Kindern somit die Inklusion und die
Teilhabe vom Kindergarten bis zur Schule und im Erwachsenenleben zu
erleichtern.

Neue Medien bieten die Möglichkeit, schwer betroffenen oder eingeschränkten Menschen den Alltag deutlich zu erleichtern und deren Partizipation im Leben zu verbessern.

Literatur

Bauer V (2018) Kinder und Handys: So gefährlich wie Kokain? In: mobile geeks 2018, 30.10.2018. https://www.mobilegeeks.de/artikel/kinder-und-handys-so-gefaehrlich-wie-kokain/. Zugegriffen: 21. Jan. 2020

Beland L-P; Murphy R (2015) CEP Ill Communication: technology, distraction & student performance. In: Centre for Economic Performance London School of Economics and Political Science

Berg A (2019) Kinder und Jugendliche in der digitalen Welt. Bitkom. Berlin, 28.05.2019. https://www.schau-hin.info/fileadmin/content/Downloads/Sonstiges/Bitkom_Studie_Kinder_und_Jugendliche_2019.pdf. Zugegriffen: 27. Nov. 2019

Fong-Ching C, Chiung-Hui C, Ping-Hung C, Jeng-Tung C, Nae-Fang M, Hung-Yi C, Shumei L (2019) Children's use of mobile devices, smartphone addiction and parental mediation in Taiwan. Comput Hum Behav 2019(93):25–32

Fröhlich-Gildhoff K, Fröhlich-Gildhoff M (2017) Digitale Medien in der Kita – die Risiken werden unterschätzt! Frühe Bildung 2017(6):225–228

Habermann K (25.12.2019) Der Einsatz digitaler Geräte in der Volksschule. Interview mit Anna-Lisa Wahler

Habermann K (02.01.2020) Erfahrungen mit Entwicklungsverzögerungen im Kindergarten, Pseudo-Autismus. Interview mit Maria Trümmel

Horde von H, Durner A (2019) Grunddaten Kinder und Medien 2019. Internationales Zentralinstitut für das Jugend- und Bildungsfernsehen. https://www.br-online.de/jugend/izi/deutsch/Grunddaten_Kinder_u_Medien.pdf. zuletzt aktualisiert am 03.07.2019, zuletzt geprüft am 27.11.2019

Hüther G, Quarch C (2018) Rettet das Spiel! Weil Leben mehr als Funktionieren ist. 1. Aufl., genehmigte Taschenbuchausgabe. btb, München

Koller-Tejeiro Y (2014) Die unwiderstehliche Faszination des Smartphones. Zeitpolitisches Magazin der Deutschen Gesellschaft für Zeitpolitik 2014(25)

Largo RH (2019) Babyjahre. Entwicklung und Erziehung in den ersten vier Jahren. Vollständig überarbeitete Neuausgabe, ungekürzte Taschenbuchausgabe

Lepp A, Barkley, Jacob E, Karpinski AC (2015) The relationship between cell phone use and academic performance in a sample of U.S. College Students. SAGE Open 5(1); 215824401557316. https://doi.org/10.1177/2158244015573169

Liu Z (2005) Reading behavior in the digital environment. J Doc 61(6):700–712. https://doi.org/10.1108/00220410510632040

Mindshare GmbH (2017) Mediennutzung im Jahresvergleich (E15-49). Hrsg. v. Mindshare GmbH (KW 35/37). https://www.mindshareworld.com/austria/news/usage-media-2017-over-13-hours. Zugegriffen: 27. Nov. 2019

Mueller PA, Oppenheimer Daniel M (2014) The pen is mightier than the keyboard: advantages of longhand over laptop note taking. Psychological science 25(6):1159–1168. https://doi.org/10.1177/0956797614524581

OECD (2015) Students, computers and learning: Making the connection PISA. Hrsg. v. OECD Publishing. https://doi.org/10.1787/9789264239555-en.

Österreichisches Bundesministerium für Arbeit, Soziales, Gesundheit und Konsumentenschutz (Hrsg) (2019) Mediensucht. https://www.sozialministerium.at/site/Gesundheit/Gesundheitsfoerderung/Drogen_Sucht/Verhaltenssuechte/Mediensucht/. zuletzt aktualisiert am 12.12.2019

Pumhösel, Alois (2019): Jetzt wird der Kindergarten digital. Hrsg. v. derStandard. https://www.derstandard.at/story/2000110979550/jetzt-wird-der-kindergarten-digital, Zugegriffen: 12. Dez. 2019

Sana F, Weston T, Cepeda Nicholas J (2013) Laptop multitasking hinders classroom learning for both users and nearby peers. Computers & Education 62:24–31. https://doi.org/10.1016/j.compedu.2012.10.003

Schipek P (2007) Computer - Auswirkungen auf Kinder und Jugendliche. Interview mit Gerald Hüther

Shanker S (2019) Das überreizte Kind. 1. Aufl. Goldmann TB

Sparrow B, Liu J, Wegner Daniel M (2011) Google effects on memory: cognitive consequences of having information at our fingertips. In: Science (New York, N.Y.) 333 (6043): 776-778. https://doi.org/10.1126/science.1207745

Spitzer M (2017) Auswirkungen digitaler Medien auf kognitive Entwicklung. Vortrag Leipzig. Weitere Beteiligte: arimediaTV. https://www.youtube.com/watch?v=ThYy4Z_nhwo. Zugegriffen: 12. Dez. 2019

Spitzer M (2019) Von der digitalen Demenz zur Smartphone-Pandemie. RPP Institut. https://www.youtube.com/watch?v=MRrPbNLhEuQ. Zugegriffen: 19. Dez. 2019

Stuckenberg T (2018) Wilde Zockerei um echtes Geld im Kinderzimmer. Hrsg. v. Welt - Axel Springer SE. https://www.welt.de/wirtschaft/webwelt/article173412372/Gluecksspiel-Grenze-zum-Gaming-schwindet.html. Zugegriffen: 12. Dez. 2019

Theile M; Amjahid M (2018) Soll man Handys in der Schule verbieten? In: Zeit Online, 02.08.2018. https://www.zeit.de/2018/32/smartphones-schule-bildung-frankreich-verbot. Zugegriffen: 17. Dez. 2019

3

Der Einfluss digitaler Medien auf die kindliche Entwicklung

Inhaltsverzeichnis

3.1   Der Einfluss auf die kognitiven Funktionen und die
      Gehirnentwicklung.   51
3.2   Der Einfluss auf die motorische Entwicklung und die physische
      Gesundheit.   56
3.3   Der Einfluss auf die sprachlichen Fähigkeiten.   64
3.4   Der Einfluss auf das Verhalten   68
3.5   Der Einfluss auf die psychische Gesundheit   73
3.6   Die Auswirkungen von Wahrnehmungsstörungen   77
3.7   Die Auswirkungen von Konzentrationsproblemen   81
3.8   Fallbeispiele: konkrete Auswirkungen auf Kinder   88
3.9   Zusammenfassung   94
Literatur   96

„Wer seinem Kind schon im Kindergartenalter erlaubt, dauernd über Bildschirme zu wischen, darf sich nicht wundern, wenn sein Kind als Putzfachkraft endet." Steve Jobs, Gründer von Apple (Bauer 2018)®.

> Erfahrungen, Sinneseindrücke und Lernen finden während der Mediennutzung kaum bis gar nicht statt. Dies ist eine der größten Gefahren für die Gehirnentwicklung.

Die wissenschaftlichen Studien und Untersuchungen zum Einfluss der neuen Medien auf die Gehirnentwicklung von Kindern sind zum Teil sehr widersprüchlich; der Einfluss ist letztlich immer noch nicht ganz erforscht. In den neuesten Studien zeigen sich jedoch deutliche, hauptsächlich negative Auswirkungen. Prägnant kann man zusammenfassen: „Die Dosis macht das Gift". Neurobiologen, Psychiater und Psychologen, wie Dr. Spitzer und Prof. Hüther, warnen seit Jahren vor neuen Medien und der zunehmenden Digitalisierungder Gesellschaft. Aber auch andere Experten, darunter Pädagogen und Therapeuten, erkennen eine zunehmende Veränderung bei Kindern unter dem Einfluss von neuen Medien. Einige Wissenschaftler und Vertreter der digitalen Medien sehen diese Gefahren jedoch als überschätzt an und argumentieren damit, dass neue Medien imAlltag nicht mehr weg-zudenken sind. Das ist zwar richtig, ändert jedoch nichts an den negativen Auswirkungen und Folgeerscheinungen der Nutzung an sich.

In einem Punkt sind sich jedoch die meisten Experten einig: Die Zeit, in der sich Kinder mit Smartphones, Tablets und Co. beschäftigen, ist aus entwicklungspädagogischer Sicht tatsächlich verloren. Erfahrungen, Sinnes-eindrücke und Lernen finden während der Mediennutzung kaum bis gar nicht statt. Dies ist eine der größten Gefahren für die Gehirnentwicklung. Laut Hüther verändern sich nicht nur die Wahrnehmung, das Raum- und Zeitempfinden und die Gefühlswelt, sondern auch das Gehirn. Hirnforscher fanden heraus, dass „die Strukturierung des Gehirns, die Verschaltungen zwischen den Milliarden Nervenzellen davon abhängen, wofür ein Kind sein Gehirn benutzt." Das hat auch zur Folge, dass Nervenzellverbindungen, die nicht genutzt werden, wieder abgebaut werden (Schiepek 2007). Dr. Hüther beschreibt in einem anderen Interview dazu weiter: „Um die wichtigsten neuronalen Schaltkreise im Gehirn aufzubauen, brauchen Kinder aber vor allem eines: eigene Körpererfahrung. Und die sammelt der Nachwuchs nicht vor dem Bildschirm, ganz gleich, welches Programm läuft" (Korngiebel 2012).

Am Anfang sollen hier zwei besonders extreme Beispiele für den Einsatz von digitalen Geräten bei Babys aufgezeigt werden: Einerseits ein Töpfchen mit Tablethalterung und andererseits eine Babywippe, ebenfalls mit einer Tablethalterung. Nach einem medialen Aufschrei wurde das Produkt „Baby-wippe mit Tablethalterung" von einem großen, amerikanischen Spielzeug-herstellers mittlerweile wieder aus dem Sortiment genommen. Das Töpfchen ist Stand Jänner 2020 erhältlich. Diese beiden Beispiele zeigen auf, wie Babys schon in den ersten Monaten mit digitalen Medien konfrontiert werden. Das Tablet wird im Falle der Wippe auch offensichtlich als eine Art Beschäftigung oder Babysitter verwendet. Beide Beispiele erscheinen absurd, sind aber mittlerweile im Alltag von vielen Eltern rund um den Globus angekommen und werden zum Teil auch von fragwürdigen Experten empfohlen, um die Kinder von klein auf an die Geräte zu gewöhnen. Leider konnte keine Abdruckgenehmigung der beiden Produkte eingeholt werden.

Nachfolgend finden Sie wissenschaftliche Begründungen, Studien und Erfahrungsberichte zu diesem Thema.

3.1 Der Einfluss auf die kognitiven Funktionen und die Gehirnentwicklung

Ergotherapeuten und Pädagogen stellen in Gesprächen mit Eltern und Kindern oft fest, dass die Nutzung von neuen Medien sowohl in der Qualität als auch der Quantität meist falsch eingeschätzt wird. Oft hört man, dass die Kinder sich dabei entspannen oder „abschalten" können und ruhiger werden. Jedoch ist für das Gehirn genau das Gegenteil der Fall. Fernsehen, YouTube® und digitale Spiele bedeuten Höchstleistung für das Gehirn. Es müssen im Sekundentakt Bilder verarbeitet werden, Geräusche, Töne und Sprache in Zusammenhang mit dem Gesehenen gebracht und der Inhalt erfasst werden. Das Filtern all dieser Reize bedeutet eine enorme Anstrengung für das Gehirn, denn es versucht, diese Reize in einer relativ kurzen Zeitspanne zu verarbeiten und einzuordnen, bis der nächste Reiz auftaucht. Der Bild- und Tonwechsel während einer Sendung ist ein Beispiel für die rasche Reizaussendung. Diese können meist nicht zeitgerecht eingeordnet werden, bevor der nächste Reiz/das nächste Bild/die nächste Szene beginnt. Kinder bekommen daher von einer Sendung deutlich weniger mit und können Ereignisketten nur schwer nachvollziehen. Hinzu kommt, dass Kinder zwischen Fiktion und Realität bei Videos oder Sendungen kaum unterscheiden können und auf Emotionen wie Spannung, Angst und Freude auch körperlich reagieren. Die Verarbeitung von dem Gesehenen passiert, anders als bei Erwachsenen, oft in Träumen. Kinder spielen auch oft Szenen von einer Serie, Sendung, Videos oder Spielen nach. Das heißt, dass Kinder einerseits während der Nutzung der digitalen Geräten überfordert und mit Reizen überflutet werden, die sie nicht verarbeiten können. Andererseits brauchen Kinder viel Zeit, diese im Nachhinein zu verarbeiten, teilweise eben auch im Schlaf. Dies kann die Schlafqualität beeinflussen, wie Sie in weiterer Folge in diesem Buch erfahren werden. Zusätzlich wird den Kindern während der Mediennutzung die Möglichkeit genommen, sich effektiv weiterzuentwickeln und Gelerntes ins Gehirn zu integrieren. Laut Dr. Shanker ist das Sehen von Videos und Sendungen im Kindesalter ein passiver geistiger Zustand. Es handelt sich um eine „Gefangennahme der Aufmerksamkeit", da es sich um eine Befeuerung von schnell wechselnden Bildern, lauten Geräuschen und grellen Farben handelt (Shanker 2019). Das erschöpft nicht nur das Gehirn von Kindern, sondern auch von Erwachsenen stark. Das Gehirn benötigt kurze, anstrengende Energieschübe, um die Situation zu verarbeiten. Anschließend sollte man eigentlich müde sein, doch im Gehirn kommt es zu einer Fehlreaktion und es wird noch mehr Energie freigesetzt. Shanker vergleicht es mit Junkfood für das Gehirn: Zuerst kommt der Energieschub, anschließend die Müdigkeit. Allerdings ist der Körper aufgrund der mangelnden Aufnahme von Vitaminen und Mineralstoffen erst recht hungrig und sehnt sich nach mehr. Videos und Spiele wirken hier wie Medikamente, die die Gefühle der Kinder nur unterdrücken. Gut erkennbar ist das in dem Moment, in dem der Fernseher, das Tablet und Co. abgeschaltet werden. Viele Kinder neigen dann zur Hyperaktivität, Impulsivität, Unruhe und Frustration (Shanker 2019).

Oft wird argumentiert, dass Kinder durch Mediennutzung besser und motivierter lernen und es daher eine gute und spannende Alternative sei. Hier kann man gegensätzlich argumentieren, dass das Lernen durch das Sehen von Videos nur durch zwei Sinne erfolgt, dem visuellen und dem auditiven. Das Zuhören und gleichzeitige Sehen einer Sendung oder eines Videos ist wesentlich schwieriger zu verarbeiten, als einer persönlichen Erklärung zu folgen, die oftmals mit „Händen und Füßen" stattfindet. Stimmen aus dem „Off" sind für Kinder schwerer zu erfassen, als eine Person direkt beim Sprechen zu beobachten. Daher kann eine Sendung oder ein Lernspiel das Lernen mit verschiedenen Sinnen, wie Spüren, Greifen, Hören, Sehen, nicht ersetzen. Das sprichwörtliche Begreifen spielt auch bei der sprachlichen Entwicklung eine wichtige Rolle. Daher sind digitale Medien keine idealen Lernhilfen, der Einsatz in Kindergärten und Schulen als ersetzendes Lernmedium (Laptop-Klassen, Tablet statt Bücher etc.) ist daher für die kindliche Entwicklung ungeeignet und sollte grundlegend überdacht werden. Mehr zu dem Thema „Einsatz in Kindergärten und Schulen" finden Sie im zweiten Kapitel.

Dr. Hüther ist der Meinung, dass es durch die fortschreitende Digitalisierung zunehmend schwieriger wird, zwischen Ursache und Wirkung zu differenzieren. Das heißt, ein Kind kann aufgrund seiner Wahrnehmung nicht erfassen, warum sich ein Pfeil am Bildschirm bewegt, wenn man mit der Maus über das Mousepad fährt. Hierbei geht es um das klassische Ursachen-Wirkung-Prinzip, dass Kinder immer weniger hinterfragen und immer mehr hinnehmen. Daraus schlussfolgert Hüther, dass Kinder irgendwann nicht mehr über die Kausalität nachdenken und den Sinn hinterfragen. Das sei ein großes Risiko für die nachfolgenden Generationen (Korngiebel 2012).

Zu den kognitiven Auswirkungen von digitalen Medien zählen ebenso die Konzentrationsfähigkeit und die Konzentrationsausdauer. Unter der Konzentrationsfähigkeit versteht man die Fähigkeit, sich eine gewisse Zeit auf eine bestimmte Tätigkeit konzentrieren zu können. Die Konzentrationsausdauer beschreibt die Zeitspanne, in der man die Konzentration halten kann. Beides wird durch die digitalen Medien negativ beeinflusst. Mehr Informationen finden Sie im Unterkapitel „Auswirkungen von Konzentrationsproblemen".

Mit den hirnorganischen Auswirkungen hat sich unter anderem auch Dr. Spitzer befasst. Er spricht, aufgrund der aufkommenden Digitalisierung und dessen Folgen für die Kinder, von einer aufkommenden „digitalen Demenz" (Spitzer 2017). Eine Demenz ist ein Zusammenspiel mehrerer Symptome wie Vergesslichkeit, Veränderungen in der Persönlichkeit, zunehmende Kommunikationsschwierigkeiten und eine fortschreitende Beeinträchtigung der Motorik. In diesem Fall ist Demenz so zu verstehen, dass es „geistig bergab geht". Das heißt, die geistige Leistungsfähigkeit nimmt ab und beeinträchtigt dementsprechend den Alltag. Es gibt verschiedene Faktoren, die eine Demenz im Alter begünstigen, wie Bildung, Bewegung, Genetik und Suchtverhalten. Bildung ist, laut Dr. Spitzer und anderen Ärzten und Wissenschaftlern, eines der wichtigsten vorbeugenden Maßnahmen gegen Demenz. Je mehr Wissen vorhanden ist, desto länger dauert der kognitive Abbau (Spitzer 2017). Dafür muss ein Mensch jedoch über eine große Menge Wissen verfügen, um den negativen Folgen der Demenz entgegenzuwirken. In der Nonnenstudie aus dem Jahr 1986 konnte nachgewiesen werden, dass zwar eine Alzheimer-Demenz vorhanden sein kann, diese jedoch nicht im Alltag sichtbar sein muss. Im Falle der Studie wurde unter anderem eine Nonne untersucht, die zu Lebzeiten keine Anzeichen einer Demenz vorwies. In ihrem Gehirn fanden sich jedoch deutliche Spuren einer dementiellen Erkrankung. Dies konnte bei diversen anderen Studienteilnehmerinnen ebenfalls nachgewiesen werden. Laut den Studienautoren sind Bewegungen und Bildung die ausschlaggebenden Faktoren für dieses Phänomen (Snowden 2002).

Laut Dr. Spitzer ist es für die Zukunft eines Menschen entscheidend, in welchem Alter man sich viel mit digitalen Medien beschäftigt. Die negativen Auswirkungen finden sich bei Erwachsenen deutlich abgeschwächter und seltener als bei Kindern und Jugendlichen. Das liegt daran, dass die Entwicklung des Gehirns oder der Organe (zum Beispiel der Augen) noch

nicht abgeschlossen ist und diese daher sehr formbar sind (Spitzer 2012).
Er beschreibt zudem, dass sich der Konsum von digitalen Medien schon
früh negativ auf die weitere Entwicklung von Kindern auswirkt. Diese
Folgen des Medienkonsumszeigen sich nicht nur im Kindesalter, sondern
gehen darüber hinaus bis ins Erwachsenenalter. Als Einflussfaktoren
werden in diesem Fall Videos, Spiele, Social Media, dauerhaftes Online
sein, sowie Stress und Kontrollverlust genannt. Dies führt in weiterer
Folge unter anderem zu Aufmerksamkeitsstörungen, Schulproblemen,
geringerer Bildung, Sucht, Schlafmangel, Depressionen, Kurzsichtigkeit,
sozialem Abstieg, Vereinsamung und Demenz. Hier schließt sich der Kreis
der „digitalen Demenz" (Spitzer 2012). Laut Dr. Spitzer sinddie Zeit und
Möglichkeiten, die man in der Kindheit und Jugend nicht genutzt hat,
um Wissen zu erwerben, ein ausschlaggebender Faktor für negative Folgeerscheinungen bis zu einer möglichen Demenz. Mittlerweile belegen
mehrere Studien die Erkenntnisse der Nonnenstudie von Snowden. Der
Hauptrisikofaktor für Demenz ist ein Mangel an Wissen. Deshalb gilt, je
mehr Wissen vorhanden ist, desto länger dauert der kognitive Abbau.
Das heißt, was Kinder und Jugendliche heute mit ihrer Zeit anfangen,
ist maßgeblich für ihr restliches Leben – nicht nur in Anbetracht einer
drohenden Demenz, sondern ganz konkret im Alltag (Spitzer 2012).

Um die oben genannten Aussagen zu untermauern, werden hier einige
Studien kurz vorgestellt:

Eine Studie aus 2019 beschäftigte sich mit dem Zusammenhang von
neuen Medien und der Integrität der weißen Materie im Gehirn. Die
weiße Materie ist für die „Verstandsarbeit, die soziale Kompetenz und den
Lernerfolg" maßgeblich (Fields 2008). In der beschriebenen Studie wird
die weiße Substanz mit der Kommunikationsfähigkeit und der Lese- und
Schreibfähigkeit in Zusammenhang gebracht. Die Kinder waren drei bis
fünf Jahre alt. Es konnte ein Zusammenhang zwischen Mediennutzung und
einer geringeren Integrität der weißen Materie im Gehirn nachgewiesen
werden. Einerseits wurden weniger mikrostrukturelle Organisationen
(orig. microstructural organization) gefunden, andererseits eine geringere
Myelinisierung der weißen Gehirnmaterie. Beides ist wichtig, um das
Erlernen der Lese- und Schreibfähigkeit sowie der sprachlichen Fähigkeiten
zu unterstützen (Hutton et al. 2019).

2019 wurde eine weitere Studie veröffentlicht, die über 2400 Kleinkinder
im Alter von zwei, drei und fünf Jahren begleitete. Es wurden die kognitiven

Funktionen (kognitive Reife) der Kinder getestet und in Verbindung mit der täglichen Nutzung von digitalen Geräten gesetzt. Im Ergebnis zeigt sich, dass es einen signifikant negativen Einfluss auf die kognitive Entwicklung hat, wenn Kinder Zeit vor Bildschirmen verbringen. Es zeigte sich, dass die Kinder, die im Alter von zwei Jahren Zeit vor digitalen Geräten verbrachten, bei der Testung im Alter von drei Jahren deutlich schlechter abschnitten als Kinder ohne Mediennutzungszeit. Das gleiche Ergebnis konnte nochmals bei der Testung im Alter von drei Jahren und Testwiederholung mit fünf Jahren bestätigt werden (Madigan et al. 2019).

Aus China gibt es eine groß angelegte Studie mit über 7000 Schülern über die Auswirkungen von Smartphones auf die Aufmerksamkeit. Im Resultat zeigt sich ein deutlicher Zusammenhang zwischen der Nutzung und der Aufmerksamkeitsspanne. Empfohlen wird eine Nutzung von unter 60 min pro Tag, um die Konzentrationsfähigkeit zu erhalten. Diese Studie wurde in Deutschland in kleinerem Rahmen wiederholt und kam zu dem gleichen Ergebnis (Zheng et al 2014).

Eine Auswertung der CARDIA-Studie (Coronary Artery Risk Development in Young Adults) aus dem Jahr 2018 legt nahe, dass Mediengebrauch zur Gehirnentwicklung keinen positiven Beitrag leistet und die Nutzung sogar zu einer Demenz führen kann. Die Studie hat junge Erwachsene begleitet, die über 20 Jahre täglich ferngesehen haben. Insgesamt nahmen über 3200 Probanden teil, die alle fünf Jahre zu ihren Gewohnheiten befragt wurden. Begonnen hat das Projekt 1985, nach 25 Jahren wurden bei den Teilnehmern Kognitionstests durchgeführt. Anfangs waren die Teilnehmer circa 25 Jahre alt, am Ende der Studie zwischen 40 und 50. Es wurden Verarbeitungsgeschwindigkeit, Exekutivfunktionen und das verbale Gedächtnis geprüft. Das Ergebnis waren eine signifikant geringere Verarbeitungsgeschwindigkeit und deutliche Defizite bei den Exekutivfunktionen (Müller 2016). Die Gefahr von Demenz im Alter steigt dadurch nachweislich an.

Die Studie „Effect of Early Adult Patterns of Physical Activity and Television Viewing on Midlife Cognitive Function" konnte nachweisen, dass es einen direkten Zusammenhang zwischen Fernsehen und der Gehirnleistung gibt. Wer circa drei Stunden am Tag vor dem Fernseher verbrachte, schnitt bei kognitiven Tests zweimal schlechter ab als Menschen, die wenig bis gar nicht ferngesehen haben (Hoang et al. 2016).

3.2   Der Einfluss auf die motorische Entwicklung und die physische Gesundheit

Zu den Auswirkungen auf die Motorik zählen Schwierigkeiten bei der Grob- und Feinmotorik. Zu den physischen Auswirkungen zählen Übergewicht, Kurzsichtigkeit sowie die Phänomene Handydaumen und Handynacken. In weiterer Folge werden diese hier kurz beschrieben.

Der Begriff Motorik stammt aus dem griechischen und bedeutet „die Lehre der Bewegung". Es handelt sich um alle Bewegungen des Körpers, mit all seinen Muskeln, Nerven, Knochen und Sehnen. Kurz gesagt, beschreibt die Grobmotorik die Bewegungsfunktionen des gesamten Körpers, wie zum Beispiel beim Laufen. Die Feinmotorik ist für die Koordination der Hände-, Zehen-, Gesichtsmuskulatur zuständig, dazu zählt jegliche Tätigkeit mit den Händen und Zehen sowie die Mimik, das Schlucken und Sprechen. Die motorische Entwicklung kann nur sehr eingeschränkt durch die Nutzung von neuen Medien gefördert werden. Das motorische Lernen funktioniert nur über das sogenannte „Try'n'error"-Prinzip, das oftmalige Üben sowie über das Erfahren mit allen Sinnen. Da digitale Geräte die Entwicklung der körperlichen Fähigkeiten nicht unterstützen, handelt es sich um verschenkte Zeit, wenn Kinder mit Tablet und Co. spielen. In der Zeit, in der sich Kinder mit dem Tablet, dem Smartphone oder dem Fernseher beschäftigen, nimmt man ihnen die Chance, tatsächlich etwas zu erlernen. Wie bereits im ersten Kapitel dargelegt, brauchen Kinder die ständige Interaktion mit der Umwelt, um neue Erfahrungen zu machen und diese optimal ins Gehirn zu integrieren. Das heißt, Lernen funktioniert nur durch Begreifen und mit allen Sinnen. Neu erlangte Eindrücke werden mit dem bisherigen Wissen und Erfahrungswerten abgeglichen und dadurch neue Verbindungen im Gehirn geschaffen. Dieses Be-Greifen ist durch ein digitales Medium nicht erlernbar. Das Tippen auf einem Display oder das Bedienen einer Konsole verschafft so gut wie keine Sinneseindrücke und ermöglicht daher kein motorisches Lernen. In weiterer Folge wird nun auf die verschiedenen Bereiche der Motorik und physischen Gesundheit eingegangen.

Zur Grobmotorik zählt jede Bewegung, die mit dem gesamten Körper durchgeführt wird. Dazu benötigt der Körper das Gleichgewicht, die Koordination, die Körperwahrnehmung, die Reaktionsfähigkeit, die Ausdauer und die Krafteinschätzung. Kinder, die grobmotorisch auffällig sind, zeigen oft ein eher tollpatschiges Bild. Ihnen fällt es schwer, zu balancieren, Hampelmänner und Purzelbäume können nicht korrekt durchgeführt werden, Stiegen können nicht alternierend (abwechselnd je eine Stiege pro Bein) hinauf oder hinunter gegangen werden. Zudem haben diese Kinder oft Schwierigkeiten, Sportarten zu erlernen wie Radfahren, Schwimmen, Ballsportarten etc. Meist fällt schon nach kurzer körperlicher Betätigung eine mangelnde Ausdauer auf, die Kinder stolpern öfters und stellen sich ungeschickt an. Die ersten Auffälligkeiten zeigen sich in diesem Bereich meist im Kindergartenalter, spätestens jedoch beim Schulsport: Dieser verursacht oft Unlust oder Verweigerung von sportlichen Aktivitäten in und außerhalb der Schule. Die Grobmotorik ist durch den Konsum von neuen Medien deshalb betroffen, weil die Kinder die Mediennutzungszeit sitzend oder liegend verbringen und dadurch keine neuen Entwicklungsschritte möglich sind. So gesehen verschenken die Kinder ihre wertvolle Zeit, Neues zu erlernen und Erfahrungen zu sammeln, ihr Körperschema zu verbessern und ihre Fähigkeiten zu trainieren. Kinder können das allerdings nicht einschätzen, deshalb ist es die Aufgabe der Eltern, den Kindern diese Erfahrungen zu ermöglichen. Eine ausgereifte Grobmotorik ist essenziell für die weitere Entwicklung eines Kindes. Dr. Davie, zitiert in einer offiziellen Stellungnahme des britischen Unterhauses, sieht den größten Einfluss von digitalen Medien auf die motorische Entwicklung einerseits in der Bewegungsarmut durch das Sitzen, andererseits auch durch die erhöhte Kalorienzufuhr, während man Zeit vor dem Bildschirm verbringt. Ein dritter Faktor ist weiter die nicht regulierte Online-Werbung von kalorienreichen Nahrungsmitteln (House of Commons 2019). Auf den Einfluss der Werbung wird im vierten Kapitel näher eingegangen.

> Kinder verschenken die wertvolle Zeit, in denen sie Erfahrungen sammeln könnten, während sie sich mit digitalen Medien beschäftigen. Es ist Aufgabe der Eltern, die motorische Entwicklung ihrer Kinder zu fördern.

Auch die Feinmotorik wird durch das einfache Bedienen nicht gefördert. Die feinmotorischen Fähigkeiten sind jedoch unerlässlich für das tägliche Leben. Die Entwicklung der Handkoordination ist ausschlaggebend für das Erlernen von essenziellen Fähigkeiten. Wer nicht geschickt mit seinen Händen umgehen kann, hat Schwierigkeiten, mit kleinen Gegenständen zu hantieren, Knöpfe und Reißverschlüsse zu schließen, Maschen zu binden, Stifte und Scheren korrekt zu halten, mit dem Besteck geübt umzugehen und Ähnliches. Die Entwicklung der feinen Handkoordination ist nicht nur eine Voraussetzung fürs Malen, Schreiben und Schuhe binden. Sie hat auch Auswirkungen auf die Rechenfähigkeit von Kindern, da die Fähigkeiten

Multiplizieren und Addieren im gleichen Hirnareal sitzen wie die Fähigkeit der Fingerkoordination. Zudem ist die Mimik ausschlaggebend für die (non-) verbale Kommunikation. Einschränkungen in diesem Bereich ziehen Probleme in der Kommunikationsfähigkeit mit sich. Auch die Mundmotorik ist ein wichtiger Bestandteil der Feinmotorik, unausgereifte Fähigkeiten im Bereich Lippen- und Zungenbewegung beeinträchtigen ebenfalls die Kommunikationsfähigkeit. Die gezielte Augenmuskulaturkontrolle ist wichtig, um Gegenstände mit den Augen fixieren und Objekten optisch folgen zu können. Diese Fähigkeit benötigen Kinder insbesondere beim Schreiben- und Lesenlernen. Im Kindergarten fallen oft schon die ersten Anzeichen einer Entwicklungsverzögerung auf, spätestens jedoch in der Schule. Diese Anzeichen können sein: Kinder, die sich schwer tun, Stifte korrekt zu halten, leserlich zu schreiben, gut mit der Schere und dem Kleber umzugehen, sich selbst um- bzw. anzuziehen oder sogar eine Lernschwäche entwickeln. Schwierigkeiten in der Stifthaltung und Lernschwäche zählen zu den größten Auswirkungen auf die schulische Leistung: Das Schreiben lernen fällt schwer, das Schriftbild ist unleserlich, oftmals verursachen Schreibübungen Schmerzen und eine schlechte Körperhaltung, sowie Verkrampfungen in den Fingern, Handgelenken bis hin zum Schulter- und Nackenbereich. Kinder werden entmutigt und entwickeln oft einen Unmut dem Schreiben gegenüber. Zusätzlich ist das Lesenlernen mühsam und das Rechnen fällt den Kindern schwer (Stangl 2019).

Unter Experten wird heutzutage häufig diskutiert, ob Kinder in einer digitalisierten Welt noch schreiben lernen müssen. Für Hirnforscher ist das jedoch eine unabdingbare Fähigkeit für den weiteren Lernprozess. Auf diese Diskussion wird in diesem Buch nicht weiter eingegangen, es wird nur der Vollständigkeit halber erwähnt.

Die hier angeführte Grafik zum Thema Fingergriffe soll verdeutlichen, wie wichtig das Training der feinmotorischen Fähigkeiten für den Alltag ist: Eine gezielte Handkoordination ist essenziell und sollte nicht unterschätzt werden (Abb. 3.1).

Eine Studie von deutschen Kinderärzten hat sich 2006 mit den Auswirkungen von Medienkonsum auf die Malentwicklung von fünfjährigen Kindern beschäftigt. Insgesamt wurden im Rahmen des Einschulungstest über 1800 Kindern untersucht. Die Kinder wurden gebeten, einen Menschen zu zeichnen. Diese Zeichnungen wurden dreizehn verschiedenen, altersgerechten Kriterien unterzogen, wie dem Vorhandensein von Haaren, Füßen, Augen etc. Den Kindern wurde die Kontrollmöglichkeit gegeben, indem sie gefragt wurden, ob sie etwas vergessen hätten. Die durchschnittliche Fernsehdauer der Kinder lag bei ca. einer Stunde pro Tag. Im Ergebnis

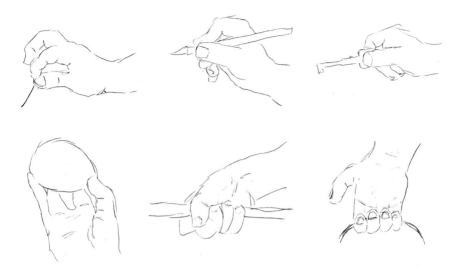

Abb. 3.1 Fingergriffe

zeigte sich: „Je länger die Kinder vor dem Bildschirm saßen, desto geringer waren die durchschnittlichen Punktwerte im MZT. Es fand sich eine hoch signifikante Dosis-Wirkungs-Beziehung zwischen täglicher Fernsehdauer und den Ergebnissen im MZT (Mensch-Zeichen-Test, Anmerkung der Autorin)" (Winterstein und Jungwirtt 2006) (Abb. 3.2).

Der vermehrte Medienkonsum hat nicht nur Einfluss auf die motorische Entwicklung, sondern auch auf die körperliche Gesundheit. In diesem Zusammenhang sollen einige Symptome genannt werden, die mit einer vermehrten Nutzung von Smartphone, Konsolen und Co. in Verbindung gebracht werden.

Das wohl bekannteste Symptom ist der sogenannte „Handydaumen". Darunter versteht man eine Überlastung der Daumengelenke aufgrund von intensiver Nutzung des Smartphones. Während der „typische" Patient früher eine ältere Dame ab 60 Jahren war, sind heute schon Jugendliche ab 15 Jahren in orthopädischer Behandlung. Es zeigen sich auch Unterschiede in der Behandlung. Es wird nicht empfohlen, jungen Menschen Kortison gegen die Entzündung zu spritzen oder gar zu operieren. Im Gegensatz zu einer Entzündung aufgrund einer Abnutzung wie bei älteren Personen, raten Orthopäden zu einer Verringerung der Nutzung des Smartphones (Ärzteblatt 2018).

Ein weiteres Phänomen heutzutage ist der „Handynacken". Darunter werden Nacken-, Kopf- und Rückenschmerzen verstanden, die aufgrund einer vorgebeugten Haltung entstehen. Das Hinunterschauen auf das

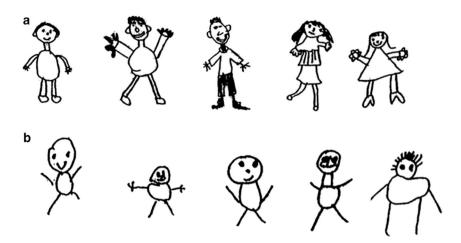

Abb. 3.2 Typische Menschzeichnung von Vorschulkindern **a** aus Nichtraucher-Familien und einer täglichen Fernsehdauer bis 60 min und **b** bei einem täglichen Fernsehkonsum von mindestens 3 h

Display erzeugt einen unnatürlichen Winkel für die Nacken- und Rücken-muskulatur sowie für die Halswirbelsäule. Schon bei einer Neigung in der Halswirbelsäule von 15 Grad entsteht ein Druck von 12 kg auf den Nacken. Zudem können dauerhafte Haltungsschäden entstehen und somit zu einer anatomischen Veränderung der Wirbelsäule führen. Folgesymptome können Muskelsteifigkeit, Bandscheibenvorfälle und Verkrampfungen sein. Nicht nur die Nutzung des Smartphones und das direkte Herabschauen auf ein Display, sondern auch der zeitgleich häufig auftretende Bewegungsmangel machen dieses Phänomen zu einer Volkskrankheit (Heine 2017).

In diesem Zusammenhang kann man eine weitere Volkskrankheit nennen: Übergewicht bzw. Adipositas. Unter dem Begriff „Übergewicht" versteht man einen unausgewogenen Anteil an Fettmasse im Vergleich zum Gesamtkörpergewicht. Adipositas bzw. Fettleibigkeit wird als Erweiterung dessen angesehen. Die genaue Bestimmung, ab wann ein Kind über-gewichtig oder adipös ist, ist europaweit nicht einheitlich geregelt. Die am häufigsten verwendete Methode ist die Berechnung des Body Mass Index. Der BMI berechnet sich aus dem Körpergewicht und der Körperlänge. Dieser ist jedoch bei Kinder und Jugendlichen aufgrund der Entwicklungs- und Wachstumsphasen oft nicht entsprechend anzuwenden. Wenngleich die Messmethoden nicht einheitlich sind, zeigt sich bei allen Erhebungen eine Tendenz zu mehr übergewichtigen Kindern und Jugendlichen europa-weit. Die Ursache für Übergewicht bei Kindern ist ein Zusammenspiel aus Bewegungsmangel, Ernährungsverhalten und Medienkonsum. Kaum eine

Rolle spielt die genetische Veranlagung, diese kann nicht den Anstieg an übergewichtigen Kindern erklären. Laut Spitzer ist eines der langfristigen Probleme von übergewichtigen Kindern ihre geringe Chance, ein gesundes Leben zu führen. Übergewicht hat nicht nur körperliche Auswirkungen. Übergewichtige Erwachsene fühlen sich auch unglücklicher als normalgewichtige Menschen (Spitzer 2012).

Die Studie „Die PISA-Verlierer – Opfer ihres Medienkonsums" vom kriminologischen Forschungsinstitut Niedersachsen untersuchte unter anderem den Zusammenhang von Adipositas und Mediennutzung. Es zeigte sich, dass Kinder, die bereits bei der Erstmessung einen Fernseher oder Spielekonsole besaßen (Gruppe 1), doppelt so häufig übergewichtig waren wie in der Vergleichsgruppe ohne bereits vorhandene Mediengeräte (Gruppe 2). Zudem stieg der Anteil der übergewichtigen Kinder in der Gruppe 1 über den Studienzeitraum von vier Jahren an, während bei der Vergleichsgruppe kein signifikanter Anstieg messbar war (Peiffer et al. 2008).

Zimmermann und Kollegen untersuchten 2016 in einer Langzeitstudie den Zusammenhang von Fernsehen (und Fernsehwerbung) und den BMI von Kindern. Insgesamt wurden 2569 Familien mit Kindern im Alter von null bis dreizehn Jahren untersucht. Es zeigte sich, dass die Kinder, die öfter fernsehen durften, einen deutlich höheren BMI vorwiesen. Kinder unter sieben Jahren zeigten einen signifikanten Anstieg des BMI pro Stunde fernsehen. Die Studienautoren führten das einerseits auf den Bewegungsmangel und andererseits auf das Naschen während des Fernsehens zurück (Zimmermann und Bell 2010).

In der Studie „Longitudinal associations of health-related behavior patterns in adolescence with change of weight status and self-rated health over a period of 6 years: results of the MoMo longitudinal study" hat man sich Verhaltensmuster von Kindern und Jugendlichen im Alter von vier bis 17 Jahren über sechs Jahre lang angesehen. Ziel war es, gesundheitliche Risiken aufgrund des Verhaltens der Kinder und Jugendlichen zu eruieren. Insgesamt nahmen über 4500 Kinder und Jugendliche teil. Es wurden einerseits Befragungen durchgeführt, andererseits motorische Testungen. Im Ergebnis konnte ein deutlicher Zusammenhang zwischen Mediennutzung und Körpergewicht erfasst werden. Weitere Faktoren für ein erhöhtes Körpergewicht waren zu wenig Bewegung im Alltag sowie eine schlechte Ernährung. Alle drei Faktoren zusammen hatten den größten negativen Einfluss auf die Gesundheit der Teilnehmer (Sprengler et al. 2014).

Eine aktuelle Studie aus 2019 beschäftigte sich mit Social Media Influencern und den Auswirkungen auf das kindliche Essverhalten. Das Ergebnis zeigte einen deutlichen Zuwachs der Kalorienaufnahme sowie weiters eine signifikante Steigerung an ungesunden Lebensmitteln, wenn Kinder Werbung von Influencern auf Kanälen wie YouTube® und Instagram® sahen. In einer Vergleichsgruppe sahen Kinder Influencer ohne Nahrungsmittel; in diesem Fall kam es nicht zu einem Anstieg an gegessenen Kalorien. Des Weiteren zeigte sich, dass es keinen Unterschied machte, ob Influencer gesunde Nahrungsmittel bewarben. Kinder reagierten nur auf die Werbung von ungesunden Nahrungsmitteln mit einer erhöhten Kalorienaufnahme (Coates et al. 2019).

Auch auf das Sehvermögen hat die digitale Mediennutzung Auswirkungen. Die Augen und Sehschärfen-Einstellung entwickeln sich von ersten Tag nach der Geburt bis ins Erwachsenenalter (circa bis zum 30. Lebensjahr). Babys sind kurzsichtig, wenn sie auf die Welt kommen. Erst mit der Zeit entwickeln sich die Augen so weit, dass man auch in die Ferne klar sehen kann. Gründe für eine dauerhafte Kurzsichtigkeit (Myopie) sind einerseits genetische Faktoren, andererseits wird als Ursache das „zu seltene Blicken in die Ferne" genannt. Kurzsichtigkeit entsteht immer dann, wenn der Augapfel zu lang ist. Dadurch fällt das Licht nicht direkt auf die Netzhaut sondern knapp davor. Gegenstände in der Ferne können aufgrund dessen nicht mehr scharf wahrgenommen werden. Je früher sich eine Kurzsichtigkeit entwickelt, desto größer wird die Sehschwäche als Erwachsener. In Asien ist mittlerweile jeder zweite kurzsichtig, in Europa ist die Zahl stetig wachsend. Die Folge von Kurzsichtigkeit ist unter anderem: eine erhöhte Wahrscheinlichkeit, schon ab dem 40. Lebensjahr degenerative Erkrankungen wie Netzhautablösung, Netzhautdegeneration, einen grauen oder grünen Star zu entwickeln. Studien von Prof. Dr. Schaeffel zufolge gibt es zwei Faktoren für das Wachstum des Augapfels: einerseits der Aufenthalt in Innenräumen, andererseits die zunehmende Beschäftigung im Nahsichtbereich (Kaymak 2019). Unter dem Nahsichtbereich versteht man die Nutzung von Gegenständen, die näher als 30 cm vom Körper entfernt sind. Darunter fallen hauptsächlich Smartphones und Tablets. Gerade Kinder sollten möglichst oft in die Ferne sehen, um eine Kurzsichtigkeit vorzubeugen. Ist das Auge erst einmal geschädigt, kann dies nur noch operativ behandelt werden oder durch das lebenslage Tragen einer Brille.

> Gründe für die vermehrte Kurzsichtigkeit ist laut britischen Forschern die vermehrte Mediennutzung.

Eine britische Studie aus dem Jahr 2019 zeigt einen Anstieg an bei Kindern und Jugendlichen. Als Begründung wird die vermehrte Mediennutzung angegeben. Kernaussage der Studie ist, dass der lange Display-Konsum zu Übermüdung der Augen führt und demzufolge zur Kurzsichtigkeit führen kann. Die Studie bezieht sich auf britische Kinder im Alter von 13–16 Jahren. Es zeigte sich, dass im Zeitraum von 2012 bis 2018 eine Erhöhung der Sehschwäche von 20 % auf 35 % auftrat. Die gleiche Studie befragte die Kinder und Jugendlichen zu ihrer Mediennutzung. Im Durchschnitt wurden 26 h pro Woche an „Displayzeit" angegeben. Eine regelmäßige Kontrolle beim Augenarzt wird daher laut den Autoren empfohlen (derStandard 2019).

Eine weitere Studie aus China wurde auf vier Jahre ausgelegt und beobachtete Kinder im Alter von circa sechs Jahren. Das Ergebnis der Studie zeigte, dass Kinder, die weniger Zeit im Freien verbrachten und eine genetische Präposition hatten, häufiger an Kurzsichtigkeit litten. Andere Faktoren wie Bildung, familiäres Einkommen oder Geschlecht zeigten keine signifikanten Auswirkungen auf die Kurzsichtigkeit (Guo et al. 2017).

Die Studie „Prävalenz und Risikofaktoren der Kurzsichtigkeit bei Kindern und Jugendlichen in Deutschland – Ergebnisse der KiGGS-Studie" hat sich zum Ziel gesetzt, Risikofaktoren für die Kurzsichtigkeit von Kindern aufzuzeigen. Es konnte nachgewiesen werden, dass Kurzsichtigkeit eine der häufigsten chronischen Erkrankungen im Kindes- und Jugendalter ist. Als präventive Maßnahme wird sportliche Betätigung empfohlen (Schuster et al. 2017).

Neben den bisher genannten Effekten gibt es weitere Auswirkungen der digitalen Medien auf den Körper. Unter anderem wird beschrieben, dass der Blutdruck durch die Nutzung von digitalen Medien steigt. In einer amerikanischen Studie aus dem Jahre 2015 hat man den Zusammenhang von Blutdruck und Internetnutzung gemessen. Die Studie „Time spent on the internet and adolescence blood pressure" von Cassidy-Bushrow kam zum Ergebnis, dass die Internetnutzung eine signifikante Auswirkung auf den Blutdruck von Jugendlichen hat. Ein erhöhter Blutdruck kann in Folge zu einer Reihe von Erkrankungen führen, insbesondere wenn dieser schon in jungen Jahren auftritt (Cassidy-Bushrow et al. 2015). Folgeerkrankungen können unter anderen Schlaganfälle, Kopfschmerzen, Müdigkeit, Sehstörungen, Schlafstörungen sowie Herzvergrößerungen und Verkalkungen am Herzen sein (Leitner 2018).

3.3   Der Einfluss auf die sprachlichen Fähigkeiten

Digitale Medien haben einen Einfluss auf die sprachlichen Fähigkeiten und die Sprachentwicklung von Kindern. Dazu zählen das Erlernen einer Sprache mit seiner grammatikalischen Struktur, der Umfang des Wortschatzes und der Gebrauch der Sprache im Alltag. Kinder lernen Sprache zuerst durch die Sprachmelodien und die Laute der Muttersprache. Schon von Beginn an üben Kinder, mit ihrer Stimme umzugehen, indem sie anfangen, Geräusche zu machen. Sobald Babys ihre Muskulatur gezielt verwenden lernen, werden erste Wörter geformt. Um Wörter zu erlernen, müssen Kinder zeitgleich ein Wort hören und sehen, wie es ausgesprochen wird, sowie den besagten Gegenstand oder die Tätigkeit mitbekommen. Je öfter ein Kind ein Wort in einem bestimmten Kontext hört, umso schneller begreift es dessen Bedeutung. Durch das intuitive Wiederholen der ersten Sprachversuche des Kindes durch die Eltern, werden Kinder motiviert, Wörter und Sprache zu gebrauchen und ihre sprachlichen Kenntnisse auszubauen. So wird zum Beispiel das Wort „Mama" gelernt, indem Mütter es den Kindern immer wieder vorsagen bzw. in ihren eigenen Sprachgebrauch integrieren. Ein-Wort-Sätze wie „Ball" stehen dann symbolisch für alle Tätigkeiten mit einem Ball sowie für den Wunsch, mit einem Ball zu spielen. Kinder erlernen somit selbstständig ihre Muttersprache. In welchem Tempo die Sprachentwicklung vorangeht, ist von Kind zu Kind unterschiedlich.

Es wird oft beschrieben, dass Apps und Fernsehsendungen für Kinder mit Sprachentwicklungsverzögerung eine gute Möglichkeit sind, viel mit gesprochener Sprache in Berührung zu kommen. Das ist nur ein Teil der Wahrheit, denn die eintönigen Mono- oder Dialoge regen Kinder nicht zum Sprechen an und dienen nicht zur Erweiterung des Sprachschatzes. Stimmen aus dem „Off" sind zudem nur schwer für Kinder zu verarbeiten. Kinder benötigen mehrere Sinne zum Erlernen neuer Fähigkeiten sowie das gleichzeitige Hören und Sehen ohne Zeitverzögerung. Insofern wird nicht nur die Sprachentwicklung gehemmt und der Wortschatz nicht erweitert, sondern auch das Ausdrücken von Bedürfnissen kaum forciert.

> Kinder können durch Medien Sprache und non-verbale Ausdrucksformen wie Mimik oder Gestik nicht erlernen.

Das Ausdrücken von Gefühlen und Bedürfnissen ist ein weiterer wichtiger Aspekt in der sprachlichen Entwicklung. Viele Kinder sind sich ihrer eigenen Gefühle kaum bewusst, können nur wenige Gefühle und Bedürfnisse aktiv äußern. Dies zeigt sich ebenfalls durch ein meistens schlechtes Körperschema bei Kindern mit Sprachentwicklungsverzögerungen und Kindern, die ihre Gefühle nicht ausdrücken können. Elke Weigel beschreibt, dass die Entwicklung und Differenzierung von Emotionen wesentlich zum Körperschema beiträgt (Weigel 2008). Auch die Bildung des Wortschatz ist durch digitale Medien und Kommunikationsdienste betroffen. Dieser wird durch Messenger-Dienste, wie Whatsapp®, Facebook-Messenger®, SMS oder TikTok® und Instagram®, nicht erhöht. Es fehlen nicht nur Mimik und Gestik, sondern durch vorgefertigte Wort- und Satzvorschläge wird man auch im Sprachgebrauch „fauler". Zudem nimmt es die Möglichkeit von Schilderungen erlebter Situationen auf emotionaler Ebene. Diese subjektive Sichtweise ist wichtig, damit Kinder lernen, mit ihren Erlebnissen, den Emotionen und Situationen umzugehen und diese einordnen zu können. Das Erkennen und Aussprechen eigener Emotionen ist eine wichtige Fähigkeit, um seine Bedürfnisse auszudrücken, einerseits für sich selber und andererseits gegenüber anderen. Diese Entwicklung wird deutlich erschwert durch kurze SMS und Messages. Diese wichtige sprachliche Fähigkeit steht auch im direkten Zusammenhang mit dem Verhalten. Wenn ein Kind seine Bedürfnisse nicht ausdrücken kann, wird es aggressiv und fordert mit seinem Verhalten Aufmerksamkeit ein, damit es gehört und am Besten auch verstanden wird. Eine andere Möglichkeit ist der (soziale) Rückzug (Petermann und Wiedebusch 2016). Mehr zu diesem Thema finden Sie im Unterkapitel „Auswirkungen auf das Verhalten".

Kinder können durch Medien Sprache und non-verbale Ausdrucksformen, wie Mimik oder Gestik, nicht erlernen, es fehlt in diesem Zusammenhang einfach das direkte Feedback und die Bestätigung, etwas richtig verstanden zu haben, sozusagen den sozialen Code entschlüsselt zu haben. Dieses Feedback ist besonders wichtig, um einerseits Kinder zu ermutigen, Sprache selbst aktiv einzusetzen, und andererseits, um zu erfahren, ob das Gesagte sowohl korrekt ist als auch akzeptiert wurde vom Gegenüber. Die non-verbale Kommunikation, oder auch Körpersprache, macht über 80 % der gesamten Kommunikation aus und das Verstehen dieser ist daher essenziell für den Sprachgebrauch. Die Körpersprache hat auch wichtige Funktionen: Es werden das Gesagte verdeutlicht und Gefühle ausgedrückt. Dies erfolgt zum einem durch Gesten, aber auch durch die Mimik, Blickkontakt und Berührung. Gesten sind kulturell abhängig und werden im sozialen Kontext von Kindern durch Imitieren der Eltern erlernt. Mimik wird von Kindern mit sechs Jahren bereits aktiv eingesetzt. Zudem hat der Blickkontakt nicht nur eine emotionale Bedeutung, sondern dadurch zeigt man ebenfalls Interesse und Aufmerksamkeit des Gesprächspartners. Davon abgesehen suchen Kinder Bestätigung durch eine Art „Kontrollblick" zu den Eltern oder Bezugspersonen. Berührungen, ein weiterer Faktor der nonverbalen Kommunikation, sind kulturell sehr unterschiedlich ausgeprägt, sie können einerseits positiv sein und als Zeichen der Empathie gewertet werden. Auf der anderen Seite können Berührungen auch eine Abwehr darstellen. Für Babys und Kleinkinder sind Berührungen die essenzielle Form der non-verbalen Kommunikation (Xhelili 2016). Diesen besonders wichtigen Aspekt der Kommunikation erleben Kinder bei der Nutzung von Smartphones, Tablets und Co. jedoch nicht.

Ein weiterer Aspekt der vermehrten Nutzung von digitalen Medien ist das Phänomen des sogenannten „Pseudo-Autismus". Autismus wird mit folgenden Leitsymptomen beschrieben: eine gestörte soziale Interaktion, beeinträchtigte Kommunikation und Sprache sowie wiederholende stereotype Verhaltensweisen und Interessen. Diese Kinder bevorzugen es alleine zu sein, reagieren auf Kontaktversuche wenig positiv, speziell, wenn diese von Gleichaltrigen kommen. Zudem fällt ihnen besonders schwer, die Empathie für andere zu entwickeln (Freitag 2019).

Unter dem Begriff „Pseudo-Autismus" versteht man Kinder, die kaum oder nur sehr wenig reden, sich wenig mit ihrer Umwelt auseinandersetzen und wenig soziale Kompetenzen entwickeln. Grundsätzlich handelt es sich hierbei um mögliche Anzeichen und Symptome von Autismus bei Kindern. Nur das es sich hierbei um eine Entwicklungsverzögerung handelt, die durch die Nutzung digitaler Medien und digitaler Geräte hervorgerufen wird. Dazu steht in einem Bericht des österreichischen Radiosenders Ö1: „Wenn digitale Filter die unmittelbare Kommunikation unterbinden, entwickeln Kinder Sprachstörungen, sie können nicht auf ihre soziale Umwelt reagieren und verstummen. Psycholog/innen wie Neuropädiater/innen sind immer öfter mit dieser Entwicklungsstörung konfrontiert. Darum warnen sie vor dem Konsum digitaler Medien im frühen Kindesalter" (Engelhardt-Krajanek 2019).

Ein Beispiel aus der Praxis eines Kindergartens zeigt, wie sich das im Alltag eines Kindes auswirken kann:

Sebastian ist drei Jahre alt, besucht seit seinem zweiten Lebensjahr einen Kindergarten und ist, aufgrund eines Umzuges, nun in einen neuen Kindergarten gewechselt. Sebastians Muttersprache ist rumänisch, seine Mutter kann selbst nur spärlich deutsch. Laut Mutter versteht er sowohl rumänisch als auch deutsch ohne Probleme. Im Kindergarten zeigt sich rasch folgendes Bild: Sebastian spricht so gut wie gar nicht, wenn doch, dann in seiner eigenen Wortlautkonstruktion. Dass er, laut Mutter, ein gutes Sprachverständnis hat, ist nicht ersichtlich. Er reagiert nicht auf seinen Namen und versteht Anweisungen kaum bis gar nicht. Im Kindergarten spielt Sebastian meist alleine in der Spielecke. Die Interaktion mit anderen Kindern meidet er. Manchmal macht er grobmotorische Übungen und untermalt diese mit Kampfgeräuschen. Bei Tischaktivitäten, wie Basteln und Malen, macht er fast nie mit. Feinmotorisch ist Sebastian jedoch sehr geschickt, er hält die Schere schon korrekt und spielt schon mit der Stifthaltung. Beim Mittagessen fragt er nicht aktiv nach etwas, sondern versucht, es sich einfach zu nehmen. Dies bringt auch Schwierigkeiten mit anderen Kindern mit sich. Sebastian schläft im Kindergarten sehr viel, er wirkt oft müde und beginnt den Mittagsschlaf oft schon früher als andere Kinder. Er ist ganztags im Kindergarten und wird erst gegen halb fünf am Nachmittag abgeholt. Zu Hause sieht Sebastian hauptsächlich fern. Anhand dieses Beispiels sieht man, wie sich ein Pseudo-Autismus im Alltag zeigen kann. Der Kindergarten vermutet, dass sich die Eltern zu Hause nur wenig mit Sebastian beschäftigen und er nachts lange wach bleiben darf. Seine Sprachentwicklung, sozialen Fähigkeiten und Empathie leiden deutlich darunter. Im Kindergarten wird deshalb speziell auf Sebastian eingegangen: Die Pädagogen lesen viel mit ihm und üben neue Wörter. Beim Mittagessen sagt Sebastian nun „Bitte!", wenn er etwas möchte. Nach nur drei Monaten konnten deutliche Verbesserungen sowohl in der Sprachentwicklung als auch im sozialen Verhalten festgestellt werden (Habermann 2020). Dieses Beispiel zeigt, wie tiefgehend die Entwicklungsstörungen aufgrund von neuen Medien sein können und wie einfach es wäre, diese zu vermeiden.

Zum Thema Sprachentwicklung und neue Medien sollen Ihnen Studien die wissenschaftliche Belegbarkeit dieser Aussagen untermauern:

In der Studie „Handheld screen time linked with speech delays in young children" wird dargestellt, welche Auswirkungen 30 min „screen-time", also Zeit am Bildschirm, auf Kinder im Alter von sechs Monaten bis zwei Jahren hat. Im Ergebnis zeigt sich, dass die Wahrscheinlichkeit, unter Medieneinfluss eine Sprachentwicklungsverzögerung bzw. -störung zu entwickeln, um 49 % erhöht ist (American Academy of Pediatrics 2017).

Eine große Studie aus den Vereinigten Staaten untersuchte die Sprachentwicklung von Kleinkindern, die regelmäßig fernsehen oder DVDs schauen durften. Es zeigte sich, dass Kinder im Alter von bis zu zwei Jahren, die Kleinkindprogramme sehen durften, signifikant weniger Wörter kennen und benutzen als ihre Altersgenossen (Zimmermann et al. 2007).

Ritterfeld untersuchte in einer Studie unter anderem den Zusammenhang von Medien und Sprachentwicklung. Das Sprachförderpotenzial von Medien hängt demzufolge von der Bildlastigkeit ab: Medien, die deutlich sprachlastiger sind, wie Bücher und Hörspiele, sind deutlich geeigneter, um die Sprachentwicklung zu fördern. Bildbetonte Medien sind zum Beispiel Fernseher, Tablets und Smartphones. Kinder mit Sprachauffälligkeiten zeigen demnach auch ein Vermeidungsverhalten bei sprachlastigen Medien und nutzen verstärkt bildlastige Medien. Dies konnte ebenfalls bei mehrsprachig aufwachsenden Kindern nachgewiesen werden (Ritterfeld et al. 2012).

2019 wurde eine Studie veröffentlicht, die den Zusammenhang von Medien und Sprachentwicklungsverzögerungen darlegte. Es wurde die tägliche Mediennutzung von Kinder im Alter von bis zu sechs Jahren erfasst. Bei den Kindern unter zwei Jahren mit Sprachentwicklungsverzögerung wurde eine tägliche Nutzung von 3,74 h festgestellt, im Alter von zwei bis vier waren es sogar 3,81 h am Tag und im Alter zwischen vier und sechs Jahren 3,41 h täglich. Davon schauten etwas weniger als zwei Drittel fern und etwas mehr als ein Viertel durfte mit dem Smartphone spielen (Moselhi und Eman 2019).

3.4   Der Einfluss auf das Verhalten

Auf das Sozialverhalten hat der Medienkonsum ebenfalls gravierende Auswirkungen: Wer seine Gefühle und Bedürfnisse nicht ausdrücken kann, wird schnell frustriert und neigt eher zu Aggressionen oder Rückzug (Petermann und Wiedebusch 2016). Daher steht der Sprachgebrauch auch direkt im Zusammenhang mit dem Verhalten. Kinder, die viel Zeit mit digitalen Medien und Geräten verbringen, neigen häufiger zu aggressivem Verhalten anderen Kindern sowie Erwachsenen gegenüber (Johnson et al. 2002).

> Kann jemand seine Gefühle und Bedürfnisse nicht ausdrücken, wird er frustriert und neigt eher zu Aggressionen oder Rückzug.

Hier muss man zwischen der natürlichen Entwicklung der Kinder, die mit Streitereien, Selbstverwirklichung und dem Wunsch nach Eigenständigkeit und Entscheidungsfreiheit einhergeht, und einer Abweichung von dieser unterscheiden. Kinder stoßen täglich an ihre eigenen Grenzen. Sie möchten schon selbstständiger sein, als es möglich ist. Das frustriert naturgemäß und Aggressionen und Wutausbrüche sind die Folge. Es ist ganz normal, dass ein zwei- bis dreijähriges Kind auch mal beißt, stößt oder schlägt (Juul 2013). Aggressionen sind somit Teil der kindlichen Entwicklung und verfolgen einen bestimmten Grund. Einerseits können Kinder so Druck ablassen, andererseits lernen sie, ihren Gefühlen Ausdruck zu verleihen und mit dieser Frustration umzugehen. Tatsächlich aggressive Störungen kommen, je nach Studie, bei 2–7 % der Kinder vor (Alt 2005).

> Aggressionen sind Teil der kindlichen Entwicklung und verfolgen einen bestimmten Grund.

Sara Singer von der Pädagogischen Hochschule Zürich beschreibt den Zusammenhang mit digitalen Medien so: Durch das Smartphone können Bedürfnisse sehr schnell befriedigt werden. Dies führt in weiterer Folge zu einer geringen Frustrationstoleranz (Blum 2017). Das ist ein möglicher Grund, warum Kinder mit erhöhtem Medienkonsum eine niedrigere Reizschwelle im Bereich der Frustrationstoleranzaufweisen. Eine geringe Frustrationstoleranz bedeutet, dass es ihnen schwerer fällt, soziale Situationen richtig einzuschätzen, dass sie schneller verärgert sind, seltener verlieren können und Aufgaben häufiger abbrechen. Dies kann zudem mit einer Reizüberflutung in Zusammenhang stehen. Dieses Verhalten sieht man oft abgeschwächt auch bei Erwachsenen. Wenn einem alles zu viel wird, man überfordert ist, wird man öfters mal laut und fängt Streit an. Dieses Verhalten zeigen Kinder eben auch, aus Mangel an alternativen Ausdrucksformen wie Aussprechen oder Reflektieren. Die einen ziehen sich eher zurück und die anderen werden zunehmend aggressiv. Petermann und Wiedebusch beschreiben in ihrem Buch einen möglichen Zusammenhang von sprachlicher Entwicklung und Aggressionen. Eine geringe sprachliche Fähigkeit trägt ihrer Ansicht nach zum einen zu einem beeinträchtigten Emotionswissen bei und zum anderen zu einer schlechteren Emotionsregulierung. Dies wiederum begünstigt Verhaltensprobleme (Petermann und Wiedebusch 2016).

Dr. Shanker, Professor für Psychologie und Experte für die frühkindliche Entwicklung, sieht auffälliges Verhalten als Ausdruck der Unfähigkeit eines Kindes, in diesem Augenblick auf alles, was gerade rundherum passiert, zu reagieren. Dazu zählen Reize wie Geräusche, Lärm, Lichter, Ablenkungen, unangenehme Gefühle. Fälschlicherweise werden diese Momentaufnahmen

als Charakter eines Kindes gewertet. Er sieht hingegen eine klare Stressreaktion der Kinder, die sie durch ihr Verhalten versuchen auszudrücken. Das
auffällige Verhalten, wie Wutanfälle, Frustration, schnelles Aufgeben, wenig
Mitgefühl und schlechte Beziehungen zu Gleichaltrigen, sind demnach
ein Zeichen, dass das Stressniveau der Kinder zu hoch ist. Die heutige Flut
an Reizen überfordert Kinder und erhöht das Stresslevel merkbar. Dies ist
mithilfe des Cortisolspiegels messbar. Reize finden sich überall: Werbung,
blinkende Lichter, Lärm im Straßenverkehr, schnelle Bildfolge beim Fernsehen oder bei YouTube®-Videos. Das Einordnen dieser Reize erschöpft ein
Kind und lässt es rascher ermüden. Auch dadurch sind Kinder schneller
gereizt und neigen zu aggressiven Verhalten (Shanker 2019). Laut Dr.
Shanker sei es leicht zu unterscheiden, ob ein Kind sich schlecht benimmt
oder ein tatsächliches Problem hat. Wenn ein Kind auf die Frage, warum
es etwas getan hat, klar antworten kann, liegt das Problem eher in der
Erziehung und seinem Benehmen. Kann es das nicht, sind die Probleme
meist tiefergehend und haben ihre Ursache im Stresslevel der Kinder, der
Wahrnehmungsverarbeitung oder einer noch unausgereiften Entwicklung
(Shanker 2019). Mehr zum Thema Stress und Selbstregulierung finden Sie
in diesem Kapitel unter „Auswirkungen von Wahrnehmungsstörungen" und
im achtem Kapitel unter „Selbstregulierung erlernen".

Jesper Juul beschreibt die Auswirkungen auf das Verhalten wie folgt:
Um mit Emotionen umgehen und sie konstruktiv einsetzen zu können,
muss man in der Lage sein, diese auszudrücken, Feedback zu sammeln
und in Erfahrungen umzuwandeln. Können sich Kinder nicht ausdrücken,
werden sie frustriert und aggressives Verhalten ist eine wahrscheinliche
Folgeerscheinung. Eine andere Möglichkeit ist, dass Kinder sich zurückziehen und ihre Gefühle und Frustration in sich „hineinfressen". Optimale
Bedingungen, um zu lernen, mit Emotionen umzugehen und Empathie zu
verstehen, sind dann gegeben, wenn alle „nuancierten Gefühle direkt aus
einer emotionalen Quelle" kommen (Juul 2013). Das heißt, Kinder müssen
sehen, hören, spüren, wie sich jemand anderer fühlt, um Mitgefühl zu entwickeln und mit ihren eigenen Gefühlen konstruktiv umgehen. Unter
nuancierten Gefühlen versteht Juul, dass man ein Gefühl wie Liebe auf ganz
unterschiedliche Arten leben kann: die Liebe zu den Eltern, zu Freunden,
dem Haustier, dem ersten Partner und so weiter. Eine emotionale Quelle ist
ein Mensch, der seine Gefühle zeigt, verbalisiert und erklärt. Im Kindesalter
sind die Hauptquelle die Eltern.

Empathie, Sprache und Sozialverhalten kann man durch digitale Medien
nicht erlernen. Das menschliche Gehirn braucht für den Lernprozess das
Zusammenspiel verschiedener Nervenzellen, die verknüpft werden. Gerade

bei Empathie ist der direkte Kontakt zu Mitmenschen entscheidend für diesen Vorgang (Blaß 2012). In dem Zeitraum, den die Kinder mit neuen Medien verbringen, lernen sie auch nicht das korrekte Sozialverhalten innerhalb der Familie, mit Freunden, im Kindergarten oder in der Schule.

Ebenfalls ein wichtiger Aspekt ist die Zunahme von Schlafstörungen, wie Einschlafprobleme, verkürzte Tiefschlafphasen, Aufwachen in der Nacht und generell verkürzte Schlafenszeiten. Dies beeinträchtigt die Konzentrations- und Leistungsfähigkeit sowie die Reizverarbeitung untertags weiter. Wie bereits erwähnt, verarbeiten viele Kinder Szenen aus Spielen und Fernsehsendungen im Schlaf. Dies kann die Qualität wesentlich beeinträchtigen. Im Schlaf werden zwar Situationen verarbeitet, jedoch sollte sich das Gehirn mehr mit Situationen aus dem realen Leben beschäftigen. Schlaf hat eine wichtige Funktion für die Integration von neuem Wissen und Erfahrungen. Dementsprechend wichtig ist eine gute Schlafqualität für Kinder genauso wie für Erwachsene. Schlafstörungen sind nicht nur auf die Medieninhalte, sondern auch auf die Displaynutzung mit starkem Blaulicht zurückzuführen. Dieses Blaulicht suggeriert dem Körper, im speziellen der „inneren Uhr", dass es Tag ist und dieser daraufhin reagiert. Blaulicht unterdrückt somit das Schlafhormon Melantonin und führt dadurch zu Schlafstörungen. Eine technische Abhilfe können Apps mit sogenannter „Nachtlicht-Funktion" schaffen. Einige Smartphones haben derartige Einstellungen bereits in das Betriebssystem aufgenommen (Allen et al. 2018). Die Einstellungsmöglichkeit soll jedoch nicht als Ausrede dienen, dass die Auswirkungen des Konsums nicht weiter schlimm sind. Im Bereich des Schlafes und der Schlafqualität gilt das Gleiche auch für Erwachsene.

Eine weitere, oft unterschätzte Komponente sind auch die aktuell aufkommende Sprachassistenten wie Siri® und Alexa®. Das System ist simpel: Man sagt den Namen des Assistenten und dann seinen Wunsch. Mehr Kommunikation oder Höflichkeitsfloskeln sind nicht notwendig. Kinder wachsen heutzutage mit diesen Systemen ganz natürlich auf und können diese bedienen, sobald sie reden können. Sowohl die Sprachassistenten von Apple® (Siri®) als auch von Amazon® (Alexa®) und Google® (Assistent®) sind weiblich gestaltet, also mit einer Frauenstimme versehen worden. Eine Umstellung auf eine männliche Stimme ist meistens nicht einmal möglich. Doch was lernen Kindern dadurch? Auf den ersten Blick wirken diese Assistenten unterwürfig. Sie brauchen nur einen Wunsch zu äußern und eine weibliche Stimme beantwortet bzw. bearbeitet diesen. Sprachassistenten verstärken so die alten Rollenbilder von Frauen, sogar die UN (United Nations) hat dies schon kritisiert. „Die Autoren des Berichts gehen davon aus, dass Millionen Menschen sich daran gewöhnen, Assistenten mit weiblicher Stimme herumzukommandieren, die „unterwürfig, gehorsam und stets höflich" reagieren, selbst wenn sie beleidigt werden" (Welt 2019).

Folgende Studien sollen die Auswirkungen auf das Verhalten von Kindern untermauern:

Die Studie „Adolescent screen time and attachment to parents and peers" von Richards beschäftigt sich mit dem Zusammenhang von digitalen Medien und der Empathiefähigkeit von Kindern. Das Ergebnis von über 4000 Kindern im Alter von 14 bis 15 Jahren war signifikant: Je mehr Zeit am Bildschirm verbracht wird, desto weniger Empathie zeigen die Kinder ihren Eltern und Vertrauenspersonen gegenüber (Richards et al. 2010).

2018 veröffentlichten McDaniel und Radesky die Studie „Technoference: Longitudinal Associations between Parent Technology Use, Parenting Stress, and Child Behavior Problems", in der 183 Eltern befragt worden sind. Ziel der Studie war die Untersuchung von Eltern-Kind-Interaktionen und die Auswirkungen auf das Verhalten der Kinder. Die Kinder waren hierbei zwischen null und fünf Jahren alt und wurden während der Studie insgesamt einmal erstbefragt und dreimal evaluiert. Es zeigte sich, dass die Nutzung von digitalen Medien der Eltern zu Verhaltensveränderungen bei den Kindern führte. Wurden die Eltern bei einer Interaktion mit dem Kind durch ein Gerät unterbrochen, zeigten sich häufiger Verhaltensauffälligkeiten bei den Kind. Dies führten in weiterer Folge zu mehr Stress bei den Eltern und einer wiederum erhöhten Nutzung von digitalen Medien als „Flucht" (McDaniel und Radesky 2018). Hier zeigt sich deutlich ein Teufelskreislauf von elterlicher Mediennutzung, der zu auffälligem Verhalten bei den Kindern führt, und dieses Verhalten wiederum Eltern zu einer Mediennutzung als Entspannungsfaktor verleitet.

Eine Studie von Johnson aus dem Jahr 2002 zeigt einen signifikanten Zusammenhang von Fernsehen und aggressivem Verhalten bei Jugendlichen. Hierfür wurden über 700 17-Jährige untersucht. Je mehr Zeit am Fernseher verbracht wurde, desto aggressiver wurden die Teilnehmer. Das Ergebnis blieb signifikant, auch wenn Faktoren, wie das Einkommen, zuvorgehendes aggressives Verhalten, Kindesvernachlässigung, Gewalt in der Nachbarschaft, Bildung der Eltern und psychische Erkrankungen herausgerechnet wurden (Johnson et al. 2002).

„The effect of media violence on society", also den Effekt von Gewalt in Medien auf die Gesellschaft, beschrieben Anderson und Bushman (2002). Im Besonderen wurde auf den Effekt von gewalttätigen Sendungen auf Kinder und Jugendliche eingegangen. Es wurden Studien sowie Papers von wichtigen Gesellschaften, wie zum Beispiel der American Medical Association oder the American Academy of Pediatrics, als Quelle herangezogen. Insgesamt sechs fachspezifische Gesellschaften kamen zu dem Schluss, dass die Datenlage eine überwältigende kausale Verbindung von Gewalt in Medien und aggressivem Verhalten bei Kindern aufzeigt. Zudem werden in dem Bericht Evidenzen für diese Aussage präsentiert (Anderson und Bushmann 2002).

Das Review „Impact of media on children and adolescents: a 10-year review of research" beschäftigt sich mit Langzeitstudien zum Thema „Auswirkungen von Medien auf Kinder und Jugendliche" über eine Zeitraum von zehn Jahren hinweg. Es zeigten sich folgende primäre Einflussfaktoren auf die Kinder und Jugendlichen: eine Steigerung von Gewalt und aggressivem Verhalten, eine Steigerung von Hoch-Risiko-Verhalten (zum Beispiel Tabak oder Alkoholkonsum) sowie ein früherer Beginn von sexuellen Aktivitäten. Neuere Medienformen (Twitter®, Instragram®, Facebook®) konnten aufgrund des Studienjahres 2001 leider nicht eingeschlossen werden (Villani 2001).

3.5   Der Einfluss auf die psychische Gesundheit

Abgesehen von den Auswirkungen auf das Gehirn, verweist Dr. Spitzer auch auf eine Reihe von anderen Veränderungen von Kindern, die neue Medien nutzen.

Zu den nachgewiesen Nebenwirkungen bzw. Erkrankungen, die mit digitalen Medien in Verbindung stehen, gehören laut Dr. Spitzer:

Körperlich:

- Blutdruck
- Diabetes
- Haltungsschäden
- Bewegungsmangel
- Kurzsichtigkeit
- Schlafstörungen
- Übergewicht

Mental:

- Aggressivität
- Angstzustände
- Aufmerksamkeitsstörungen
- Depressivität
- Verminderte Empathie

- Verminderte Lebenszufriedenheit
- Fehlerhafte Risikoeinschätzung, zum Beispiel im Straßenverkehr
- Suchtverhalten
- Persönlichkeitsstörungen

Wie aus der Aufzählung hervorgeht, haben digitale Medien auch Einfluss auf die psychische Gesundheit. Zu den Folgen von Mediennutzung können folgende Symptome und Erkrankungen gezählt werden: Angstzustände, depressive Verstimmungen, verminderte Empathie und Lebenszufriedenheit. Zudem kann Mediennutzung möglicher Auslöser und Verstärker von Suchterkrankungen und Persönlichkeitsstörungen sein (Spitzer 2017).

Die psychische Gesundheit von Kindern hängt ebenfalls von verschiedenen Einflussfaktoren ab, wie der Umwelt, der momentanen Lebenssituation, den bisherigen Erfahrungen von Kindern sowie dem Alter und dem Entwicklungsstand. Psychische Belastungen bei Kindern betreffen oft das ganze Umfeld und sind wiederum von verschiedenen Faktoren abhängig. Nicht immer müssen starke Belastungen oder Erkrankungen daraus resultieren. Oft sind es psychosomatische Erkrankungen sowie Verhaltensauffälligkeiten, die von einer problematischen Verarbeitung von Medieninhalten kommen kann. Insbesondere sind hier Gewaltdarstellungen, negative Gefühle sowie Spannung zu nennen. Psychosomatische Erkrankungen können sich unter anderem mit folgenden Symptomen äußern: Schlafstörungen, Essstörungen, Reizdarmsyndrom, Angstzustände und Schmerzzustände.

In einem offiziellen Statement der britischen Regierung aus dem Jahr 2019 findet sich unter anderem folgender Satz: „In the context of screen-time, the Royal College of Paediatrics and Child Health reported that there was „moderately-strong evidence for an association between screen-time and depressive symptoms““. Das bedeutet, dass ein mittelmäßig starker Nachweis zwischen Mediennutzung und depressiven Symptomen erbracht werden konnte (House of Commons 2019).

Laut einem Artikel von Klaus Hurrelmann zum Thema „Gesundheitsprobleme von Kindern und Jugendlichen – welche Rolle spielen die Massenmedien?" kann es bei Kindern zu fünf psychosomatischen Auffälligkeiten im Zusammenhang mit digitalen Medien kommen. Er beschreibt einerseits eine Häufung von Erkrankungen aus dem allergischen Formenkreis, die als Fehlsteuerung des Immunsystems beschrieben werden. Als Beispiel werden Asthma und Neurodermitis genannt. Der Zusammenhang mit der Mediennutzung wird in diesem Fall als Fehlen der Bewegung im Freien gesehen, da man in der Natur mit diversen Belastungen wie Keimen konfrontiert wird und somit das Immunsystem aktiv trainiert. Ein weiterer Aspekt sind Essstörungen. Diese treten häufig im Zusammenhang mit der psychischen Gesundheit auf. Psychosomatische Erkrankungen können nicht nur in Wechselwirkung mit Essstörungen stehen, sondern auch als Folge von falscher Ernährung. Mittlerweile ist erwiesen, dass sogenanntes „convenience food", also Fertig- oder Halbfertiggerichte, einen schädlichen Einfluss auf die Darmflora und somit auf das ganzheitliche Befinden hat. Zusätzlich führt es zu Übergewicht und Adipositas, in dessen Folge auch die psychische und physische Gesundheit leidet. Hurrelmann beschreibt psychosomatische Symptomatiken aufgrund der Reizarmut durch digitale Medien, dazu kommen Koordinationsprobleme durch den Bewegungsmangel und die daraus resultierenden negativen Gefühle bezogen auf den Selbstwert. Der vierte Punkt betrifft die unzureichende Bewältigung von sozialen Anforderungen und seelischen Konflikten. Schon kleine Konflikte können bei Kindern Irritationen und Belastungen auslösen. Kinder lernen aus Videos und Spielen keine Konfliktlösungsstrategien oder, mit den eigenen Gefühlen umzugehen. Dies kann zu psychischen und psychosomatischen Belastungen wie Unruhe, Kopf-, Rücken- und Magenschmerzen und zu Verdauungsstörungen führen. Bei Mädchen findet sich eine Häufigkeit von depressiven Störungen und einer erhöhten Suizidgefährdung schon ab dem Alter von elf Jahren. Bei Jungen treten häufiger Hyperaktivität, Gereiztheit, Aggressivität bis hin zu schweren Formen von körperlicher Gewalttätigkeit auf. Der letzte von Hurrelmann angeführte Punkt betrifft den Konsum von psychoaktiven Stoffen als Folge einer Störung von psychischen Bewältigungsmechanismen. Dazu zählen Schmerzmedikamente, Alkohol und Tabak. Dessen Konsum bei Kindern und Jugendlichen kann zu gravierenden gesundheitlichen Problemen führen (Hurrelmann 2003).

Folgende Studien dienen zur weiteren Information zu den Auswirkungen auf die psychische Gesundheit:

In insgesamt acht europäischen Ländern wurden im Rahmen der Studie „Identification and prevention of dietary and lifestyle-induced health effects in children and infants" über 3600 Kinder untersucht. Die Kinder waren zwischen zwei und sechs Jahren alt. Das Ziel der Studie war die Erfassung der Gesundheit und dessen Auswirkung bis ins Erwachsenenalter. Dabei wurden unter anderem die psychische Gesundheit gemessen und sechs Merkmale des Wohlbefindens zusammengestellt. Diese waren: Selbstvertrauen, familiäre Probleme und Probleme mit Gleichaltrigen, emotionales

Befinden und soziale Interaktion. Fernsehen hatte nachweislich Auswirkungen auf die Merkmale emotionales Befinden und familiäre Probleme
(Ahrens et al. 2019).

Kross hat bereits 2013 eine international bekannte Studie mit dem Titel
„Facebook Use Predicts Declines in Subjective Well-Being in Young Adults"
veröffentlicht. Diese zeigt deutlich den Zusammenhang von der Nutzung
von Facebook® und Depressionen. Die Studie wurde in Deutschland wiederholt und kam zum gleichen Ergebnis (Kross et al. 2013).

Eine weitere Studie hat sich mit psychischen Problemen von Kindern und
dessen Folgen auf deren kurzfristiges und langfristiges Wohlbefinden befasst.
Ein Teil des Ergebnisses war, dass gemobbt werden einen sehr starken Ein-
fluss auf das Wohlbefinden der befragten Kinder hatte. Kinder, die im
Alter von dreizehn Jahren gemobbt wurden, hatten eine doppelt so hohe
Wahrscheinlichkeit, an einer Depression im Alter von 18 Jahren zu leiden.
Auch eine geringe Körperwahrnehmung hatte einen Einfluss auf das Wohl-
befinden und das Depressionsrisiko. Zudem verweist die Studie auf ein
signifikant geringeres allgemeines Wohlbefinden in Verbindung mit neuen
Medien (Beardsmore 2015).

Forscher haben aufgrund der Auswertung von Meta-Analysen folgende
Richtlinien erlassen: mindestens eine Stunde Bewegung, maximal zwei
Stunden vor einem Bildschirm und neun bis elf Stunden Schlaf pro Tag.
Laut dem Forscherteam um Jeremy Walsh vom Children's Hospital of
Eastern Ontario, Kanada, im Fachblatt „Lancet Child & Adolescent Health"
erfüllten ein Drittel von 4520 untersuchten Kindern im Alter von acht
bis elf Jahren aus den USA keine einzige der drei Vorgaben und 41 % nur
eine davon. Nur 5 % der Kinder erreichten alle drei Vorgaben – mit einem
deutlichen Ergebnis: Diese Kinder schnitten in anschließenden Test zur
Leistungsfähigkeit, zum sprachlichen Entwicklungsstand und zum Kurzzeit-
gedächtnis am besten ab. Zudem fanden die Forscher heraus, dass sich die
negativen Auswirkungen von Medien signifikant negativ auf die kognitive
Entwicklung auswirkten (Walsh et al. 2018).

Die Deutsche Informations-Seite www.schau-hin.info des deutschen
Bundesministeriums für Familie, Senioren, Frauen und Jugend sowie die
American Academy of Pediatrics (AAP) raten davon ab, Kleinkindern unter
drei Jahren neue Medien zur Verfügung zu stellen. „Die oft schnellen und
lauten Anwendungen können Ihr Kind überfordern. Kindgerecht in diesem
Alter ist es, erst einmal die reale Welt zu erkunden", schreibt Schau-hin
(Spiegel 2015).

3.6 Die Auswirkungen von Wahrnehmungsstörungen

Was versteht man unter Wahrnehmungsstörungen?

In Zusammenhang mit der Lern- bzw. Gehirnentwicklung von Kindern ist es wichtig zu wissen, wie sich Wahrnehmungsstörungen im Alltag auswirken können. Es ist zu beachten, dass hier jedoch nur ein kurzer Überblick dargestellt werden kann.

Unter dem Begriff Wahrnehmungsstörungen werden Probleme in der Verarbeitung von Reizen verstanden. Darunter fallen sämtliche Prozesse, die ablaufen, wenn Sinnesreize im Gehirn verarbeitet werden (Ruf-Bächtiger 1995). Hierbei finden sich keine Schädigungen bei den Ausgangsorganen wie Auge, Ohr oder der Haut selbst, sondern die Hirnareale sind nicht optimal entwickelt. Die Reizverarbeitung steht nicht im Zusammenhang mit kognitiven Einschränkungen. Das Zusammenspiel von Reizen vom Empfang bis zur Verarbeitung, also vom Sehen eines Gegenstandes bis zum Erkennen, ist sehr komplex und daher auch anfällig für Störungen (Nacke 2013). Das Gehirn erhält sehr viele Informationen, die in Echtzeit verarbeitet werden müssen. Eine weitere Form von Wahrnehmungsstörungen sind organische Störungen, wie zum Beispiel Blindheit und Taubheit. Teilweise kann man diese Art von Beeinträchtigungen mit Hilfsmitteln wie Brillen und Hörgeräten kompensieren.

> Unter Wahrnehmungsstörungen werden Probleme in der Weiterleitung und/oder Verarbeitung von Reizen verstanden.

Babys kommen nicht mit einer perfekt funktionierenden Wahrnehmung auf die Welt. Die Reizverarbeitung entwickelt sich erst und daher spielt der individuelle Entwicklungsstand eines Kindes eine wesentliche Rolle. Laut Nacke sollte man die Wahrnehmung im Kontext der gesamten Entwicklung sehen, das heißt, dass sich Probleme bei der Wahrnehmungsverarbeitung auf die Motorik, die Kognition und Sprache und das emotionale Befinden auswirken können (Nacke 2013).

Das Thema „Wahrnehmungsstörungen" ist noch nicht komplett erforscht, für dieses Buch werden daher folgende Autoren herangezogen: Felicie Affolter, Renate Zimmer, Ruf-Bächtiger, Angela Nacke sowie Stuart Shanker. Nach diesen Autoren gibt es verschiedene Möglichkeiten, Wahrnehmungsstörungen zu unterscheiden.

Eine Möglichkeit ist, zwischen modalitätsspezifischen, intermodalen und seriellen Störungen zu differenzieren. Unter modalitätsspezifischen Wahrnehmungsstörungen versteht man visuelle (Sehsinn), akustische, taktile (Hautsensibilität), olfaktorische (Geruchssinn), propriozeptive bzw. kinästhetische (Bewegungssinn) Reizverarbeitungsstörungen. Intermodale Störungen beschreiben Probleme im Zusammenspiel dieser Reizen. Am Beispiel Smartphone oder Tablet bedeutet das ein Zusammenspiel von akustischen, optischen und taktilen Reizen. Man hört die Musik oder eine Anweisung, sieht das Geschehen am Display und reagiert mit Wischen am Bildschirm. Beim Zusammenspiel von diesen Reizen kann es zu Problemen in der Verarbeitung kommen. Kleine Kinder können zudem noch gar nicht Gehörtes und Gesehenes aus einem Bildschirm zusammenfügen und somit im klassischen Sinne fernsehen und verstehen was passiert. Der Konsum von digitalen Medien führt bei Kindern mit Schwierigkeiten in der Reizverarbeitung dann zu einer Stresssituation im Gehirn. In der Schule fällt dann oft auf, dass Kinder Schwierigkeiten haben, von der Tafel abzuschreiben oder einer Ansage zu folgen. Bei einer seriellen Störung kann die Flut von Reizen nicht gezielt geordnet werden. Dies fällt vor allem im Alltag auf, wenn es schwer fällt, die Teilschritte für eine Handlung in korrekter Reihenfolge durchzuführen. So benötigt man, um ein Glas Wasser zu trinken, viele Schritte, wie das Sehen des Glases, das Greifen nach dem Glas, das Einschenken von Wasser und das Trinken selbst. Diese Schritte können noch mal in kleinere Teilschritte unterteilt werden. Das Sortieren von Reizen und das korrekte Reagieren darauf fällt Menschen mit einer Störung der seriellen Wahrnehmung schwer.

Es zeigt sich daher, dass Wahrnehmungsstörungen im Alltag von betroffenen Menschen ganz verschiedene Probleme verursachen können. Es gibt verschiedene therapeutische Ansätze, um Kindern mit Wahrnehmungsproblemen zu helfen. Dazu zählen: die Affolter Methode, die sensorische Integration, die Bobath-Methode und die Feldenkrais-Methode. Alle Methoden werden im elften Kapitel beschrieben.

Wie machen sich Wahrnehmungsstörungen im Alltag bei Kindern bemerkbar?

Je nach Ausgangslage machen sich Wahrnehmungsstörungen im Alltag unterschiedlich bemerkbar. Kinder sind mit der Verarbeitung von Reizen schnell überfordert, wenn das jeweils zuständige Hirnareal nicht optimal entwickelt ist. Nach Ruf-Bächtiger (1995) zeigen sich Probleme dort, „wo Leistungen der Kinder mangelhaft sind". Nacke unterteilt die Auswirkungen in folgende Teilbereiche: Emotionen, Sprache, auditive Wahrnehmung und Kognition (Nacke 2013).

Nach Ayres kann auch folgende Unterteilung genannt werden: visuell (Sehen), auditiv (Hören), gustativ (Schmecken), taktil (Fühlen), Propriozeption (Körperwahrnehmung, Raumwahrnehmung, Muskelspannung) und vestibulär (Gleichgewichtssinn) (Ayres 2013). In weiterer Folge werden zu jedem dieser Teilbereiche kurze Beispiele dargestellt. Diese sind jedoch nicht als vollständig anzusehen, da die Auswirkungen im Alltag sehr individuell sind.

- Visuell: Kinder mit Problemen in der visuellen Wahrnehmung haben oft Schwierigkeiten bei der Auge-Hand-Koordination, das heißt bei allen Tätigkeiten, die eine visuelle Kontrolle erfordern, wie Basteln, Türme bauen, Schreiben etc. Dies kann sich jedoch auch in Form einer Dyskalkulie (Rechenschwäche) oder einer Lese-Rechtschreib-Schwäche zeigen. Oft sind diese Kinder auch visuell schnell abgelenkt und können sich daher schwer konzentrieren.
- Auditiv: Im auditiven Bereich zeigen sich oft Überempfindlichkeiten Geräuschen oder Stimmen gegenüber, die Kinder reagieren stark auf das Gehörte. Auch eine Sprachentwicklungsverzögerung kann mit einer auditiven Wahrnehmungsschwäche zusammenhängen.
- Gustativ: Manche Kinder sind sehr sensibel, was bestimmte Geschmäcker oder Gerüche betrifft. Dies kann auch auf ein Problem der Wahrnehmungsverarbeitung zurückgehen.
- Taktil: In diesem Bereich sind Kinder mit Wahrnehmungsproblemen entweder über- oder unterempfindlich. Taktil überempfindliche Kinder reagieren übermäßig negativ auf Berührungen durch Mitmenschen oder auch beim Kämmen, Zähneputzen oder Haarewaschen. Taktik unterempfindliche Kinder werden hingegen oft als grob beschrieben, da sie Gegenstände fester greifen als notwendig oder festere Berührungen suchen.
- Propriozeption: Diese Kinder stoßen häufig unabsichtlich andere Kindern, verlaufen sich leicht in der Umgebung und neue Bewegungsabläufe fallen deutlich schwerer beim Erlernen.
- Vestibulär: In diesem Fall vermeiden Kinder oft Spielplätze und sportliche Aktivitäten, mögen es nicht, hochgehoben und gedreht zu werden (Kopfstand). Manche Kinder gehen auch auf Zehenspitzen, wollen nicht klettern oder schaukeln und ihnen wird schnell schwindelig.

Nach Shanker führen viele Probleme bei der Wahrnehmungsverarbeitung zu einem hohen Stresslevelder Kinder. Er teilt dies in fünf Domänen auf (Shanker 2019):

- Die biologische Domäne: Zu dieser gehören Stressfaktoren wie Schlafstörungen, schlechte Ernährung, Bewegungsmangel sowie (senso-)motorische Probleme. Kinder äußern dies durch Schwierigkeiten, mit Gerüchen, Berührungen, Lärm, optischen Eindrücken sowie mit extremer Hitze oder Kälte umzugehen. Sie sind meist energielos, anfälliger für Allergien, hyperaktiv, haben oft Bauch- oder Kopfschmerzen und sind sehr lärmempfindlich. Zudem haben die meisten Kinder Probleme dabei, still zu sitzen, sind körperlich unbeholfen und tollpatschig und sind oft mit neuen Situationen überfordert.
- Bei der emotionalen Domäne sind Kinder schnell gestresst, wenn sie neuen Situationen ausgesetzt werden oder mit starken Gefühlen konfrontiert sind. Sie empfinden Gefühle oft als verwirrend; diese stellen daher eine große Herausforderung für sie dar. Auch überschwänglich positive Gefühle können diese Kinder überfordern.
- Kinder, die in der kognitiven Domäne gut sind, können ihre Aufmerksamkeit auf eine Sache lenken, Ablenkungen ignorieren und ihre Gedanken strukturieren. Zeichen von Stress sind hier: Aufmerksamkeitsprobleme, Lernschwierigkeiten, eine schlechte Selbstwahrnehmung, Probleme beim Umgang mit Frustration und fehlende Motivation.
- Die soziale Domäne umfasst die Fähigkeit, auf andere Menschen einzugehen und ein gesellschaftlich akzeptiertes Verhalten zu entwickeln. Stressfaktoren können überfordernde soziale Situationen sein sowie Konflikte, aggressive Handlungen, fehlendes Verständnis in Bezug auf die Wirkung seines eigenen Verhaltens und des Verhaltens anderer. Probleme zeigen sich beim Aufrechterhalten von Freundschaften und Schwierigkeiten bei Gruppenaktivitäten, ebenfalls durch soziale Aggression und Rückzug.
- Die prosoziale Domäne umfasst die Fähigkeit, zwischen der Ich-zentrierten Handlung zu einer Wir-zentrierten Handlung zu wechseln. Das beinhaltet, die Bedürfnisse anderer zu erkennen und darauf einzugehen und gegebenenfalls seine eigenen Bedürfnisse zurückzustellen. Auch die Empathiefähigkeit gehört dazu. Stressfaktoren können hier moralische Konflikte und Schuldgefühle sein, genauso wie seine eigenen Bedürfnisse hinten anzustellen.

Domänenübergreifend zeigt sich Stress bei Kindern auch durch einen niedrigen Energiespiegel, verstärkte Anspannung, schlechte Laune, mangelnde Aufmerksamkeit, überdrehtes und unruhiges Verhalten sowie Aggressivität oder Rückzug (Shanker 2019). Mehr zum Thema Selbstregulation finden Sie in diesem Kapitel unter „Auswirkungen auf das Verhalten" und im achten Kapitel „Selbstregulation erlernen".

3.7 Die Auswirkungen von Konzentrationsproblemen

Was ist Konzentration und wie erlernen das Kinder?
Eine einheitliche Definition von Konzentration gibt es im Moment nicht. In diesem Buch wird Konzentration als die Fähigkeit, seine gesamte Aufmerksamkeit auf eine Sache zu richten, beschrieben (Sommer-Stumpenhorst 1994). Somit ist Konzentration keine Eigenschaft, sondern eine Fähigkeit und Fähigkeiten sind nicht immer abrufbar, sondern von der jeweiligen Situation abhängig.

Babys und Kinder entwickeln diese Fähigkeit in zunehmendem Maße. Wenn sie sich für etwas interessieren, können sie sich gefühlte Ewigkeiten mit einer Sache beschäftigen. Spätestens im Kindergarten erlernen Kinder jedoch, sich auch auf Situationen und Tätigkeiten zu konzentrieren, die ihnen nicht unbedingt besonders viel Spaß machen. In der Schule wird das dann im Besonderen Maße wichtig. Konzentration erlernen Kinder unter anderem durch das Filtern von Umweltreizen. Das heißt, je mehr Reize rundherum für eine gewisse Zeitspanne ignoriert werden können, umso besser kann man sich konzentrieren. Diese Reizverarbeitung zu lernen, benötigt Zeit und kommt ganz natürlich mit der Entwicklung der Kinder. Das Gehirn sammelt bis zu elf Millionen Sinnesreize in der Sekunde und muss diese in einem Bruchteil einer Sekunde bewerten und entscheiden, ob ein Reiz relevant ist oder nicht. Von diesen elf Millionen werden nur 40 Reize aussortiert, die anschließend mehr Aufmerksamkeit erhalten (Kneissler 2020). Das ist eine ganz schöne Leistung für das menschliche Gehirn und benötigt dementsprechend viel Energie und Erfahrung.

> Konzentration ist eine Fähigkeit, die man erlernen kann, einerseits durch Filtern von Reizen, andererseits durch das Erlernen von Frustrationstoleranz.

Eine weitere wichtige Fähigkeit, die erlernt sein muss, um sich konzentrieren zu können, ist die Frustrationstoleranz. Rosenzweig beschreibt Frustrationstoleranz als die Fähigkeit, frustrierende Situationen zu ertragen und mit Enttäuschungen umzugehen. Zudem nennt er es als die Fähigkeit, die Situation über eine längere Periode auszuhalten (Rosenzweig 1938). Es handelt sich ebenfalls um eine erlernbare Fähigkeit. Das heißt, Kinder lernen mit Misserfolgen und dem eigenen Scheitern umzugehen, ein „Nein" zu akzeptieren und sich mit Dingen zu beschäftigen, die im Moment nicht im vorrangigen Interessensgebiet liegen, zum Beispiel zu lernen oder Hausaufgaben zu machen. Wie bei allen Entwicklungsschritten ist auch hier zu beachten, dass Kinder ganz individuelle Zeitspannen benötigt, um sich weiterzuentwickeln, und daher keine konkreten Aussagen über das Erlernen von Konzentration und Frustration getroffen werden können.

Nach Sommer-Stumpenhorst (1994) ist die Konzentrationsfähigkeit weiters von folgenden organischen Faktoren abhängig:

- Genügend Sauerstoffzufuhr
- Richtiges Glucose-Level im Gehirn (Zucker)
- Ausgeglichener Flüssigkeitshaushalt

Zusätzlich hängt sie von folgenden weiteren Bedingungen ab:

- Von der Sache selbst: Ist die Aufgabe oder Tätigkeit interessant oder eher weniger? Möchte ich mich damit gerade beschäftigen?
- Von der aktuellen Stimmungslage: Hier geht es um Gefühle wie Ängste, Druck, Müdigkeit, den Gesundheitszustand etc.
- Von dem Können: Fällt jemanden eine Aufgabe tendenziell leicht, wird er sich besser konzentrieren können als auf schwierige Aufgaben, die eventuell schon eine negative Verknüpfung mit sich bringen.
- Von der Umgebung: Zu diesem Thema finden Sie weiter hinten im Buch eine ausführliche Checkliste, um die optimalen Bedingungen zu schaffen (Abb. 3.3).

Die Auswirkungen von neuen Medien auf die Konzentrationsfähigkeit zeigt eine deutsche Medienstudie namens „BLIKK". Diese wurde 2017 mit 5600 Kindern und Jugendlichen erhoben und zeigt folgendes Bild: Sechs von zehn Kindern zwischen zwei und fünf Jahren schaffen es maximal zwei Stunden lang, sich ohne Medien zu beschäftigen. Zudem zeigt sich, dass Kinder unter sechs Jahren Schwierigkeiten haben, sich zu konzentrieren, wenn diese täglich 30 min mit digitalen Medien spielen dürfen. Diese

Abb. 3.3 Konzentration

Kinder liegen häufiger in der Sprachentwicklung zurück und sind eher hyperaktiv (Büschning und Riedel 2018).

Wie lang sollte sich ein Kind konzentrieren können?

> Alter × 2 = Konzentrationsdauer in Minuten

Grundsätzlich hängt das individuell vom Entwicklungsstand eines Kindes ab. Es gibt jedoch gewisse Leitlinien, an denen man sich orientieren kann.

Die Konzentration teilt sich in „Hoch-Konzentrationsphasen" und Phasen mit einer niedrigen Konzentration auf. Diese zwei Phasen stehen in Wechselwirkung zueinander. Die Konzentration schwankt schon innerhalb von nur wenigen Minuten stark. Verantwortlich hierfür sind zwei unterschiedliche, konkurrierende Systeme: der „Ruhemodus" und der „Aufmerksamkeitsmodus". Beide sitzen im Gehirn, direkt hinter der Stirn, im präfrontalen Kortex und sind neuronale Netzwerke. Im Ruhemodus werden viele unwichtige Reize wahrgenommen, hier geht es darum, möglichst flächendeckend alle Reize zu erfassen. Im Aufmerksamkeitsmodus werden die meisten Reize ausgeblendet, es werden nur noch besonders wichtige Signale wahrgenommen. In dieser Phase kann man sich konzentrieren. Beide Phasen wechseln sich ständig ab, das ist unbewusst und nicht steuerbar. Besonders wichtig ist zu beachten, dass das Gehirn nach einer elfminütigen Aufmerksamkeitsphase mindestens 20 min Entspannung benötigt (Kneissler 2020)!

Für die Berechnung der maximalen Konzentrationsdauer kann man die einfache Formel heranziehen: Alter × 2 = Konzentrationsdauer in Minuten

Je älter ein Mensch ist, desto länger kann er sich konzentrieren. Das liegt hauptsächlich daran, dass er gelernt hat, Reize optimal auszuschalten. Diese Tabelle kann als Referenz herangezogen werden (Winter 2010):

Alter des Kindes	Maximale Konzentrationsdauer
5–7 Jahre	ca. 15 min
7–10 Jahre	ca. 20 min
10–12 Jahre	ca. 25 min
12–14 Jahre	ca. 30 min

Immer mehr Eltern wird von dem Kindergarten oder der Schule mitgeteilt, ihre Kinder hätten Schwierigkeiten mit der Konzentration, können dem Unterricht nicht folgen, tun sich schwer, still sitzen zu bleiben und stören dadurch die Gruppe oder den Unterricht. Diese Kinder fallen immer wieder mit negativen Verhalten auf, ihnen fällt schwer Aufgaben zeit- und altersgerecht zu erledigen und/oder werden oft als „Trödler" beschrieben. Zudem können sich Lernschwächen zeigen. Wenn man sich die Konzentrationsdauer eines Kindes im Verhältnis zu den Unterrichtseinheiten von 45–50 min ansieht, kann man sich schnell ausrechnen, dass sich das nicht ausgehen wird. Das Schulsystem ist leider nicht auf die Entwicklung von Kindern abgestimmt. Die Tatsache, das Unterrichtseinheiten von der ersten Klasse bis zur Matura immer gleich lange dauern, zeigt, dass es zwar organisatorisch für Schulen eine Vereinfachung darstellt, aber mit der Entwicklung und den Möglichkeiten der Kinder oft nicht viel zu tun hat. Wenn also ein siebenjähriges Kind im Unterricht auffällt, weil es öfter in die Luft schaut oder nicht mitmacht, sollte man sich zuerst überlegen, ob dieses Kind überhaupt die Voraussetzungen mitbringt, um sich so lange konzentrieren zu können. Natürlich kann man hier argumentieren, dass es „die anderen Kinder" ja auch schaffen. Wie oben beschrieben, hängt dies jedoch stark von der Entwicklung des Kindes ab, einerseits von der Entwicklung der eigenen Konzentrationsfähigkeit, andererseits eben auch von der Entwicklung der Frustrationstoleranz. Zudem ist der aktuelle Stresspegel der Kinder ein ausschlaggebender Faktor für die Leistungsfähigkeit in der Schule. Ist nun ein Kind auffällig, sollte man auf den jeweiligen Entwicklungsstand und das Befinden des Kindes Rücksicht nehmen können. In einer Schulklasse mit 25 Kindern und einem Lehrer ist dies natürlich nicht immer möglich. Es sollte aber nicht zum Nachteil eines Kindes sein, wenn es in seiner Entwicklung noch Zeit benötigt, diese beiden Fähigkeiten zu erlangen.

Im ergotherapeutischen Bereich kann man die Auswirkungen im Alltag unter anderem mit Fragebögen, zum Beispiel der Canadian Occupational Performance Measure-Fragebogen (COPM) oder dem Wahrnehmungs-Fragebogen (WN-FBG), sowie der freien und gezielten Beobachtung von Alltagstätigkeiten testen. Hierbei muss erwähnt werden, dass der WN-FBG kein standardisiertes Messinstrument ist, es dient jedoch als Hilfestellung, um Problembereiche und und eventuelle Stressfaktoren zu identifizieren.

Abgrenzung zu AD(H)S
Oft hört man in diesem Zusammenhang auch schnell den Begriff „ADHS". Aufgrund der medialen Aufbereitung wirkt es fast schon wie eine Modediagnose. Jedoch gilt es hier, ganz klar zu differenzieren zwischen Kindern, die sich schwer tun, sich eine angegebene Zeit lang konzentrieren zu können, und Kindern mit AD(H)S.

Kurz zur Begriffsklärung: ADHS ist die Abkürzung für Aufmerksamkeitsdefizitsyndrom – Hyperaktivitätssyndrom. Die Definition der Weltgesundheitsorganisation (WHO) beschreibt ADHS wie folgt:

„Diese Gruppe von Störungen ist charakterisiert durch einen frühen Beginn, meist in den ersten fünf Lebensjahren, einen Mangel an Ausdauer bei Beschäftigungen, die kognitiven Einsatz verlangen, und eine Tendenz, von einer Tätigkeit zu einer anderen zu wechseln, ohne etwas zu Ende zu bringen; hinzu kommt eine desorganisierte, mangelhaft regulierte und überschießende Aktivität. Verschiedene andere Auffälligkeiten können zusätzlich vorliegen. Hyperkinetische Kinder sind oft achtlos und impulsiv, neigen zu Unfällen und werden oft bestraft, weil sie eher aus Unachtsamkeit als vorsätzlich Regeln verletzen. Ihre Beziehung zu Erwachsenen ist oft von einer Distanzstörung und einem Mangel an normaler Vorsicht und Zurückhaltung geprägt. Bei anderen Kindern sind sie unbeliebt und können isoliert sein. Beeinträchtigung kognitiver Funktionen ist häufig, spezifische Verzögerungen der motorischen und sprachlichen Entwicklung kommen überproportional oft vor. Sekundäre Komplikationen sind dissoziales Verhalten und niedriges Selbstwertgefühl" (WHO 2018).

Aus der Liste der Symptome der ICD-10-Kriterien (Kriterienkatalog für Krankheitsbilder der WHO) müssen mindestens sechs Symptome über einen Zeitraum von mindestens sechs Monaten bestehen. Die Diagnose darf nur von einem speziell geschulten Psychiater nach ausführlichen Testungen erfolgen. Die Leitsymptome wie Aufmerksamkeitsstörung, Impulsivität und Hyperaktivität müssen stark ausgeprägt sein. Eine genaue Beschreibung finden Sie im Kriterienkatalog der ICD-10. ADHS geht meist mit Folge-symptomen wie Angststörungen, Depressionen sowie Tics und Zwangs-gedanken und Essstörungen einher. ADHS wird zudem in drei verschiedene Schweregrade unterteilt: leichte Ausprägung, mittelschwere Ausprägung und schwere Ausprägung. Bei der leichten Ausprägung wird weder eine psychische Störung noch eine Behandlung impliziert. Bei einer mittel-schweren Ausprägung werden deutliche Schwierigkeiten der Impulskontrolle und Konzentration festgestellt. Soziale Auffälligkeiten treten jedoch nicht gravierend auf. Bei der schweren Ausprägung sind jedoch deutliche soziale Beeinträchtigungen erkennbar. Es kommt hierbei zu Verhaltensauffällig-keiten. Hier ist eine therapeutische und medikamentöse Therapie indiziert (Ärztezeitung 2018).

Zu differenzieren ist ADS, in diesem Fall kommt es nicht zu einer Hyper-aktivität, die restlichen Symptome bleiben jedoch gleich wie bei ADHS.

Die weltweite Häufigkeit liegt bei Jungen bei 9,2 % und bei Mädchen bei 2,9 %. In Deutschland liegt die Rate, bei Jungen und Mädchen gemischt, bei 5–6 %. In der Volksschule liegt die Quote durchschnittlich bei 2,9 %, bei den Jugendlichen hingegen bei 7,9 %. Im Erwachsenenalter hatten noch 40–60 % aller ADHS-diagnostizierten Kinder Symptome, das ent-spricht 1–4 % der Erwachsenen in Deutschland (Ärztezeitung 2018). Somit liegen die Statistik weit unter der subjektiv empfundenen Häufigkeit. Durch die Aufbereitung in den Medien erscheint ADHS als deutlich häufigeres Syndrom.

Im Gegensatz zu ADHS und ADS stehen Aufmerksamkeitsdefizite und Konzentrationsschwächen, die deutlich zu unterscheiden sind. Kinder mit einer diagnostizierten ADHS-Erkrankung zeigen ein stark differenziertes Verhalten im Alltag im Unterschied zu Kindern mit Konzentrations-schwierigkeiten. Diagnostizierte Kinder und deren Angehörige haben oft einen langen Leidensweg hinter sich, bis die korrekte Diagnose gestellt wird. Die Mediennutzung kann einen zusätzlichen Einfluss auf Kinder mit AD(H)S haben. Bei Kindern mit Konzentrationsproblemen und Aufmerk-samkeitsdefiziten, bei denen keine weiteren Symptome auffallen, kann der Medienkonsum allerdings eine entscheidende Rolle spielen.

Jesper Juul versteht unter ADHS eine „professionelle Vernachlässigung". Er beschreibt einen Alltag, in dem die Kinder dauernd abgelenkt und bespaßt werden, als schädlich. Unbeobachtete Kinderzeit, Struktur, Selbst-ständigkeit, Kreativität und Liebe schützen Kinder vor ADHS. Damit geht Juul nicht auf die tatsächliche ADHS-Diagnose ein, sondern auf die „Mode-diagnose", die heutzutage für auffällige Kinder oft herhalten muss. Man hat den Kindern in den letzten Jahren rund zwölf Stunden Freizeit pro Woche weggenommen, das bleibt natürlich nicht ohne Folgen. Zu wenig Freizeit stresst Kinder und führt zu Folgesymptomen wie Pseudo-Autismus, hohem Blutdruck und Burn-Out (Mary 2013). Unter Freizeit wird Zeit verstanden, die nicht mit Aktivitäten, Kindergarten oder Schule verplant ist, sondern die tatsächliche freie Zeit der Kinder.

Maria Aarts beschreibt eine Art „Zwischenkategorie": Kinder, die unstrukturiert aufwachsen und daher hyperaktives Verhalten zeigen, hätten meistens die gleichen Verhaltensauffälligkeiten und Entwicklungsverzögerungen, jedoch kein ADHS. Diese Kinder zeigen mit der richtigen Unterstützung schneller einen positiven Entwicklungsverlauf als Kinder, die tatsächlich unter ADHS leiden. Das beruht auf der Tatsache, dass diese Kinder grundsätzlich keine Störung der sozialen Fähigkeiten, also der Grundfähigkeit zu sozialem Verhalten aufweisen. Sie benötigen vielmehr eine besondere Förderung ihrer inneren Struktur, ihres Selbstbildes, ihre Gefühle wahrzunehmen und zu benennen, um ihr Sozialverhalten zu verbessern. Hierfür bietet Aarts eine spezielle Begleitung durch ihre Marte-Meo-Methode an (Aarts 2009).

Aus Sicht der sensorischen Integration kann ein Aufmerksamkeitsdefizit oder eine Hyperaktivität der Kinder eine Ursache in der Wahrnehmungsverarbeitung haben. Hierzu wurde schon einiges in diesem Kapitel beschrieben, trotzdem sind hier noch als kurze Zusammenfassung die Hyper- und Hyposensibilität nach Ayres aufgezeigt:

Hypersensibilität wird als Überempfindlichkeit in bestimmten Bereichen beschrieben, die Hyposensibilität als Unterempfindlichkeit. Die Hypersensibilität zeigt sich unter anderem dadurch, dass Kinder schnell durch Geräusche und Stimmen aus anderen Räumen abgelenkt sind. Auch im visuellen Bereich werden optische Reize wie Regale, Zimmereinrichtungen und der Blick aus dem Fenster oder Aktivitäten auf Straßen (Autos, Straßenbahnen etc.) schnell als Ablenkung vom eigentlichen Geschehen empfunden. Des Weiteren fällt auf, dass diese Kinder Schwierigkeiten damit haben, nach einer einmaligen Vorgabe eine Aufgabe zu erledigen. Viele Kinder schaffen es nicht, sich altersentsprechend lange mit einer Sache (Bild malen, Brett- und Gesellschaftsspiele, basteln etc.) zu beschäftigen. Im Bereich der Motorik können sich diese Kinder nur schwer auf ein Gerät (Schaukel, Rutsche, Kletterwand etc.) einlassen. Stattdessen würden sie am liebsten alle Geräte zeitgleich verwenden. Dies kann man auch gut auf Spielplätzen beobachten.

In diesem Zusammenhang ist festzuhalten, dass Kinder eher eine Störung der Reizverarbeitung oder aber auch ein Aufmerksamkeitsdefizit haben können, selten eine tatsächliche ADHS-Diagnose. Beachten Sie: Kann sich eine Kind nicht dem Unterricht entsprechend konzentrieren, heißt es nicht automatisch, dass etwas mit dem Kind nicht stimmt. Kinder und deren Entwicklung sind derart vielfältig, dass oft nicht sie zu hinterfragen sind, sondern manchmal eher das System und die Anforderungen, die den Kindern gestellt werden. Konzentration ist, wie oben genannt, eine Fähigkeit, die erlernt werden kann. Die Ergotherapie kann eine Hilfe für Kinder darstellen, die sich hierbei noch schwer tun.

3.8 Fallbeispiele: konkrete Auswirkungen auf Kinder

In diesem Buch werden Ihnen vier Kinder vorgestellt, die aus der ergotherapeutischen Praxis der Autorin kommen. Alle diese Kinder zeigen Auswirkungen von digitalen Geräten und neuen Medien. Sie sind in verschiedenen Entwicklungsphasen und kämpfen mit ganz eigenen Schwierigkeiten im Alltag. Paul, Michael, Leonie und Daniel werden in diesem Kapitel kurz vorgestellt. Die Vorstellung beschreibt den Erstkontakt bei der Ergotherapie. Im vierten Kapitel wird ein Elterngespräch zwischen einer Ergotherapeutin und Eltern beschrieben, für dieses Fallbeispiel wurde das Gespräch mit Leonies Eltern skizziert. Zwei Berichte über einen Schulbesuch werden im achten Kapitel ausführlich beschrieben. Hierfür wurde der sehr positiv verlaufende Schulbesuch von Daniel herangezogen, genauso wie der Schulbesuch von Michael, der nicht optimal abgelaufen ist. Anschließend werden im neunten Kapitel die Veränderungen aufgezeigt, die innerhalb der Ergotherapie erreicht werden konnten.

Paul, 5 Jahre
Paul ist ein aufgeweckter fünfjähriger Bub, er kommt aufgrund einer Empfehlung des Kindergartens zur Ergotherapie. Paul hält seinen Stift nicht optimal und aufgrund der Einschulung im kommenden Jahr wird eine Abklärung erbeten.

Im erstem Eindruck ist Paul ist ein sehr aufgewecktes und neugieriges Kind. Fragen bei der Begutachtung muss man öfters stellen, bis er antwortet, da er schnell abgelenkt ist. Während der Befragung wechselt Paul öfters die Körperhaltung, er schafft es nicht, für einen Zeitraum von fünf Minuten ruhig sitzen zu bleiben.

Im ersten Schritt wird Paul nach seinem typischen Tagesablauf an einem Kindergartentag gefragt. Dieser Fragebogen wird im Elterngespräch ebenfalls mit den Eltern besprochen. So können Aussagen von Paul mit denen seiner Eltern verglichen werden und Stärken, Schwächen und die Selbstwahrnehmung gut erkannt werden. In der Früh bekommt Paul Frühstück serviert, er putzt sich allein die Zähne und kann sich selbstständig anziehen. Während seine Eltern sich fertig machen, darf Paul fernsehen. In den Kindergarten fährt er mit den Roller, manchmal sogar schon mit dem Fahrrad. Im Kindergarten zeigt er sich hilfsbereit und spielt gerne in der Bauecke. Den Pädagogen ist allerdings aufgefallen, das Paul es schwer fällt, zu basteln, vor allem das Schneiden bedeutet für ihn eine große Anstrengung. Zudem ist seine Stifthaltung sehr verkrampft und unkoordiniert. Beim Turnen fällt weiters auf, dass Paul sehr schlaff wirkt und seine Muskelspannung nicht lange halten kann. Nach dem Kindergarten geht er gerne auf den Spielplatz. Zu Hause darf er nachmittags fernsehen oder am Tablet YouTube®-Videos anschauen. Zudem spielt er gerne mit Autos und hört CDs. Die Eltern berichten auch über Frustration, wenn Paul Neues erlernen bzw. üben soll.

Anschließend wurden Paul unter Beobachtung der Ergotherapeutin verschiedene Aufgaben gestellt. Damit erhält man einen Überblick über seine Grobmotorik(Körperspannung, Ausdauer, Muskelkraft, Koordination), seine Fein- und Graphomotorik(Umgang mit Knöpfen, Besteck, kleinen Gegenständen, Schere und Stift), sein Verhalten und seine sprachliche Kompetenz. Paul zeigt in der gezielten Beobachtung eine Hypotonie (verminderte Muskelspannung). Dies zeigt sich beim Einbeinstand und der Superman-Übung. Bei der Superman-Übung legen sich die Kinder flach auf den Bauch und versuchen, die Oberarme und Oberschenkel möglichst weit nach oben zu strecken. Dies erfolgt anhand der gezielten Bauchmuskelspannung. Sowohl beim Einbeinstand als auch der Superman-Übung schafft er es nur mit viel Rudern der Arme, das Gleichgewicht zu halten. Auch ein Hampelmann ist nur eingeschränkt möglich. Paul hüpft in die Luft und klatscht gleichzeitig in die Hände, ein koordiniertes Zusammenspiel der Arme und Beine ist nicht zu sehen. Der Purzelbaum ist nicht korrekt möglich, hier kippt Paul seitlich um. Beim seitlichen Springen verliert er schnell die Linie und macht Ausweichbewegungen, um nicht umzufallen. Feinmotorisch tut er sich auch bei der Auge-Hand-Koordination sowie der Inhandmanipulation sichtlich schwer. Das heißt, er versucht, Linsen von einer Tischplatte nur mit dem Daumen und Zeigefinger (Pinzettengriff) aufzuheben. Paul schafft dies jedoch nicht korrekt und benötigt den gesamten Handballen und stützt seine Hand zusätzlich auf dem Tisch ab. Die Linsen fallen wieder aus der Hand heraus und Paul verkrampft seine Hand sichtlich. Auch ist die Stifthaltung für sein Alter noch unausgereift. Wieder zeigen sich Verkrampfungen und ein erhöhter Druck auf die Unterlage beim

Malen. Beim Schneiden er hält die Schere verdreht und arbeitet unter deutlicher Anstrengung ineffizient. Er dreht seinen Körper statt das Blatt und schneidet sehr abgehackt. Am Ende der Begutachtung darf Paul frei spielen, hierbei nutzt er verschiedene Geräte wie Schaukel, Rutsche, Klettergerüst. Er kann sich jedoch kaum auf ein Gerät oder eine Tätigkeit konzentrieren, Paul bleibt nur kurze Zeit bei einer Sache und benötigt viel Aufmerksamkeit. Immer wieder sucht er das Gespräch mit der Therapeutin, auch wenn diese ihn öfters hinweist, sich selbst kurz konzentrieren zu müssen und er warten muss.

Michael, 8 Jahre

Michael ist acht Jahre alt und geht in die zweite Klasse der Volksschule (Grundschule). Er kommt zur Ergotherapie, da seine Lehrerin an ihm „verzweifelt". Michael arbeite in der Klasse kaum mit, er schaue in die Luft und brauche viel Einzelbegleitung für Aufgaben. Es steht bereits eine Wiederholung der Klasse im Raum.

Michael wird anschließend in der Schule begutachtet, dazu finden Sie ein Fallbeispiel im achten Kapitel.

Michael präsentiert sich als ein motivierter Junge, er ist adipösund spielt im Vorfeld der Begutachtung am Smartphone seiner Eltern.

Bei der Befragung eines Tagesablaufes von Michael zeigt sich folgendes Bild: Er benötigt im Alltag oft Hilfe, obwohl er Tätigkeiten selbst durchführen könnte. Oft fehlt ihm jedoch die Motivation, es alleine zu tun. Beobachten kann man das beim Einräumen der Schultasche, selbstständigen Anziehen in der Früh und beim Zähneputzen. Dies tut Michael meist nur mithilfe der Eltern. Das Essverhalten ist auffällig, Michael isst sehr viel süße und zuckerhaltige Speisen. Schon in der Früh isst Michael Brownies und trinkt dazu Kakao. Dadurch steigt der Zuckerspiegel rasant an und sinkt wieder ab, sobald Michael in der Schule ist. In der Schule zeigt er sich teilweise unmotiviert und es fällt ihm schwer, Aufgaben zeitgerecht und altersentsprechend mitzumachen. Laut eigener Angabe turnt er gerne und genießt die Pausenzeiten. Konzentriert dem Unterricht folgen, fällt ihm sehr schwer. Laut seiner Lehrerin macht er teilweise überhaupt nicht mit und schaut nur in die Luft. Zu Hause darf er viel am Tablet spielen sowie fernsehen. Meist muss er trotz Ganztagsschule seine Hausaufgaben zu Hause erledigen, da er sie in der Schule zeitlich nicht schafft. Die Eltern zeigen sich im Gesprächsverlauf verzweifelt.

Das Ergebnis der ergotherapeutischen Beobachtung sieht folgendermaßen aus: Bei der gezielten Testung der Muskelspannung („Superman" Übung wie bei Paul beschrieben) fällt auf, das Michael die Bauchspannung nur sehr kurz halten kann. Er kippt schnell zur Seite und legt seine Arme und Beine ab, anschließend schnauft er deutlich. Beim Purzelbaum kippt er ebenfalls seitlich und kann auch hier die Spannung nicht halten und die Rolle korrekt ausführen. Der Einbeinstand ist im Seitenvergleich rechts etwas besser als links, jedoch kann er den Einbeinstand auf beiden Seiten nur zehn Sekunden lang halten, bevor Michael eine Abstützreaktion bzw. Ausweichbewegung zeigt oder das Bein wieder abstellt. Beim Hampelmann springt Michael in die Höhe und klatscht, die Koordination ist nicht altersentsprechend vorhanden. Klettern auf der Sprossenwand möchte Michael erst nicht, er ist sehr ängstlich und schafft es nur circa 30 cm in die Höhe. Im feinmotorischen Bereich (Handkoordination) hat Michael knapp altersgerecht abgeschnitten, allerdings wird er sehr schnell schlampig. Auch Schuhe könne er nach eigener Aussage noch nicht binden. Michael hält den Stift mit einer noch unausgereiften Stifthaltung, er verwendet vier Finger für die Stifthaltung und verkrampft dabei merkbar seine Hand. Diese Verkrampfung zieht sich bis in die Schultern und den Nackenbereich. Seine Zeichnung ist von der Durchführung nicht altersgerecht und die Ausdauer ist mit circa fünf Minuten sehr gering. Zudem hat Michael eine gewaltvolle Szene aus einem Tablet-Spiel gewählt, er betitelte sie mit den Worten „Headshot" und stellte zwei Männer mit aufeinander gerichteten Waffen dar. Bei der freien Spielbeobachtung probiert er nach einigen Minuten einige Geräte aus, jedoch sucht er sich keine altersentsprechenden Tätigkeiten aus und vermied schwierige Aufgaben.

Bei Michael wurde zusätzlich zur freien und gezielten Beobachtung von bestimmten Aufgaben ein Wahrnehmungs-Fragebogen mit den Eltern besprochen: Im taktilen Bereich ist Michael deutlich auffällig, es zeigt sich ein hypersensibles Bild. Es scheint ihm schwer zu fallen, taktile Reize richtig wahrzunehmen und im Gehirn zu verarbeiten. Taktile Reize sind jene, die über die Haut registriert werden, wie Berührungen jeglicher Art. Darunter fallen auch Berührungen, die von Michael ausgehen, zum Beispiel beim Halten eines Stiftes. Auch beim Gleichgewicht konnten Auffälligkeiten festgestellt werden. Michael fällt es schwer, seinen Körper optimal zu koordinieren und seine Muskelspannung an die Situation (Untergrund, Tätigkeit etc.) anzupassen. Dies ist auch in der schlechten Grobmotorik ersichtlich. Michael hat zudem Schwierigkeiten bei der optischen Wahrnehmung, er ist schnell abgelenkt durch visuelle Reize wie dem Fenster, anderen Menschen, Schildern oder Bewegungen. Das alles deutet auf eine Wahrnehmungsverarbeitungsstörung hin und kann seine Probleme bei der Konzentration verstärken.

Leonie, 4 Jahre

Leonie ist ein auf den ersten Blick ruhiges und interessiertes Mädchen. Der Kindergarten schickt sie zur ergotherapeutischen Abklärung, da sie immer wieder andere Kinder schubst und aggressiv reagiert.

Bei der Erstbegutachtung fällt schnell auf, dass Leonie viele Aktivitäten vermeidet, auf Fragen antwortet sie nur teilweise. Sie wirkt sehr auf sich fokussiert und macht nur mit, wenn es ihr gefällt.

Auch Leonie wird nach ihrem Tagesablauf befragt. Sie antwortet nur spärlich, daher stammt der Großteil der Informationen von den Eltern und einem Telefonat mit dem Kindergarten. Leonie ist in der Früh immer müde, würde gern länger schlafen und teilt dies ihren Eltern sehr unfreundlich mit. Anziehen und Zähneputzen müssen die Eltern übernehmen, da in der Früh zu wenig Zeit für „Diskussionen" bleibt. Ein Frühstück ist aufgrund der zeitlichen Situation in der Früh nicht möglich. Auf dem Weg zum Kindergarten darf Leonie im Auto am Tablet ein Spiel spielen. Im Kindergarten ist sie meist ruhig und spielt für sich allein. Auch das Einbinden durch die Pädagogen funktioniert nur selten. Leonie macht im Morgenkreis nur circa zwei Mal pro Woche mit, die restlichen Tage verbringt sie die Zeit lieber alleine. Im Kindergarten wird das akzeptiert, da Leonie andernfalls einen Wutanfall bekommt und die Gruppe stört. Zudem ist sie leicht gereizt und wird anderen Kindern gegenüber aggressiv. Dies passiert meist, wenn Leonie bei einer Tätigkeit gestört wird, wie dem alleinigen Spielen in der Bauecke. Es kam bisher schon zu einem Vorfall, bei dem Leonie ein anderes Kind gebissen hat. Bei einem anschließenden Gespräch gibt sie an, gestört worden zu sein, und versteht die Tragweite ihrer Handlung nicht. Zu Hause spielt Leonie selten allein, sie möchte am liebsten die ganze Aufmerksamkeit ihrer Eltern für sich. Allerdings hat Leonie eine kleine Schwester, die noch viel Aufmerksamkeit benötigt. Leonie geht mit dieser oft grob um. Die Eltern sind daheim mit Leonies Art überfordert. Wenn sie mit ihrem Tablet spielen darf, wird sie meistens ruhiger und schafft es, sich alleine zu beschäftigen.

In der ergotherapeutischen Befundung ist Leonie nur schwer zu motivieren, mitzumachen. Allerdings genießt sie sichtlich die alleinige Aufmerksamkeit der Therapeutin. Es zeigt sich, dass Leonie in der Grobmotorik keine Schwierigkeiten hat und altersgerecht entwickelt ist. Auch im feinmotorischen Bereich schnitt Leonie altersgerecht ab. Beim Malen konnte jedoch noch eine Faustgriff-Stifthaltung festgestellt werden, sowie ein deutlich erhöhter Druck auf das Blatt. Leonie tut sich sichtlich schwer, ein Bild zu malen, das ihren eigenen Vorstellungen entspricht. Sie bricht die Tätigkeit nach drei bis vier Minuten ab und verweigert jegliche weitere Übungen, sie läuft aus dem Therapiezimmer zu ihrer Mutter und beginnt heftig zu weinen. Ihre Mutter berichtet über ähnliche Verhaltensmuster, wenn sie Leonie Grenzen setzen wollen oder sie mit Situationen konfrontieren, die nicht ihren Interessen entsprechen. Die Begutachtung musste an dieser Stelle abgebrochen werden. Leonie wird der Therapeutin gegenüber zunehmend aggressiv, wenn diese versucht, sie zu motivieren, wieder in das Therapiezimmer zu kommen. Sie schmeißt einen Sessel um und wirft mit einem Prospekt. Die Mutter kann Leonie erst nach einigen Minuten beruhigen, mit der Aussicht, ihre Lieblingsschokolade zu besorgen.

Daniel, 10 Jahre

Daniel ist in der vierten Klasse der Volksschule (Grundschule) und soll im nächsten Jahr auf das Gymnasium wechseln. Dafür ist Danielss Konzentrationsfähigkeit, länger bei einer unbeliebten Aktivität zu bleiben, jedoch noch zu gering.

Daniel zeigt sich im ersten Eindruck als netter und höflicher Bub. Man merkt schnell, dass er in dieser Testsituation der Erstbegutachtung sein Bestes geben möchte.

Im ersten Gespräch über Daniels Alltag drückt er sich gewählt aus, achtet darauf, nichts Schlechtes über sich zu sagen, und zeigt eine sehr gute Reflexionsfähigkeit. Daniel ist Frühaufsteher und muss dann immer warten, bis der Tag „richtig losgeht". Bis dahin hat er mit seinen Eltern vereinbart, dass er fernsehen darf. In den alltäglichen Aufgaben ist Daniel schon sehr selbstständig, nur das Frühstück wird von den Eltern zubereitet. In der Schule ist Daniel beliebt und hat viele Freunde. In der Pause dürfen die Kinder am Klassen-PC YouTube®-Videos ansehen. Daniel ist sehr interessiert und ein guter Schüler in Fächern, die im Spaß machen. In Deutsch und Mathe tut er sich jedoch sehr schwer, er denkt sehr lange über jede Tätigkeit nach, beim Schreiben kommt er deshalb oft nicht mit. Daniel gibt selbst an, dass er sich kaum konzentrieren kann, wenn andere Kinder reden oder unruhig sind. Der Lehrerin fällt auf, dass Daniel oft auf dem Stuhl hin- und herrutscht und keine ruhige Position findet. Am Nachmittag macht Daniel viel Sport, besonders gern geht er mit seinem Vater radfahren. Am Abend macht Daniel dann noch die Hausaufgaben. Diese dauern jedoch sehr lange und er ist oft schon sehr müde. Das führt zu einer Vielzahl von Fehlern und einer wachsenden Unlust, seine Aufgaben zu erledigen. Auch zu Hause zeigt sich, dass Daniel sehr unruhig sitzt und ständig seine Position wechselt. Nach den Aufgaben darf Daniel als Belohnung noch seine Lieblingssendung sehen. Wenn er jedoch zu lange an den Aufgaben sitzt, ist ihm das nicht möglich. Das ärgert ihn dann besonders.

In der gezielten Beobachtung von Daniel fällt Folgendes auf: Im grob-motorischen Bereich sind seine Leistungen überdurchschnittlich, Daniel zeigt keine Auffälligkeiten und schafft alle Übungen problemlos. Auch feinmotorisch ist Daniel geschickt: Inhandmanipulation, verschiedene Fingergriffe und Auge-Hand-Koordination sind altersentsprechend ausgereift. Auch beim Schreiben und Malen zeigen sich keine motorischen Auffälligkeiten. Allerdings zeigt sich auch in der Begutachtungssituation, dass Daniel sehr lange braucht, um einen Satz fertig zu schreiben. Zudem finden sich schnell erste Rechtschreibfehler. Daniel erkennt diese selber beim Kontrollieren seiner Aufgabe. Er ärgert sich sichtlich darüber, radiert viel auf seinem Blatt herum und flüstert leise Schimpfwörter in sich hinein. Daniel ist nach der Aufgabe sichtlich angespannt. Daniels Zeichnung ist nicht ganz altersentsprechend: Er wählt ein Motiv aus einem beliebten PC-Spiel „Minecraft®". Ihm fällt es schwer, kleinere Details zu zeichnen und das ganze Blatt auszufüllen. Am Ende sind drei größere „Blöcke" zu sehen und einige Werkzeug-Darstellungen. Daniels Schriftbild wird auch oft von der Lehrerin negativ bewertet, er muss viel radieren und seine Schreibschrift ist wenig flüssig aufgrund der vielen Unterbrechungen beim Schreiben. Daniel malt und schreibt mit einer koordinierten Drei-Punkt-Stifthaltung, seine Körperhaltung ist während der Therapie unauffällig. Er hört auch immer kurz auf und fragt nach, was das Kind im Nebenraum gerade macht. Man hört leise immer wieder ein Kind lachen und spielen.

3.9 Zusammenfassung

Zusammenfassend kann man sagen, dass die Nutzung von digitalen Medien dazu führt, dass sich Kinder in den letzten Jahren zunehmend in ihrer natürlichen Entwicklung verschlechtern, Stress aufbauen, Suchtverhalten entwickeln sowie dass ihr Gehirn mit Reizen überflutet wird. Die Zeit, die eigentlich dazu dienen sollte, dem Gehirn eine Pause zu gönnen, wie zum Beispiel nach der Schule oder den Hausaufgaben, nach einem spannenden Tag im Kindergarten oder unterwegs im Freien, wird vielfach falsch genutzt. Kinder brauchen viel Zeit und Ruhe, um neue Erfahrungen zu sammeln, Erlebtes zu verarbeiten und in neues Wissen umzuwandeln. Die Zeit mit Medien zu verbringen, hemmt die Integration von Gelerntem im Gehirn. Die „Pausen- und Verarbeitungszeit" für das Gehirn wird gekürzt, stattdessen wird ständig Information nachgeschossen. Das hat zur Folge, dass Kinder systematisch reizüberflutet werden, während sie Zeit mit neuen

Medien verbringen. Dadurch sind sie einerseits gestresst und angefixt an die Geräte und Medien und andererseits wird das Lernen und Verarbeiten von Erfahrungen verhindert. Insgesamt führt das zu Schwierigkeiten beim Entwickeln ihrer Fähigkeiten und ihres Charakters, beim Lernen, Konzentrieren und im Umgang mit ihren Gefühlen und der Fähigkeit, Empathie zu empfinden. Man kann also schlussfolgern, dass die Nutzung von neue Medien die gesamte Entwicklung des Kindes erschwert sowie das Wohlbefinden signifikant beeinträchtigt. Dies kann daher Auswirkungen auf den kompletten Alltag und die Zukunft des Kindes haben.

In einem der Assessments der BLIKK-Studie zeigte sich, dass viele Kinder selbst angaben, aufgrund des elektronischen Medienkonsums an Konzentrationsstörungen zu leiden. Zudem wurden deutliche Zusammenhänge von erhöhtem Medienkonsum und den von Eltern beschriebenen Entwicklungsauffälligkeiten festgestellt, unter anderem in den Bereichen Sprachentwicklungsstörung, Hyperaktivität und Konzentrationsstörung. Signifikant zeigt sich auch eine Häufigkeit der Symptome bei Jungen im Vergleich zu Mädchen. Es konnte zudem ein erhöhter Body-Mass-Index im Zusammenhang mit der übermäßigen Nutzung digitaler Medien festgestellt werden. Eine erweiterte „Ursachen-Wirkungs-Untersuchung" zur Untermauerung dieser Ergebnisse ist noch ausständig (Büschning und Riedel 2018).

Wie in diesem Kapitel gezeigt wurde, haben digitale Medien Einfluss auf die Entwicklung von Kindern und sollten daher mit der nötigen Objektivität betrachtet werden. Ist es wirklich notwendig, dass sich das Kind gerade mit dem Gerät beschäftigt? Gibt es im Moment keine sinnvollere Tätigkeit? Welches Bedürfnis steckt tatsächlich hinter dem Wunsch, am Handy oder der Konsole zu spielen oder fernzusehen?

Trotzdem soll an dieser Stelle noch mal betont werden, dass ein komplettes Verbot von digitalen Medien und Geräten auch nicht zielführend ist. Wichtig ist ein Abwägen der Argumente und eine klare Linie bei der Nutzung digitaler Medien und Geräte sowie eine Vermittlung von Medienkompetenzen.

Zudem ist wichtig zu beachten, dass jedes Kind seine ganz individuelle Entwicklung durchmacht. Nur weil Lehrer, Pädagogen oder jemand anderes meint, dass etwas mit dem Kind nicht stimmt, heißt es nicht, dass es auch so ist. Bei der Erziehung von Kindern sind gesunder Menschenverstand und Einfühlungsvermögen wichtig. Im Zweifelsfall empfiehlt sich immer eine Abklärung bei Ärzten, Psychologen oder Therapeuten, um sich eine professionelle Meinung einzuholen.

Literatur

Aarts M (2009) Marte Meo. Ein Handbuch, 2., überarb. Ausg. Aarts Productions (Aarts productions, 6), Eindhoven

aerzteblatt.de (2018) Handydaumen nicht übertherapieren 2018, 8.8. https://www.aerzteblatt.de/nachrichten/96981/Handydaumen-nicht-uebertherapieren. Zugegriffen: 27. Nov. 2019

Ahrens W, Bammann K, Pigeot I (2019) The IDEFICS/I.Family studies: Design and methods of a large European child cohort. In: Bammann K, Lissner L, Pigeot I, Ahrens W (Hrsg) Instruments for health surveys in children and adolescents, vol 16. Springer series on epidemiology and public health. Springer International Publishing, Cham, S 1–24

Allen AE, Hazelhoff EM, Martial FP, Cajochen C, Lucas RJ (2018) Exploiting metamerism to regulate the impact of a visual display on alertness and melatonin suppression independent of visual appearance. Sleep 41 (8). https://doi.org/10.1093/sleep/zsy100

Alt C (2005) Aufwachsen in Familien, 1. Aufl. Wiesbaden: Springer VS (Schriften des Deutschen Jugendinstituts)

American Academy of Pediatrics (2017) Handheld screen time linked to delayed speech development. Leader 22 (8): 16. https://doi.org/10.1044/leader.rib1.22082017.16

Anderson CA, Bushman BJ (2002) Psychology. The effects of media violence on society. Science (New York) 295 (5564): 2377–2379. https://doi.org/10.1126/science.1070765

Ärztezeitung (2018) ADHS Therapie je nach Schweregrad. Neue 3S-Leitlinie. Hrsg. v. Springer Medizin. https://www.aerztezeitung.de/Medizin/ADHS-Therapie-je-nach-Schweregrad-231132.html. Zugegriffen: 12. Dez. 2019

Ayres AJ (2013) Bausteine der kindlichen Entwicklung. Sensorische Integration verstehen und anwenden – Das Original in moderner Neuauflage, 5., überarb. u. erw. Aufl. Springer, Berlin

Bauer V (2018) Kinder und Handys: So gefährlich wie Kokain? In: mobile geeks 2018, 30.10.2018. https://www.mobilegeeks.de/artikel/kinder-und-handys-so-gefaehrlich-wie-kokain/. Zugegriffen: 21. Jan. 2020

Beardsmore R (2015) Insights into children's mental health and well-beeing. Hrsg. v. Office of national statistics (2015). https://backup.ons.gov.uk/wp-content/uploads/sites/3/2015/10/Insights-into-childrens-mental-health-and-well-being.pdf. Zugegriffen: 12. Dez. 2019

Blaß S (2012) Verblöden Kinder am PC. Unter Mitarbeit von Manfred Spitzer. https://www.t-online.de/leben/familie/erziehung/id_59917854/verbloedung-durch-digitale-medien-manfred-spitzer-im-interview.html. Zugegriffen: 28. Sept. 2012

Blum K (2017) Senkt das Smartphone die Frustrationstoleranz. Hrsg. v. Das schweizer Elternmagazin. https://www.fritzundfraenzi.ch/medien/medienerziehung/niedrige-frustrationstoleranz-wegen-smartphone?page=1. Zugegriffen: 12. Dez. 2019

Büschning U, Riedel R (2018) BLIKK-Medien. Kinder und Jugendliche im Umgang mit elektronischen Medien. Hrsg. v. deutsche Bundesgesundheitsministerium

Cassidy-Bushrow AE, Johnson DA, Peters RM, Burmeister C, Joseph CLM (2015) Time spent on the internet and adolescent blood pressure. J Sch Nurs 31(5):374–384. https://doi.org/10.1177/1059840514556772

Coates AE, Hardman CA, Halford JCG, Christiansen P, Boyland EJ (2019) Social media influencer marketing and children's food intake: a randomized trial. Pediatrics 143 (4). https://doi.org/10.1542/peds.2018-2554

derStandard (2019) Handy und Konsole schuld? Immer mehr Jugendliche brauchen eine Brille. Hrsg. v. derStandard. https://www.derstandard.at/story/2000107518442/handy-und-konsole-schuld-immer-mehr-jugendliche-brauchen-eine-brille?ref=article. Zugegriffen: 12. Dez. 2019

Engelhardt-Krajanek M (2019) Pseudo-Autismus (Dimensionen). Ö1. https://oe1.orf.at/programm/20191211/582102/Pseudo-Autismus. Zugegriffen: 20. Dez. 2019

Fields D (2008) Die unterschätzte weiße Hirnmasse. In: Spektrum 2008, 26.09.2008. https://www.spektrum.de/magazin/die-unterschaetzte-weisse-hirnmasse/965705. Zugegriffen: 20. Dez. 2019

Freitag C (2019) Symptome und Störungsbild von Autismus-Spektrum-Störungen. Hrsg. v. Monks – Ärzte im Netz GmbH. München. https://www.neurologen-und-psychiater-im-netz.org/kinder-jugend-psychiatrie/erkrankungen/autismus-spektrum-stoerung-ass/stoerungsbild/. Zugegriffen: 20. Dez. 2019

Guo Y, Liu LJ, Tang P, Lv YY, Feng Y, Xu L, Jonas JB (2017) Outdoor activity and myopia progression in 4-year follow-up of Chinese primary school children: the Beijing children eye study. *PLoS One 12* (4): e0175921. https://doi.org/10.1371/journal.pone.0175921

Habermann K (2020) Der Einsatz digitaler Geräte im Kindergarten – Pseudo Autismus. Interview mit Maria Trümmel. Wien

Heine N (2017) Handy-Nacken. Hrsg. v. Mini Med Studium. https://www.minimed.at/medizinische-themen/bewegungsapparat/handy-nacken/. Zugegriffen: 27. Nov. 2019

Hoang TD, Reis J, Zhu N, Jacobs DR, Launer LJ, Whitmer RA et al (2016) Effect of early adult patterns of physical activity and television viewing on mid-life cognitive function. JAMA Psychiatr 73(1):73–79. https://doi.org/10.1001/jamapsychiatry.2015.2468

House of Commons (2019) Impact of social media and screen-use on young people's health. Fourteenth Report of Session 2017–19. Hrsg. v. Science and Technology Comittee. https://publications.parliament.uk/pa/cm201719/cmselect/cmsctech/822/822.pdf. Zugegriffen: 27. Dez. 2019

Hurrelmann K (2003) Gesundheitsprobleme von Kindern und Jugendlichen – welche Rolle spielen die Massenmedien? Sozialwissenschaftlicher Fach-informationsdienst soFid 2003(2):11–18

Hutton JS, Dudley J, Horowitz-Kraus T, DeWitt T, Holland SK (2019) Associations between screen-based media use and brain white matter integrity in preschool-aged children. JAMA 174(1):e193869

Johnson JG, Cohen P, Smailes EM, Kasen S, Brook JS (2002) Television viewing and aggressive behavior during adolescence and adulthood. Science (New York) 295 (5564): 2468–2471. https://doi.org/10.1126/science.1062929

Juul J (2013) Aggression. Warum sie für uns und unsere Kinder notwendig ist. Unter Mitarbeit von Ingeborg Szöllösi. Fischer, Frankfurt a. M.

Kaymak (2019) Kurzsichtigkeit (Myopie) nimmt bei Kindern und Jugendlichen stark zu. Hrsg. v. Klabe Augenchirurgie. Düsseldorf. https://augenchirurgie. clinic/erkrankungen/kurzsichtigkeit-kinder. Zugegriffen: 28. Nov. 2019

Korngiebel A (2012) Medien sind keine Ersatzbefriedigung für ein ungelebtes Leben. Interview mit Gerald Hüther

Kneissler M (Januar 2020) Konzentration! *P.M. Magazin 2020*, S 64–69

Kross E, Verduyn P, Demiralp E, Park J, Lee DS, Lin N et al (2013) Facebook use predicts declines in subjective well-being in young adults. PLoS One 8(8):e69841. https://doi.org/10.1371/journal.pone.0069841

Leitner A (2018) Bluthochdruck. Unter Mitarbeit von Ludwig Kaspar. Hrsg. v. netdoktor GmbH. https://www.netdoktor.at/krankheit/bluthochdruck-7543. Zugegriffen: 17. Dez. 2019

Madigan S, Browne D, Racine N, Mori C, Tough S (2019) Association between screen time and children's performance on a developmental screening test. JAMA pediatrics 173(3):244–250. https://doi.org/10.1001/jamapediatrics.2018.5056

Mary L (2013) Jesper Juul – ADHS ist Folge professioneller Vernachlässigung. derStandard 2013. https://www.derstandard.at/story/1363711375599/adhs-ist-folge-professioneller-vernachlaessigung. Zugegriffen: 17. Dez. 2019

McDaniel BT, Radesky JS (2018) Technoference: Longitudinal associations between parent technology use, parenting stress, and child behavior problems. Pediatr Res 84(2):210–218. https://doi.org/10.1038/s41390-018-0052-6

Moselhi M, Eman A (2019) Exposure to electronic media: children diagnosed with speech delay. IJND 09 (02): 32–39. https://doi.org/10.15520/ijnd.v9i02.2457

Müller T (2016) Wer mit 25 viel fernsieht, hat mit 50 wenig Grips. Macht Fernsehen dumm? Hrsg. v. Springer Medizin. https://www.springermedizin. de/intelligenzminderung/wer-mit-25-viel-fernsieht-hat-mit-50-wenig-grips/9970496. Zugegriffen: 17. Dez. 2019

Nacke A (2013) Ergotherapie bei Kindern mit Wahrnehmungsstörungen, 3. Aufl. Thieme, Stuttgart

Petermann F, Wiedebusch S (2016) Emotionale Kompetenz bei Kindern, vol 7, 3, überarbeitete Aufl. Klinische Kinderpsychologie. Hogrefe, Göttingen

Pfeiffer C, Mößle T, Kleimann M, Rehbein F (2008) Die PISA-Verlierer und ihr Medienkonsum. Eine Analyse auf der Basis verschiedener empirischer Untersuchungen. Hrsg. v. nomos-elibrary

Richards R, McGee R, Williams SM, Welch D, Hancox RJ (2010) Adolescent screen time and attachment to parents and peers. Arch Pediatr Adolesc Med 164(3):258–262. https://doi.org/10.1001/archpediatrics.2009.280

Ritterfeld U, Pahnke B, Lüke T (2012) Vergleich der Mediennutzung einsprachig und mehrsprachig aufwachsender Kinder zwischen 3 und 6 Jahren. Sprache Stimme Gehör 36(01):e3–e10. https://doi.org/10.1055/s-0031-1301283

Rosenzweig S (1938) VI. A general outline of frustration. J Pers 7 (2): 151–160. https://doi.org/10.1111/j.1467-6494.1938.tb02285.x

Ruf-Bächtiger L (1995) Das frühkindliche psychoorganische Syndrom Minimale zerebrale Dysfunktion; Diagnostik und Therapie, 3. Aufl. Thieme, Stuttgart

Schuster AK, Elflein HM, Pokora R, Urschitz MS (2017) Prävalenz und Risiko-faktoren der Kurzsichtigkeit bei Kindern und Jugendlichen in Deutschland – Ergebnisse der KiGGS-Studie. Klin Padiatr 229(4):234–240. https://doi.org/10.1055/s-0043-102938

Shanker S (2019) Das überreizte Kind, 1. Aufl. Goldmann TB

Schipek P (2007) Computer – Auswirkungen auf Kinder und Jugendliche. Inter-view mit Gerald Hüther

Snowdon D (2002) Aging with grace. What the nun study teaches us about leading longer, healthier, and more meaningful lives. Paperback edition

Sommer-Stumpenhorst N (1994) Sich konzentrieren können – Konzentration lernen. Hrsg. v. Regionale Schulberatungsstelle Kreis Warendorf. https://www.schulpsychologie.de/wws/bin/1302602-1303114-1-konzentration_ges.pdf. Zugegriffen: 12. Dez. 2019

Spiegel (2015) Wischen haben schon die Kleinsten drauf (2015). Spiegel Online. https://www.spiegel.de/wissenschaft/mensch/kinder-am-smartphone-wischen-haben-schon-die-kleinen-drauf-a-1069147.html. Zugegriffen: 25. Dez. 2019

Spitzer M (2012) Digitale Demenz. Wie wir uns und unsere Kinder um den Ver-stand bringen. München, Droemer

Spitzer M (2017) Auswirkungen digitaler Medien auf kognitive Entwicklung. Vortrag Leipzig. Weitere Beteiligte: arimediaTV. https://www.youtube.com/watch?v=ThYy4Z_nhwo. Zugegriffen: 12. Dez. 2019

Spengler S, Mess F, Schmocker E, Woll A (2014) Longitudinal associations of health-related behavior patterns in adolescence with change of weight status and self-rated health over a period of 6 years: results of the MoMo longitudinal study. BMC Pediatr 14: 242. https://doi.org/10.1186/1471-2431-14-242

Stangl W (2019) Gruppenzwang. Hrsg. v. Lexikon für Psychologie und Pädagogik. https://lexikon.stangl.eu/15535/gruppenzwang/. Zugegriffen: 12. Dez. 2019

Villani S (2001) Impact of media on children and adolescents: a 10-year review of the research. J Am Acad Child Adolesc Psychiatry 40(4):392–401. https://doi.org/10.1097/00004583-200104000-00007

Walsh JJ, Barnes JD, Cameron JD, Goldfield GS, Chaput J-P, Gunnell KE et al (2018) Associations between 24 hour movement behaviours and global cognition in US children: a cross-sectional observational study. Lancet Child & Adolesc Health 2(11):783–791. https://doi.org/10.1016/s2352-4642(18)30278-5

welt (2019) Unesco kritisiert Alexa und Siri als sexistisch und unterwürfig. Welt. https://www.welt.de/wirtschaft/webwelt/article194010305/UN-Unesco-kritisiert-Alexa-und-Siri-als-sexistisch-und-unterwuerfig.html. Zugegriffen: 22. Dez. 2019

Weigel E (2008) Körperschemastörungen erkennen und behandeln. Der KörperReich-Ansatz und seine Übungen. Klett-Cotta (Leben lernen), Stuttgart, S 209

Winterstein P, Jungwirth R (2006) Medienkonsum und Passivrauchen bei Vorschulkindern. Kinder- Jugendarzt 2006(4):205–211

Winter B (2010) „Komm, das schaffst Du!". Aufmerksamkeitsprobleme und ADHS; ergotherapeutische Alltagshilfen für mehr Konzentration, Selbständigkeit, Selbstvertrauen, 2. Aufl. TRIAS, Stuttgart

WHO (2018) ICD-10-GM. Deutschen Institut für Medizinische Dokumentation und Information (DIMDI)

Xhelili A (2016) Nonverbale Kommunikation bei Kindern im Vorschulalter. Freude, Traurigkeit, Ärger, Erstaunen und Nervosität, 1. Aufl. GRIN, München

Zheng F, Gao P, He M, Li M, Wang C, Zeng Q et al (2014) Association between mobile phone use and inattention in 7102 Chinese adolescents: a population-based cross-sectional study. BMC Public Health 14: 1022. https://doi.org/10.1186/1471-2458-14-1022

Zimmerman FJ, Christakis DA, Meltzoff AN (2007) Associations between media viewing and language development in children under age 2 years. J Pediatr 151(4):364–368. https://doi.org/10.1016/j.jpeds.2007.04.071

Zimmerman FJ, Bell JF (2010) Associations of television content type and obesity in children. Am J Public Health 100(2):334–340. https://doi.org/10.2105/ajph.2008.155119

4

Die passive Nutzung von digitalen Medien

Inhaltsverzeichnis

4.1 Kinder als Konsumenten – Gefahren der Werbung. 101
    4.1.1 Wie können Eltern mit der Werbung für Kinder umgehen?. . . . 106
4.2 Fake News 106
4.3 Gruppenzwang. 107
    4.3.1 Gruppenzwang und digitale Medien. 109
    4.3.2 Wie können Eltern auf Gruppenzwang reagieren? 111
4.4 Mobbing und Cybermobbing. 112
    4.4.1 Begriffserklärung 112
    4.4.2 Warum mobben Kinder? 113
    4.4.3 Was kann man nun tun, wenn das Kind von Cybermobbing
         betroffen ist?. 114
    4.4.4 Fallbeispiele 115
Literatur 116

4.1 Kinder als Konsumenten – Gefahren der Werbung

Kinder sind, wirtschaftlich gesehen, die am stärksten wachsende Konsumgruppe der Welt. Einerseits geht es darum, Kinder zu Konsumenten zu erziehen, das heißt, auf ein bestimmtes Produkt zu fixieren. Andererseits sind Kinder schon einmal grundsätzlich die Konsumenten der Zukunft. Ziel der Werbung ist es, nicht nur das eigene Produkt zu verkaufen, sondern auch das eigene Angebot gegenüber den Konkurrenten durchzusetzen.

Als Beispiel hierfür kann man die oft emotional gespaltene Gruppe der Android®-Nutzer (Geräte von Samsung®, Huawei®, LG®) gegenüber der Gruppe der iOs-Nutzer® (Apple®) nennen. Laut Spitzer nehmen Erwachsene mehrere Tausend Werbungen oder kleine „Ads" wahr, jedoch wird ihnen nur ein Bruchteil von 5–15 % tatsächlich bewusst und noch weniger bleiben im Gedächtnis. Die Umsätze bei Print- und Fernsehwerbung nehmen zunehmend ab (Spitzer 2018). An ihre Stelle treten digitale Medien wie YouTube®, Instagram®, Facebook®, Snapchat®, TikTok® und Co. Mittlerweile wird mehr als die Hälfte des Umsatzes mit Smartphones generiert.

Das Interesse von Medienhäusern, Fernseh-Sendern und YouTube®-Kanälen, von App-Produzenten sowie Herstellern von Lebensmitteln, technischen Geräten und natürlich Spielsachen an Kindern ist dementsprechend groß und der Wunsch, diese Zielgruppe für sich zu gewinnen, ein wichtiges Ziel.

Allein auf Amazon® gibt es über 270.000 Spielzeuge – nur in der Altersgruppe der Zwei- bis Vierjährigen! Mittlerweile gibt zudem über 1500 Nahrungsmittel „speziell" für Kinder.

Kinder sind nicht nur besonders interessant, da sie aktuelle und auch zukünftige Konsumenten sind, sondern sie sind sowohl aktive als auch passive Konsumenten. Das heißt, sie sind selbst eine aktiv umkämpfte Zielgruppe und sie haben Einfluss auf die Kaufentscheidungen der Eltern. Das liegt daran, dass sie einerseits Taschengeld bekommen und andererseits werden für Kinder im Laufe der Jahre Unmengen an Sachen gekauft, vom Babygewand über Kinderwägen zu Spielsachen, Lebensmitteln, Büchern, Sportausrüstungen. Als Beispiel kann man hier auch das Anlocken der Kinder in Stresssituationen der Eltern nennen. Jesper Juul beschreibt es als „Unsitte", dass Supermärkte Süßigkeiten genau in Augenhöhe der Kinder platzieren und so den ökonomischen Machtfaktor von Kindern ausnutzen (Juul 2018).

> Kinder sind in den letzten Jahren eine der wichtigsten Zielgruppen geworden. Dementsprechend wird die Werbung für Kinder von Konzernen forciert.

Marketingfirmen und Werbeproduzenten haben erkannt, dass sie am Kind ansetzen müssen. Möchte ein Kind etwas unbedingt haben, wird es in den meisten Fällen auf kurz oder lang gekauft. Zudem sind Kinder „einfache" Konsumenten. Sie hinterfragen Werbungen nicht, sondern sprechen sehr gut darauf an. Werbung begleitet daher den Alltag von Kindern oft mehr, als

Eltern das bewusst ist. Werbung findet sich auf Straßenschildern, im Supermarkt, im Fernsehen, in Apps, in YouTube®-Videos, im Kino, im Radio, in Kinderzeitschriften und teilweise schon direkt in Kindergärten und Schulen durch Plakate oder spezielle Schulangebote.

Die Entwicklung der Werbekompetenz erfolgt schrittweise. Im Alter von drei bis sechs Jahren sehen Kinder Werbung durch die Musik und die bunten Bilder, also auf sehr starke visuelle und auditive Reize als Unterhaltung an. Eine Differenzierung von Werbung und Programm ist nur durch die Begleitung von Erwachsenen möglich.

Im Alter von etwa sieben Jahren lernen Kinder, dass Werbung den Zweck hat, etwas zu verkaufen. Das Verkaufs- und Profitinteresse von Herstellen wird weitgehend noch nicht verstanden. Die Aufmerksamkeit für Werbung nimmt zunehmend ab.

Erst im Alter von elf bis zwölf Jahren sind Kinder von der Entwicklung ihrer Medienkompetenz her so weit, Werbung und Inhalte kritisch zu hinterfragen. Kritisches Auseinandersetzen mit Medienkonsum und Werbung sollte von den Eltern gefördert werden. Es ist ganz natürlich, dass Kinder in diesem Alter anfangen, die Familienregeln zu hinterfragen und sich mit dessen Grenzen auseinanderzusetzen. Juul beschreibt, dass Kinder im Alter von elf Jahren anfangen, sich eher an Gleichaltrigen zu orientieren als an ihren Eltern. Das bedeutet nicht, dass Eltern ihre Bedeutung verlieren, sondern dass sie lernen, das Wertesystem der Familie zu vergleichen und ihre eigenen Schlüsse daraus zu ziehen (Juul 2018). Das ist auch der Beginn der vermehrten Selbstständigkeit, die sich in der Pubertät fortsetzt und verstärkt. Dieses Alter ist besonders wichtig, um eine gute Medienkompetenz aufzubauen. Kinder lernen so, zu kritischen Konsumenten zu werden.

> „Auf einer Gefahrenskala zwischen Süßigkeiten und Kokain ist der Handybildschirm näher an Kokain." (Bauer 2018)

Der Konsum an sich hat sich in den letzten Jahrzehnten durch soziale Netzwerke und Internetplattformen sowie durch die Hersteller von digitalen Spielen deutlich verändert. Werbung und Produkte sind mittlerweile allgegenwärtig. Waren es früher hauptsächlich Kaufhäuser und Supermärkte, in denen gekauft wurde, sind es heutzutage vermehrt Onlineshops. Einer stetigen Beliebtheit erfreuen sich auch kleine Beigaben zum eigentlichen Produkt. Am effektivsten ist es, wenn zusätzlich Gegenstände zum Sammeln angeboten werden. Besonders Zeitschriften und Lebensmittelproduzenten nutzen diese Form der Kundenbindung bei Kindern aus. Prominenteste Beispiele sind Süßigkeiten mit kleinen Spielzeugüberraschungen oder Kindermenü's bei Fastfood-Ketten. Mittlerweile wächst das Segment stark und Kinder werden so an bestimmte Produkte und Konzerne gebunden.

> Erst ab dem Alter von elf bis zwölf Jahren sind Kinder von der Entwicklung ihrer Medienkompetenz soweit, Werbung und Inhalte kritisch zu hinterfragen.

Im Jugendalter gestaltet sich Werbung durch Freunde wesentlich effizienter durch Plattformen wie TikTok®, Snapchat®, Facebook® und Instagram®. Diese Form der Werbung wird oft nicht als solche wahrgenommen, ist jedoch mittlerweile ein Hauptaugenmerk der Werbebranche. Es werden auf sozialen Medien kleine Werbebilder oder Videos angezeigt, die meistens Modeprodukte bewerben. Diese Form der Werbung wird ab dem Alter von zehn Jahren besonders von Herstellern forciert. Kinder und Jugendliche in diesem Alter beginnen, sich deutlich aktiver mit sozialen Netzwerken auseinanderzusetzen und sind daher die ideale Zielgruppe auf diesen Plattformen. Der Trend hin zu mehr Markenklamotten nimmt in den letzten ein bis zwei Jahren wieder stark zu. Unterstützt wird diese Werbung durch Platzierungen in Musikvideos oder bei Influencern auf Instagram®. Oftmals ist es kaum zu unterscheiden, ob es sich um eine bezahlte Kooperation oder eine persönliche Empfehlung bzw. der Geschmack des Präsentierenden handelt. Gerade Kindern und Jugendlichen fällt es besonders schwer, das zu unterscheiden. Der Wunsch, ebenfalls diese Marke zu tragen oder zu besitzen, steigt durch soziale Netzwerke. Der Besitz des jeweiligen Produktes wird meist sofort ins Netz gestellt und im Freundeskreis geteilt.

Die Studie „Social Media Influencer Marketing and Children's Food Intake" hat sich mit den Auswirkungen von Werbung durch Influencer auf sozialen Medien beschäftigt. Es wurden Kindern im Alter von neun bis elf Jahren Instagram®- und YouTube®-Profile von Influencern gezeigt. Eine Gruppe hat Werbung für ein ungesundes Produkt gesehen, eine andere Gruppe bekam Werbung für gesunde Snacks und eine dritte Gruppe keine nahrungsspezifische Werbung. Im Ergebnis zeigte sich ein signifikanter Anstieg an gegessenen Kalorien und im Speziellen von ungesunden Snacks bei der ersten Gruppe im Vergleich zur dritten Gruppe. Die zweite Gruppe verzeichnete keinen Anstieg an Kalorien. Diese Studie macht deutlich, dass das Sehen einer Werbung für ungesunde Nahrungsmittel einen unmittelbaren Effekt auf das Essverhalten der Kinder hat. Zudem kann gezeigt werden, welchen Einfluss soziale Medien und Influencer auf Kinder und Jugendliche haben (Coates et al. 2019).

Dieses Verhalten ist im Ursprung ein millionenaltes Gruppenverhalten. Führt A eine Tätigkeit durch, sollte ich das vielleicht auch machen, um meinen sozialen Status in der Gruppe zu erhalten. Hirnforscher Gerald Hüther beschreibt das Gruppenzusammenhörigkeits-Prinzip anhand eines Beispiels. Wenn man aus einer Gruppe ausgeschlossen wird oder in der Beziehung mit anderen Menschen Probleme hat, werden dieselben Gehirnareale aktiv wie bei realen körperlichen Schmerzen. Zeigt man den Kindern nicht, wie man mit dieser Situation umgeht und eine Lösung findet, leiden die Kinder darunter und versuchen diesen Zustand notdürftig auszuhalten. Bekommt ein Kind die Aufmerksamkeit und Zuneigung nicht, die es braucht, nimmt es sich das, was es haben kann. Machen Kinder also viele negative Erfahrungen mit anderen Menschen, suchen sie sich Ersatzhandlungen. Bekommt es diesen Ersatz, springt das Belohnungssystem an. Dieser Ersatz sind meistens Konsumgüter. Nach Hüther würden Menschen nicht so viel konsumieren, wenn sie glücklich und zufrieden mit sich und innerhalb des sozialen Gefüges wären (Hüther 2012) (Abb. 4.1).

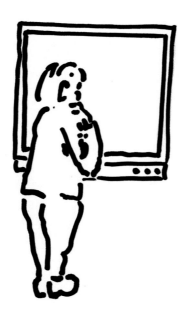

Abb. 4.1 Kind und Werbung

4.1.1 Wie können Eltern mit der Werbung für Kinder umgehen?

- Besprechen Sie mit Ihrem Kind beim Fernsehen den Unterschied von einer Sendung zur Werbung, dies kann ab einem Alter von drei Jahren erfolgen. Begleiten Sie Ihr Kind beim Fernsehen und „überlassen" Sie Ihre Kinder nicht dem Fernseher.
- Sprechen Sie gezielt an, welche Eindrücke und Gefühle eine Werbung bei Ihrem Kind hinterlässt. Erklären Sie, was Werbung ist und worauf sie abzielt. Suchen Sie aktiv mit Ihrem Kind den Vergleich von Produkten.
- Erklären Sie Ihrem Kind, dass Werbungen nicht immer die Wahrheit darstellen. Mehr dazu finden Sie auch im sechsten Kapitel bei der „Medienkompetenz"
- Zeigen Sie Ihrem Kind auch versteckte Werbungen, wie Platzierungen in Serien und Filmen oder auf YouTube®. Zu versteckten Werbungen zählen auch die Werbeeinblendungen in Apps. Zum Beispiel wird auf YouTube® mittlerweile schon während laufender Videos Werbung angezeigt. Auch in Stories auf Instagram® und Facebook® finden sich immer mehr Werbevideos, die zwischen Beiträgen von Freunden gezeigt werden.
- Zeigen Sie Verständnis, wenn Ihr Kind doch mal ein bestimmtes Produkt haben will. Das ist ganz natürlich und sollte grundsätzlich nicht als negativ bewertet werden.

4.2 Fake News

Unter dem Begriff Fake News versteht man Falsch- oder Fehlinformationen, die meistens über Medien, wie Facebook®, Twitter®, Youtube® und Co., verbreitet werden. Fake News werden meistens in Auftrag gegeben, um absichtlich Falschmeldungen zu verbreiten. Meistens stecken hinter Fake News politische oder wirtschaftliche Interessen. Auch die Stimmungsmache gegen bestimmte Personengruppen, wie Flüchtlingen oder (vermeintlichen) Straftätern, werden mit Fake News angeheizt. Verfasser bzw. Auftraggeber von Fake News haben immer zum Ziel, die Meinung von Menschen zu beeinflussen und/oder daraus Geld zu machen.

In einem offiziellen Paper des britischen Unterparlaments wird unter anderem dargestellt, wie sich Fake News auf Kinder und Jugendliche auswirken können. Es werden Auswirkungen auf die Demokratie, die Werte und das zukünftige Wahlverhalten angesprochen. Es wird daher klar vor

Fake News gewarnt und weitere Forschungen werden für notwendig erachtet (House of Commons 2019).

Fake News von echten Nachrichten zu unterscheiden, ist oftmals nicht ganz einfach. Es gibt einige Hinweise, wie man diese jedoch trotzdem erkennen kann:

- Hinterfragen der Fakten: Berichten mehrere Quellen von dieser Information? Sind diese Quellen seriös? Decken sich diese Informationen mit meinem bisherigen Wissensstand? Wie aktuell ist diese Information?
- Hinterfragen Sie die Quelle: Woher stammt diese Information? Was findet man im Internet zu dieser Quelle? Was hat die Quelle auf Twitter®, Facebook® und Co. bereits verbreitet?
- Ist die Überschrift besonders reißerisch, sollte man vorweg schon kritisch sein und den Artikel, das Bild oder die Information genau hinterfragen.
- Nutzen Sie Webseiten oder Apps, die Fake News identifizieren können. Hier bieten sich zum Beispiel Hoaxseach.de, faktenfinder.de oder auch die App „Fake News Check" an.

Mit Kindern gehört das Thema Fake News ebenfalls besprochen. Vermitteln Sie Ihrem Kind das Gefühl dafür, was echt sein könnte und was nicht. Hierfür ist es wichtig, aktuelle Themen in der Familie zu besprechen und mit dem Kind zu diskutieren. Das können auch politische oder wirtschaftliche Themen sein, die sie kindgerecht erläutern können. Erklären Sie Ihrem Kind, dass nicht alle Informationen aus dem Internet wahr sind und warum Fehlinformationen verbreitet werden. Machen Sie klar, dass oftmals finanzielle Interessen hinter falschen Nachrichten stecken. Zudem können Sie Ihrem Kind Beispiele von Fake News zeigen und erklären, woran diese erkannt werden können.

Das Erkennen von Fake News gehört zur Medienkompetenz und sollte ab dem Alter von sechs Jahren stufenweise vermittelt werden. Weitere Informationen dazu finden Sie im sechsten Kapitel.

4.3   Gruppenzwang

Nach Stangl ist Gruppenzwang ein Verhaltensphänomen, bei dem das eigene Verhalten an das Verhalten einer Gruppe angepasst wird. Persönliche Vorstellungen rücken in den Hintergrund. Man nimmt an, dass dieses Verhalten durch Unsicherheit im Umgang mit anderen Menschen entsteht.

Auch Angst, wegen einer abweichenden Meinung kritisiert zu werden, ist ein ausschlaggebender Faktor, sich eher einer Gruppe unterzuordnen. Man erhofft sich eine größere Akzeptanz und Schutz innerhalb der Gruppe, wenn man dem Gruppenzwang nachgibt. Dies könnte durchaus auch evolutionäre Wurzeln haben. In Gruppen war die Überlebenschance immer schon größer als allein (Stangl 2019). Schon Kinder im Kindergarten lernen, was Gruppenzwang bedeutet, und können sich diesem auch gegen ihre eigene Meinung anpassen. Nach Spitzer neigen Menschen dazu, sich der Meinung einer Gruppe anzupassen. Dies kann sich innerhalb der Familie, dem Kindergarten, der Schule oder am Arbeitsplatz zeigen. Menschen können ihr eigenes Potenzial eher ausleben, wenn sie nicht durch Gruppenzwang zu stark eingeengt werden (Spitzer 2005).

Daniel Haun von Max-Planck-Institut in Leipzig konnte schon bei Kindern im Alter von zwei Jahren ein gruppenkonformes Verhalten nachweisen. In einem Experiment wurden Kinder gebeten, einen Ball in eine geteilte Kiste zu werfen und einen bestimmten Bereich treffen. Dafür erhielten sie eine Belohnung. Anschließend beobachteten diese Kinder, wie andere Kinder den Ball in den anderen Bereich der Kiste werfen und ebenfalls eine Belohnung erhalten. Als im Anschluss das Testkind wieder an der Reihe ist, warfen mehr als die Hälfte der Kinder in den Bereich, in den zuvor alle anderen Kinder geworfen hatten, obwohl ihre ursprüngliche Strategie erfolgreich war (Erhalt einer Belohnung). In weiterer Folge konnte gezeigt werden, dass sich Kinder öfter anpassten, wenn andere Kinder zusahen.

> Anpassungan andere Menschen ist ein menschliches Bedürfnis, da die Angst vor einem Ausschluss aus der sozialen Gruppe tief verankert ist.

In der Studie „Conformity to Peer Pressure in Preschool Children" wird der Gruppenzwang bei insgesamt 96 Kindern im Alter von vier Jahren erforscht. Die Studie teilte sich in zwei Experimente. Im ersten Teil wurde allen Kindern das vermeintlich gleiche Buch gegeben, sodass die Kinder im Glauben waren, sie hätten alle das gleiche Buch. Ein Buch erhielt jedoch auf einigen Seiten andere Bilder als die restlichen Bücher. Ein Kind stand somit teilweise im Widerspruch mit der „Mehrheitsmeinung". Trotzdem gaben 18 von 24 Kindern an, das gleich zu sehen wie die restliche Gruppe. Damit kann gezeigt werden, dass sich Kinder wider besseren Wissens der Gruppenmehrheit anschließen. Im zweiten Teil der Untersuchung wurde erforscht, warum Kinder sich so verhalten. Es zeigte sich, dass der soziale Druck steigt, wenn man die Meinung öffentlich machen muss. Dieses Experiment wurde schon 1951 in ähnlicher Form bei Erwachsenen durchgeführt (Haun und Tomasello 2011). In diesen Studien konnte gezeigt werden, dass Menschen eine hohe Konformität zur Gruppe zeigen und das Anpassen innerhalb einer Gruppe eine wichtige Rolle spielt im sozialen Leben.

Anpassung an andere Menschen ist ein urmenschliches Bedürfnis. Angst vor einem Ausschluss aus der sozialen Gruppe gibt es auch bei Menschen-affen. Das zeigt, wie tief der Gruppenzusammenhalt im Menschen verankert ist. Unangepasstes Verhalten führt schnell zur Ausgrenzung aus dem sozialen Umfeld. Heutzutage beginnt das schon in Kindergärten oder Schulen. Auch im späteren Leben vermeiden Erwachsene, an den Rand einer sozialen Gruppe zu geraten, und passen sich lieber an. Eine grundsätzliche Immuni-tät gegen Gruppenzwang gibt es nicht und wäre sozial gesehen auch eher problematisch. Zudem belastet eine Ausgrenzung Kinder und Jugendliche oft mehr, als sich einer Gruppe gegen die eigenen Vorstellungen anzupassen. Auswirkungen von beiden Extremen kann die psychische und psycho-somatische Gesundheit von Kindern beeinträchtigen.

4.3.1 Gruppenzwang und digitale Medien

Gruppenzwang an sich hat sich kaum verändert, jedoch die Art und Weise, wie er kommuniziert wird. Es gibt verschiedene Arten von Gruppenzwang.

Gruppenzwang wird heutzutage hauptsächlich durch WhatsApp®-Gruppen und soziale Medien ausgelebt, zum Beispiel in Form von direktem Gruppenzwang. Direkt heißt in diesem Zusammenhang, die Gruppe will explizit, dass jemand eine bestimmte Handlung vollzieht. Als Beispiel kann es sich hierbei um eine Anordnung oder einen Befehl handeln, etwas zu tun oder zu sagen. In diesem Fall geht es darum, Aufmerksamkeit zu erzeugen und innerhalb seines Freundeskreises die soziale Stellung zu halten.

Eine weitere Form des Gruppenzwangs zeigt sich durch den Wunsch, etwas zu besitzen, das Freunde besitzen. Das erkennt man schnell am Satz: „Aber alle haben …. !". Dies bezeichnet den indirekten Gruppenzwang. Immer häufiger werden sogenannte Challenges im Internet populär. Diese Challenges sind an die Nutzung von neuen Medien gekoppelt, da sie durch soziale Netzwerke wie YouTube®, Facebook®, Instagram® und TikTok® ver-breitet werden. Es gibt mehrere, schnell ändernde Arten von Challenges, von sozial-caritativen wie der „Ice Bucket Challenge" (hierbei schüttet man sich einen Eimer eiskaltes Wasser über den Kopf, um für ALS-betroffene Menschen Geld zu sammeln) bis hin zu gefährlichen wie der „Cinnamon

Challenge" (dem Schlucken eines Löffels Zimt ohne Flüssigkeit). Das Gefühl,m Teil einer Bewegung zu sein, kann Kinder und Jugendliche schnell zu Aktionen verführen, die sie unter anderen Umständen vermutlich nicht machen würden.

Digitale Medien verändern den Gruppenzwang und sozialen Druck auch auf eine weitere Art und Weise. Es ist immer und überall präsent. YouTube®-Videos können von Millionen Menschen gesehen werden, ein Bild kann sich wie ein Lauffeuer in WhatsApp®-Gruppen und sozialen Medien verbreiten und ist nicht mehr „zurückzuholen". Diese Veränderungen im sozialen Druck spüren die Kinder. Daher ist ein verantwortungsbewusster Umgang mit digitalen Geräten und sozialen Medien besonders wichtig.

> Digitale Medien verändern den Gruppenzwang und sozialen Druck auf eine neue Art und Weise: Er ist immer und überall präsent.

Juul beschreibt, dass es wichtig ist zu unterscheiden, ob ein Kind nur sagt, dass es etwas haben möchte, weil es andere haben, oder die Wichtigkeit für das Kind enorm groß ist. In diesem Zusammenhang gibt es zwei Faktoren: das Bedürfnis, einer Gruppe anzugehören, sowie die Angst, aus dieser ausgeschlossen zu werden. Das unterscheidet er, indem ein Kind entweder immer wieder verbale Hinweise liefert („alle haben") oder große Emotionen zu diesem Thema entwickelt und fast schon unter Tränen einen Wunsch äußert. Beides sollte man mit den Kindern in Ruhe besprechen, wenn die Gefühle nicht am emotionalen Höhepunkt sind. In der Emotionalität eines Wunsches erwächst oft ein Streit. Eltern sollen lernen, ihrem Kind zu helfen, sich trotz der Erwartungen ihres Umfeldes selber definieren zu lernen. Man soll eine gute „Balance zwischen Individualität und Konformität" finden (Juul 2018). Juul beschreibt die Situation zwar als recht komplex, das Wichtigste sei aber, seinem Bauchgefühl zu folgen und seinem Kind authentisch mitzuteilen, warum Sie diese Meinung vertreten. Zudem sollte immer abgewogen werden, in welchen Fällen Sie Wünsche erfüllen und in welchen Situationen nicht. Versuchen Sie, mit Ihrem Kind zu besprechen und dabei keine „Moralpredigt" zu halten, sondern Ihrem Kind das Gefühl geben, verstanden zu werden. Kinder können zwischen einem Bedürfnis und der Lust auf etwas noch nicht gezielt unterscheiden. Das muss erst geübt werden. Juul beschreibt diesen Prozess mit folgenden Fragen der Eltern an das Kind: Statt „Worauf hast du Lust?" sollte gefragt werden „Was willst du am Liebsten?" (Juul 2018). Eltern können so dem Kind helfen zwischen diesen beiden Gefühlszuständen zu unterscheiden.

Nehmen Sie Ihr Kind ernst und spielen Sie seine Wünsche nicht herunter.

4.3.2   Wie können Eltern auf Gruppenzwang reagieren?

- Vermitteln Sie Ihrem Kind, wie man „Nein" sagt. In vielen Situationen müssen sich Kinder im Alltag entscheiden. Die richtige Entscheidung zu treffen, ist nicht immer leicht. Jedoch können Eltern helfen, ihrem Kind beizubringen, in welchen Situationen ein klares „Nein" angebracht ist. Dies benötigen Kinder in Situationen wie zum Beispiel einer Aufforderung, etwas zu tun, was dem Kind widerstrebt oder Angst bereitet. Als weiteres Beispiel kann hier auch die Aufforderung, jemanden Dritten zu mobben, genannt werden. Solche Situationen können einerseits innerhalb der Familie besprochen werden oder auch mittels eines Rollenspiels geübt werden.
- Stärken Sie das Selbstvertrauen Ihres Kindes. Dies kann zum Beispiel durch ein Lob einer besonders gelungenen Situation oder Tätigkeit sein. Besprechen Sie zu Hause Situationen, in denen Kinder in moralische und soziale Zwickmühlen geraten, und bestärken Sie es in seiner Entscheidung. Zeigen Sie Ihrem Kind so, dass sie immer ein offenes Ohr haben und ihm in jeder Situation helfen werden. Oft hilft schon ein entlastendes Gespräch und die Möglichkeit, seine Sorgen und Ängste anzusprechen.
- Bringen Sie Ihrem Kind bei, sich auf sein Bauchgefühl zu verlassen und sich selbst treu zu bleiben. Wenn es sich falsch anfühlt, etwas zu tun, bestärken Sie Ihr Kind in diesem Gefühl. Suchen Sie das Gespräch regelmäßig, um zu erfahren, was im Freundeskreis gerade angesagt ist, und reflektieren Sie das anschließend mit Ihrem Kind, um herauszufinden, welche Wünsche tatsächlich von Bedeutung sind.
- Manchmal ist es in Ordnung, Kindern kleinere Wünsche zu erfüllen. Achten Sie selbst auf Ihr Bauchgefühl und handeln Sie nach bestem Wissen und Gewissen. Der Wunsch nach Akzeptanz in einer Gruppe ist ein urmenschliches Bedürfnis und muss nicht immer negativ sein und „bekämpft" werden. Manche Wünsche können Sie mit gutem Gewissen erfüllen. Achten Sie auf eine Balance, die Sie vertreten können.
- Besprechen Sie offen, warum Sie als Eltern nicht jedem Wunsch des Kindes nachgehen können. Dabei ist wichtig, dem Kind authentisch zu erklären, warum man eine Meinung vertritt. Suchen Sie das Gespräch nicht im Stress oder wenn die Situation schon angespannt ist, sondern in einem ruhigen Moment.

- Seien Sie ein gutes Vorbild für Ihr Kind. Zeigen Sie Ihrem Kind, dass auch Sie mal „Nein" sagen können oder müssen, pflegen Sie dabei selber immer einen respektvollen Umgang mit Ihrem Kind und anderen Menschen. Nein sagen zu können, ist eine wichtige Fähigkeit, die Ihnen Respekt und Authentizität verleiht.
- Wenn der Wunsch eines Kindes besonders mit dem Freundeskreis zusammenhängt, kann man als Elternteil dies auch in der Gruppe der Freunde ansprechen. Dadurch erkennt man einerseits, wie groß der Gruppenzwang bzw. der Wunsch tatsächlich ist, andererseits kann man mit der gesamten Freundesgruppe und eventuell mit den Eltern der Kinder einen gemeinsamen Weg finden. Dies beschreibt Jesper Juul in seinem Buch „Nein aus Liebe" (Juul 2018)

4.4   Mobbing und Cybermobbing

Oft kommt im Zusammenhang mit der psychischen Gesundheit das Thema Mobbing im Internet oder auch der Gruppenzwang auf. Das heißt, Kinder werden durch andere Kinder animiert, digitale Medien zu nutzen bzw. werden mit Inhalten konfrontiert, auch wenn sie selbst diese nicht aktiv nutzen. Das Thema Mobbing wird im Zusammenhang mit der psychischen Gesundheit von Kindern immer aktueller diskutiert.

4.4.1   Begriffserklärung

Mobbing kommt aus dem Englischen und bedeutet „jemanden angreifen" oder „pöbeln". Hierbei wird eine Person immer wieder Ziel von Angriffen einer anderen Person oder Gruppe. Ziel dieser Angriffe ist eine Kränkung, Demütigung oder Verletzung der gemobbten Person. Diese Angriffe haben oft auch ein Ungleichgewicht von Macht zwischen Opfer und Täter. Es gibt verschiedene Formen des Mobbings. Verbales Mobbing beschreibt das Verbreiten von Gerüchten und das Verspotten oder Hänseln von Kindern nur unter Verwendung der Sprache. Unter physischem Mobbing werden aktive Handlungen wie Schlagen, Treten etc. beschrieben. Psychisches Mobbing definiert sich durch Ausschluss einer bestimmten Gruppe oder auch Ignorieren einer Person.

Nach Jesper Juul ist Mobbing eine Möglichkeit, Aggressionen und Frustration auf Kosten von schwächeren Mitgliedern der Gesellschaft auszuleben und die Integrität dieser Menschen zu verletzen. Mobbing entwickelt sich aus Frustration heraus (Juul 2017).

Unter Cybermobbing versteht man das „bewusste Beleidigen, Bedrohen, Bloßstellen oder Belästigen mit elektronischen Kommunikationsmitteln wie dem Handy oder im Internet, meist über einen längeren Zeitraum hinweg" (Buchegger 2018).

> Cybermobbingist das „bewusste Beleidigen, Bedrohen, Bloßstellen oder Belästigen mit elektronischen Kommunikationsmitteln wie dem Handy oder im Internet, meist über einen längeren Zeitraum hinweg." (Buchegger 2018).

Cybermobbing weist im Vergleich zu persönlichem Mobbing oder Hänseleien in Schulen oder Kindergärten mehrere Differenzierungen auf. Zum einen wird schnell ein großes Publikum in öffentlichen Netzwerken erreicht. Man wird nicht mehr direkt mit der Situation konfrontiert, sondern kann nur passiv zusehen, wie Photos oder Beiträge im Internet geteilt werden. Häufig geschieht dies über Plattformen wie Facebook®, YouTube® oder Instagram® oder in Chat-Apps wie WhatsApp®. Auf der anderen Seite wird das Mobbing 24 h am Tag ermöglicht. Früher waren es Situationen in der Schule oder im Hort, aus denen man sich im geschützten Umfeld daheim zurückziehen konnte. Durch das Cybermobbing fällt dieser Schutz weg und man wird ständig mit der Situation konfrontiert. Das Nicht-Nutzen von sozialen Netzwerken und digitalen Geräten ist oft keine Option. Besonders ist auch die Möglichkeit, im Internet anonym zu mobben, das heißt, der eigentliche Aggressor ist nicht mehr greifbar und man kann ihn nicht einfach zur Rede stellen. Zudem sinkt die Hemmschwelle durch die Anonymität deutlich. Dies erschwert die Auflösung der Mobbingsituation erheblich. Zu den oben genannten Formen des Mobbing kommt beim Cybermobbing noch die sexuelle Belästigung im Internet hinzu. Eine spezielle Form des Cybermobbings ist das sogenannte „Happy Slapping" oder „Smack Cam", bei denen Photos und Videos von Gewalt oder Mobbingsituationen im Internet verbreitet werden (Buchegger 2018).

4.4.2 Warum mobben Kinder?

Nach der Psychologin Baumann ist ein Hauptgrund für das Mobben die Zugehörigkeit zu einer Gruppe und der Erhalt oder die Sicherung eines möglichst hoher Status innerhalb dieser Gruppe. Kinder und Jugendliche können so ihre Verbundenheit und Wertschätzung der Gruppe gegenüber ausdrücken und gleichzeitig ihr eigenes Selbstwertgefühl steigern (Baumann 2012). Des Weiteren dient Mobben laut Gugel, einem deutschen

Pädagogen, zur Entlastung von aufgestauten Aggressionen und zum Überspielen von eigenen Ängsten, wie Versagensängsten oder auch der Angst, selbst Opfer von Mobbing zu werden. Manchmal wird auch einfach aus Langeweile gemobbt oder aus interkulturellen Differenzen heraus (Gugel 2007).

4.4.3 Was kann man nun tun, wenn das Kind von Cybermobbing betroffen ist?

Grundsätzlich gelten die gleichen Regeln wie beim Thema Gruppenzwang:

- Das Wichtigste ist, innerhalb der Familie darüber zu sprechen. Befragen Sie aktiv Ihr Kind über das Thema Mobbing und Cybermobbing. Geben Sie Ihrem Kind das Gefühl, dass es jederzeit zu Ihnen kommen kann, wenn es belästigt wird. Wiederholen Sie regelmäßig Ihre Frage und sagen Ihrem Kind, es soll sich jederzeit an Sie wenden.
- Nehmen Sie Kommentare oder Berichte Ihres Kindes zum Thema Mobbing ernst und fragen Sie aktiv nach. Reden Sie auch mit Pädagogen, Lehrern oder Eltern von Mitschülern, zum Beispiel bei Elternabenden oder Sprechstunden, über dieses Thema und erfragen Sie, ob diese etwas mitbekommen hätten.
- Beweissicherung durch Screenshots: Falls es zu einer Mobbing-Attacke gekommen ist, machen Sie einen Screenshot der Kommentare und speichern Sie das Video. Notieren Sie dazu das genaue Datum. Dies kann ein wichtiger Beweis im Falle einer polizeilichen Ermittlung sein.
- Informieren Sie sich über rechtliche Konsequenzen von Mobbing. Grundsätzlich sind Kinder unter 14 Jahren strafunmündig, hier gelten jedoch je nach Bundesland eigene Regeln.
- Accounts blocken in sozialen Netzwerken: Blockieren Sie Accounts von Menschen, die Mobbing betreiben, und melden Sie dies dem sozialen Netzwerk. Bei allen gängigen Plattformen ist das Melden und Blockieren möglich.
- Nach Juul sind nicht nur die Kinder schuld an Mobbing. Es ist ebenfalls ein Problem mangelnder Führung bei Institutionen wie Schulen. Daher sollten nicht die Kinder als Schuldige dastehen, sondern die Kompetenzen derjenigen hinterfragt werden, die sich in verantwortlichen Positionen befinden. Studien zufolge scheitern Präventionsprogramme, die nur auf die Kinder abzielen (Juul 2017).

4.4.4 Fallbeispiele

An dieser Stelle werden zwei Fallbeispiele kurz skizziert. Es ist nicht immer einfach, den richtigen Weg in einer Mobbingsituation zu finden. Wichtig ist, dass das Thema gut angesprochen wird. Weitere Tipps und Hilfestellungen finden Sie in diesem Kapitel unter „Was kann man tun, wenn das Kind von Cybermobbing betroffen ist?".

Es wird nun zuerst eine Ausgangssituation beschrieben und anschließend zwei Möglichkeiten, mit der Situation umzugehen. Das erste Fallbeispiel stellt ein deutliches Negativbeispiel da, das zweite beschreibt einen optimalen Umgang mit der Situation. Der richtige Weg kann leider nie in einem Rezept niedergeschrieben werden. Es ist immer von verschiedenen Faktoren abhängig, wie dem Alter der Kinder, der eigentlichen Situation und den Reaktionsmöglichkeiten sowie der Aufarbeitung durch involvierte Institutionen wie Kindergarten, Schulen, Vereinen etc. Nach Möglichkeit sollte eine vermittelnde Instanz herangezogen werden.

Ausgangssituation
Der Ursprung der Situation war eine vermeintlich pornografische Werbung, die in einem WhatsApp®-Gruppenchat von neunjährigen Mädchen aufgetaucht ist. Einigen Aussagen zur Folge dürften zwei Mädchen der Klasse zusammen auf einem Smartphone ein Spiel gespielt haben. Dies geschah nach der Schule bei einem der Mädchen zu Hause. In dieser App erschien eine Werbeeinblendung, wie üblich bei Gratis-Apps. Diese wurde anschließend per Screenshot im Gruppenchat verbreitet.

- Negativbeispiel
  Als erste Reaktion beschimpfen sich die Eltern gegenseitig, die Mutter des Mädchens, bei dem die Werbung aufgetaucht ist, hätte ihre Aufsichtspflicht verletzt. In einem weiteren Schritt verbaten die Eltern den Kindern den Umgang miteinander. Die Kinder durften nicht mehr miteinander spielen und sollten nach Anordnung der Eltern auch in der Schule jeglichen Kontakt meiden. Aufgrund des Verhaltens der Kinder suchte die Klassenlehrerin das Gespräch und wurde über das Geschehene informiert. Gleichzeitig wurden Vorwürfe laut, die Schule hätte zu wenig Medienkompetenz vermittelt.
  Nach einigen Wochen ergab sich folgendes Bild: Die Kinder spielten nun heimlich in den Pausen miteinander, die WhatsApp®-Gruppe wurde gelöscht. Die Mädchen waren von der ersten Klasse an gut befreundet

und verstanden nicht, warum sie nicht weiter befreundet sein durften. Die Lehrerin deckte das Verhalten der Kinder vor den Eltern. Nachdem die Situation im zweiten Semester der letzten Volksschulklasse passierte, wurde weiter nichts unternommen und die Kinder wurden in weiterer Folge in verschiedene weiterführende Schulen aufgeteilt. Mit den Kindern wurde weder von Seite der Schule noch daheim oder im Freundeskreis die Situation besprochen oder aufgearbeitet.

- Positivbeispiel
  In einer ersten Reaktion besprachen sich die Eltern der betroffenen Kinder miteinander, um einen gemeinsamen Weg zur Aufarbeitung zu finden. Die Eltern setzten sich anschließend mit ihrem jeweiligen Kind zusammen und erklärten die Situation und dass es verboten ist, pornografisches Material in solchen Gruppen zu teilen. Mit den Mädchen wurde auch der richtige Umgang mit Werbungen in Apps und Spielen besprochen.

Die Eltern informierten ebenfalls die Klassenlehrerin über die Situation und baten um einen Wochenschwerpunkt zum Thema „Umgang mit Medien". Zu diesem Zweck organisierten die Eltern gemeinsam mit der Pädagogin eine Expertin, die einen Projekttag mit den Schülern gestaltete. Nach einigen Wochen war die Situation deutlich entschärft, die Eltern kontrollierten nun genauer die Kinderschutzmaßnahmen und die installierten Apps auf den Geräten und führten regelmäßig Gespräche mit ihren Kindern. Zudem befassten sich die Kinder im Unterricht mit dem Thema. Die Situation gab der gesamten Schule einen Anstoß, den Kindern Kompetenzen in diesem Bereich zu vermitteln.

Literatur

Bauer V (2018) Kinder und Handys: So gefährlich wie Kokain? In: mobile geeks 2018, 30.10.2018. https://www.mobilegeeks.de/artikel/kinder-und-handys-so-gefaehrlich-wie-kokain/. Zugegriffen: 21. Jan. 2020

Baumann F (2012) „Bei uns gibt es kein Mobbing!": Welches Potential müsste ein Präventionsprogramm enthalten, um optimal gegen Mobbing im Klassenzimmer wirksam zu sein? Hrsg LMU. Fakultät für Psychologie und Pädagogik, München

Buchegger B (2018) Aktiv gegen Cyber-Mobbing. Hrsg sterreichisches Institut für angewandte Telekommunikation. https://www.saferinternet.at/fileadmin/categorized/Materialien/Aktiv_gegen_Cyber_Mobbing.pdf. Zugegriffen: 12. Dez. 2019

Coates AE, Hardman CA, Halford JCG, Christiansen P, Boyland EJ (2019) Social media influencer marketing and children's food intake: a randomized trial. Pediatrics 143(4). https://doi.org/10.1542/peds.2018-2554

Gugel G (2007) Handbuch Gewaltprävention: Für die Grundschule und die Arbeit mit Kindern. 1. Aufl. Institut für Friedenspädagogik Tübingen

Haun DBM, Tomasello M (2011) Conformity to peer pressure in preschool children. Child Dev 82(6):1759–1767. https://doi.org/10.1111/j.1467-8624.2011.01666.x

House of Commons (2019) Impact of social media and screen-use on young people's health. Fourteenth Report of Session 2017–19. Hrsg. v. Science and Technology Comittee. https://publications.parliament.uk/pa/cm201719/cmselect/cmsctech/822/822.pdf. Zugegriffen: 27. Dez. 2019

Hüther G (2012) Rücksichtslosigkeit ist anerzogen. DenkwerkZukunft, 5. Dezember. https://www.youtube.com/watch?v=7UZoF56D4MY. Zugegriffen: 20. Dez. 2019

Juul J (2017) Aggression. Warum sie für uns und unsere Kinder notwendig ist. Fischer, Frankfurt a. M.

Juul J (2018) Nein aus Liebe. Klare Eltern – starke Kinder. 11. Aufl. Kösel, München

Stangl W (2019) Gruppenzwang. Hrsg Lexikon für Psychologie und Pädagogik. https://lexikon.stangl.eu/15535/gruppenzwang/. Zugegriffen: 12. Dez. 2019

Spitzer M (Hrsg) (2005) Wie funktioniert das Gehirn? Auf dem Weg zu einer neuen Lernwissenschaft. OECD. Schattauer, Stuttgart

Spitzer M (2018) Die Smartphone-Epidemie. Gefahren für Gesundheit, Bildung und Gesellschaft. Klett-Cotta, Stuttgart

5

Bestandsaufnahme der individuellen Nutzungsdauer Ihres Kindes

Inhaltsverzeichnis

5.1 Evaluierungsmaßnahmen 120
5.2 Option 1: Die „Stricherl-Liste". 120
5.3 Option 2: Zeit messen 121
5.4 Option 3: Namen nennen 121
5.5 Hinweisfragen zum Thema „Wird mein Kind bereits von den Geräten beeinträchtigt?". 122

In diesem Kapitel liegt die Aufmerksamkeit einerseits darauf, wie viel Zeit Ihr Kind tatsächlich im Alltag mit einem technischen Gerät wie Smartphone, Tablet, PC, Fernseher und Konsole (wie XBox®, Playstation® etc.) verbringt. Andererseits finden Sie einen Test mit Hinweisfragen, ob der Alltag Ihres Kind durch die Nutzung der Geräte bereits beeinträchtigt ist.

Für die Umsetzung einer Reduktion im Alltag ist es vorrangig, derzeitigen Medienkonsum festzustellen. Mit den nachstehenden Optionen können Sie den Konsum auch immer wieder evaluieren und Sie sehen Veränderungen auf einem Blick. Zudem können Sie Veränderungen im Verhalten Ihres Kindes notieren.

K. Habermann, *Eltern-Guide Digitalkultur,* https://doi.org/10.1007/978-3-662-61370-2_5

5.1   Evaluierungsmaßnahmen

Zur Evaluierung der tatsächlichen Nutzung werden in diesem Buch vier Methoden der Autorin vorgestellt. Natürlich funktionieren alle diese Methoden nur, wenn Sie wirklich ehrlich sind und sich die Zeit nehmen, mitzuschreiben. Aus Erfahrung zeigt sich, dass Sie am Besten eine „normale" Woche wählen, also keine Ferienzeiten, Krankentage bzw. erste oder letzte Woche im Kindergarten oder in der Schule. Geeigneter wäre eine Woche innerhalb des Kindergarten- bzw. Schuljahres.

Wichtig bei all diesen Optionen ist es, dass Sie die Nutzung in keiner Weise einschränken im Vergleich zu anderen, bisherigen Wochen. Hier geht es nur um eine Bestandsaufnahme, um das Ausmaß sichtbar zu machen. Falls Ihr Kind im Zuge des Unterrichts mit Tablet und PC arbeitet, zählt dies nicht zu den berechneten Zeiten dazu. Hier zählen nur die Zeiten zu Hause, in Pausen oder unterwegs. Wenn Sie sich allerdings einen Gesamt-überblick wünschen, können Sie die Nutzungszeiten während des Unterrichts von den Pädagogen erfragen und ebenfalls in der Liste anführen. Diese Zeiten sollten dem Kind allerdings nicht bei der Gesamtnutzungsdauer in der Freizeit angerechnet werden, falls sie eine solche vereinbaren.

5.2   Option 1: Die „Stricherl-Liste"

Bei dieser Technik hängen Sie sich zu Hause einfach ein Blatt Papier auf den Kühlschrank oder legen Sie es irgendwohin, wo Sie es leicht erreichen. Nun führen Sie eine simple Stricherl-Liste jedes Mal, wenn Ihr Kind eines der Geräte nutzt.

Hierzu zählen neben Smartphone und Tablet auch PC, Laptop, Fernseher und Spielekonsolen aller Art.

Eine Möglichkeit, wie diese Liste aussehen kann, sehen Sie hier:

Stricherl-Liste für ....   geführt von .... bis ....

Gerät	Kind 1	Kind 2
Smartphone		
Tablet		
Fernseher		
PC/Laptop		
Konsole		

5.3   Option 2: Zeit messen

Diese Methode ist eine Erweiterung zu der oben angeführten Stricherl-Liste. Stoppen Sie zusätzlich die Zeit, wie lange Ihr Kind sich mit den Geräten beschäftigt.

Am Ende der Woche können Sie nun ausrechnen, wie viel Zeit einerseits für die einzelnen Geräte und andererseits in der Summe für die ganze Woche aufgebracht wurde.

Bei dieser Liste ist es möglich, mehrere Geräte mit der jeweiligen Zeit zu erfassen, das heißt, die tägliche oder wöchentliche Fernseh-, Smartphone-, Konsolen-, Tablet- bzw. PC-Nutzung detailliert zu dokumentieren. Natürlich ist die Methode wesentlich zeitaufwendiger als eine einfache Liste, allerdings verschafft sie auch einen deutlich besseren Überblick und ist daher aus Sicht der Autorin zu empfehlen.

In diesem Fall empfiehlt es sich, pro Kind eine eigene Liste anzulegen. Eine mögliche Vorlage wäre in diesem Fall:

Liste für ....   geführt von .... bis ....

Tag	Gerät	Beginn der Nutzung	Ende der Nutzung

5.4   Option 3: Namen nennen

Diese Methode richtet sich nur an Sie, Ihren Partner oder andere an der Erziehung Ihres Kindes beteiligte Personen, wie Großeltern, Kindermädchen, Babysitter etc.

Versuchen Sie – jeder für sich – alle Smartphoneapps und -spiele, Fernsehsendungen, Videoinhalte von Youtube® und Konsolenspiele aufzuschreiben, die Ihr Kind nutzt, sieht und spielt. Wie viele fallen Ihnen hier ein? Haben Sie einen genauen Überblick was Ihr Kind mit den Geräten macht?

Schreiben Sie nun alle Namen auf einen Zettel. Vergleichen Sie den Zettel mit den Aussagen Ihres Kindes, Youtube®-Verläufen, Spielen am Smartphone und an der Konsole und tatsächlich gesehenen Sendungen.

Wie Sie Youtube®-Verläufe finden: Öffnen Sie die Website www.yotube.com → gehen Sie links unter Start auf Verlauf. Hier finden Sie Wiedergabe, Verläufe, Suchanfragen, geschriebene Kommentare. In der App finden Sie diese Einstellung unter Bibliothek → Verlauf.

5.5 Hinweisfragen zum Thema „Wird mein Kind bereits von den Geräten beeinträchtigt?"

Diese Hinweisfragen sollen Ihnen eine Hilfestellung sein und einen Denkprozess anregen. Sie können diesen Fragebogen ebenfalls nochmals nach einer Reduktion der Mediennutzungszeit durchgehen. Anhand dessen können Veränderungen im Verhalten Ihres Kindes gut sichtbar dokumentiert werden.

1. Fragt Ihr Kind täglich nach der Nutzung eines Gerätes? ja/nein
2. Wird Ihr Kind unruhig, wenn es das Gerät nicht nutzen darf? ja/nein
3. Fängt Ihr Kind an zu weinen oder quengeln, wenn Sie das Gerät wieder wegnehmen? ja/nein
4. Hält es die vereinbarte Spiel- und Nutzungszeit ein? ja/nein
5. Spielt Ihr Kind lieber mit einem der Geräte als mit Geschwistern, Freunden oder am Spielplatz? ja/nein
6. Werden die Geräte als Belohnung oder zur Aufheiterung eingesetzt? ja/nein
7. Hat sich Ihr Kind in letzter Zeit schulisch verschlechtert? ja/nein
8. Hat Ihr Kind ausreichend Interesse an anderen Freizeitaktivitäten? ja/nein
9. Berichten Kindergartenpädagogen oder Lehrer von Aufmerksamkeitsschwächen oder unruhigem Verhalten während Gruppenaktivitäten, sowie störendem Verhalten während gezielten Einzelaufgaben? ja/nein
10. Besitzt Ihr Kind ein eigenes Smartphone, Tablet, einen PC etc. oder ist dies ein brennender Wunsch? ja/nein
11. Wissen Sie immer genau, was Ihr Kind am Gerät macht? ja/nein
12. Spricht Ihr Kind ständig über fiktive Charaktere von Spielen, Fernsehsendungen oder Youtube-Videos? ja/nein
13. Ist Ihr Kind oft ungeduldig oder findet kaum alternative Beschäftigungen für die kleine Langeweile zwischendurch? ja/nein
14. Verwenden Sie selbst viel das Smartphone im Alltag vor Ihren Kindern? ja/nein
15. Klagt Ihr Kind öfters über Kopf- oder Nackenschmerzen? ja/nein
16. Kann sich Ihr Kind eine längere Zeit ohne digitale Medien selbst beschäftigen? ja/nein
17. Spricht Ihr Kind altersentsprechend? ja/nein
18. Hat Ihr Kind eine altersentsprechende Frustrationstoleranz? ja/nein

Platz für Notizen:

6

Wie findet man eine Balance?

Inhaltsverzeichnis

6.1   Die Umsetzung   124
6.2   Erstellen Sie gemeinsam in der Familie Regeln für die Nutzung   125
6.3   Vorbildwirkung   127
6.4   Regelmäßige Gespräche   128
6.5   Kinderschutzmaßnahmen.   129
6.6   Empfohlene Nutzungsdauer.   132
6.7   Ab wann braucht mein Kind ein eigenes Smartphone?.   133
6.8   Medienkompetenz vermitteln.   135
6.9   „Medien-Nutzungs-Vertrags" mit Kindern   139
6.10 Checkliste „Balance finden"   139
6.11 Fallbeispiel Elterngespräch   140
Literatur   144

In den letzten Kapiteln haben Sie nun einiges über den wissenschaftlichen Hintergrund zum Thema Mediennutzung im Kindesalter erfahren und vielleicht bereits eine zeitliche Erfassung durchgeführt. Nun stellt sich die Frage, wie man mit den gewonnenen Erkenntnissen den Alltag (um-) gestaltet. Ein Verbot von neuen Medien ist keine sinnvolle Lösung. Eltern sollten hingegen den Kindern einen zielgerichteten Umgang mit den technischen Geräten näherbringen, selbst Gefahren erkennen und den Kindern erkennen üben, sowie die Nutzung mit den Kindern reflektieren.

© Der/die Herausgeber bzw. der/die Autor(en), exklusiv lizenziert durch Springer-Verlag GmbH, DE, ein Teil von Springer Nature 2020
K. Habermann, *Eltern-Guide Digitalkultur,* https://doi.org/10.1007/978-3-662-61370-2_6

6.1   Die Umsetzung

Machen Sie sich bewusst, dass ein grundsätzliches Verbot der digitalen Medien nicht das Ziel sein sollte. Dieses Buch dient als Hilfestellung für eine Reduktion des Konsums von digitalen Medien. Es soll helfen, ein Bewusstsein zu schaffen, wie sich Smartphone, Fernseher und Tablet auf Ihr Kind auswirken können und dass sie keine „Babysitter" darstellen sollen.

Die Umsetzung der Reduktion ist sicher kein einfaches Unterfangen, das nebenbei läuft. Wichtig ist, sich erst einmal selbst im Klaren zu sein, was Sie selbst vertreten können und für Ihr Kind möchten. Eruieren Sie, wie sich die Mediennutzung und der aktive und passive Stress auf Sie und Ihr Kind auswirken. Nehmen Sie sich Zeit, festzustellen, was Sie und weitere Erziehungsbeteiligten möchten, und sind Sie sich bewusst, dass eine Umstellung auch Zeit benötigt und Nerven kosten wird. Wählen Sie einen guten, ruhigen Zeitpunkt, um damit anzufangen. Statt im stressigen Alltag unter der Woche z.B. eher am Wochenende. Bauen Sie die Umstellung anschließend immer mehr in den Alltag ein.

Ein Kind, das bisher oft digitale Geräten verwenden durfte, ist teilweise wie ein Süchtiger zu betrachten. Die Mediensucht ist von der WHO, der Weltgesundheitsorganisation, bereits anerkannt, wissenschaftlich belegt und wird unter den Verhaltenssüchten klassifiziert. Das bedeutet, dass beim Konsum von digitalen Medien und deren Geräten im Gehirn Endorphine freigesetzt werden. Endorphine sind sogenannte „Glückshormone", sie sind eine körpereigene Droge, die bei Bedarf ausgeschüttet wird und für eine Hochstimmung sorgt. Ihre ursprüngliche Aufgabe ist es, als körpereigenes Schmerzmittel zu dienen, das Immunsystem zu stärken und Stress zu lindern. Ein Mangel an Endorphinen führt zu Müdigkeit, Antriebslosigkeit und Gereiztheit. Das menschliche Gehirn sehnt sich förmlich nach Endorphinen und sucht daher nach Möglichkeiten, diese zu erhalten. Gesunde Menschen produzieren Endorphine durch Sport, Lachen, Kuscheln und Zeit im Freien. Süchtige, ganz gleich welcher Sucht, produzieren Endorphine durch Befriedigung dieser Sucht. Alle anderen oben genannten Faktoren werden nur noch abgeschwächt zur Endorphinbildung herangezogen, da diese kein so starkes Hochgefühl erzeugen wie die Befriedigung der Sucht. Mehr dazu finden Sie im zweiten Kapitel „Mediensucht".

Neue Medien setzen Glückshormone im Gehirn frei und fördern damit ein Suchtverhalten.

So ist auch zu erklären, dass ein Kind auf ein Verbot seines Lieblings-
gerätes mit Gereiztheit reagiert. Ein „kalter Entzug" ist daher die falsche
Herangehensweise. Bedenken Sie auch, dass Ihr Kind heftigen Widerstand
leisten wird. Es geht um eine Entwöhnung von einer beliebten Aktivität.
Seien Sie darauf vorbereitet und agieren Sie verständnisvoll, aber möglichst
konsequent.

Die erste Frage wird sein: „Was soll ich denn sonst machen?" oder
„Mir ist langweilig". Wie schon in diesem Buch festgestellt, ist Langeweile sehr wichtig für die kindliche Entwicklung und Kinder dürfen sich
daher auch langweilen. Sie sind nicht der 24-h-Entertainer Ihres Kindes.
Als Möglichkeit, auf diese Frage zu reagieren, können Sie sich im Vorfeld
einige Beschäftigungen überlegen und dem Kind anbieten. Am Besten sind
geschlossene Fragen in der Praxis umsetzbar. Das heißt, Sie geben dem Kind
zwei oder drei Möglichkeiten zur Auswahl, die Sie selbst vorher gewählt
haben. Zwischen diesen zwei bis drei Optionen kann das Kind dann frei
wählen. So hat das Kind das Gefühl, selbst entscheiden zu können. Aber Sie
haben die Grundbedingungen hierfür festgelegt.

Wie Sie und Ihre Familie eine Balance bei der Nutzung der Geräte
finden, ist ganz individuell. Grundsätzlich gilt: Hat das Benützen ein festes
Ziel und ein geplantes Ende, ist nicht immer etwas dagegen einzuwenden.
Dient es zur reinen Beschäftigung oder Ruhigstellung oder kann Ihr Kind
den genauen Zweck nicht benennen und wischt nur über das Display, ist die
Medien- und Gerätenutzung zu vermeiden.

> Eine Balance zu finden, ist sehr individuell. Es gibt keine Formel, die für jede
> Familie eine Gültigkeit besitzt.

6.2 Erstellen Sie gemeinsam in der Familie Regeln für die Nutzung

Die wichtigste und erfolgreichste Strategie ist es, mit Ihrem Kind darüber
zu reden. Sie haben bereits einen Überblick über die Nutzung der verschiedenen Methoden aus dem fünften Kapitel gewonnen. Überlegen Sie
sich, am Besten auch mit Ihrem Partner oder weiteren an der Erziehung
beteiligten Personen gemeinsam, im Vorfeld Ihre persönlichen Schlüsse
daraus. Ist die genutzte Zeit zu viel? Verändert sich Ihr Kind vor/während/
nach der Nutzung? Wie wäre es Ihnen lieber? (Abb. 6.1)

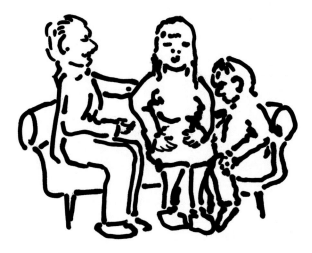

Abb. 6.1 Familie

Nun können Sie sich mit Ihrem Kind zusammensetzen, am Besten in einem gemütlichen Rahmen am Sofa, und mit ihm darüber sprechen. Lassen Sie Ihr Kind zu Wort kommen und seine Sichtweise darstellen. Nehmen Sie diese auch ernst. Eine einseitige Belehrung über die Auswirkung wird Ihr Kind wahrscheinlich kaum interessieren. Lassen Sie hingegen vielmehr Ihr Kind selber überlegen, ob ihm negative Begleiterscheinungen in seinem Verhalten und Freundeskreis auffallen. Besprechen Sie diese ausführlich innerhalb der Familie. Erst dann erklären Sie Ihre Bedenken und Sorgen.

> Machen Sie sich zuerst selber klar, was Sie möchten im Umgang mit digitalen Geräten. Besprechen Sie Ihre Erkenntnisse anschließend im gemütlichen Rahmen mit Ihrer Familie.

Familienregeln zur Mediennutzung umfassen Nutzungsdauer, Art des Gerätes und Situation. Achten Sie hierbei auf die empfohlenen Maximalzeiten (siehe weiter hinten in diesem Kapitel) und bleiben Sie am Besten darunter. Bedenken Sie, dass jede Nutzung Ihrem Kind nicht nur nicht gut tut, sondern schaden kann. Mehr dazu finden Sie im dritten Kapitel. Gehen Sie nicht über Ihre zeitlichen Vorstellungen hinaus.

Eine Möglichkeit wäre, das Kind darf maximal 30 min am Tag frei wählen, mit welchem Gerät es sich beschäftigen will. Es gibt vorher genau an, was genau es spielen oder sehen möchte, zum Beispiel YouTube®-Videos zu einem bestimmten Thema, ein bestimmtes Smartphone-Spiel oder eine Fernsehsendung.

Für eine genaue und übersichtliche Zeitmessung empfiehlt es sich, auf Eieruhren zurückzugreifen. Besonders für kleine Kinder gibt es auch spezielle Zeituhren mit Ampelsystem. Diese können Sie günstig auf Amazon® und vergleichbaren Plattformen erwerben. Suchen Sie hierfür einfach die Begriffe „Zeitdauer Uhr Kinder" auf Amazon® oder bei Google®.

> Als Belohnung ist die Nutzung von technischen Geräten absolut ungeeignet.

Genauso wichtig wie die gemeinsame Reflektion des Themas ist Ihre Konsequenz.

Wenn Sie gemeinsam Regeln erstellen, müssen Sie diese auch konsequent durchsetzen. Andernfalls haben Regeln keinen Sinn. Natürlich kann man in speziellen Situationen wie einem Krankheitsfall auch eine Ausnahme machen, kommunizieren Sie diese Ausnahme aber klar und deutlich.

Die planlose Nutzung des Gerätes ist besonders zu hinterfragen, wenn ein Kind sich nur beschäftigen will und keine genauen Angaben zum Ziel der Nutzung machen kann. Ein mögliches Ziel wäre zum Beispiel, eine spezielle Sendung im Fernsehen zu sehen, ein bis zwei Level in einem bestimmten Spiel zu schaffen, ein Thema auf YouTube® zu verfolgen. Beachten Sie, als Belohnung ist die Nutzung von technischen Geräten absolut ungeeignet. Diese werden so nur noch wichtiger und erstrebenswerter gemacht. Finden Sie gemeinsam mit Ihrem Kind lieber Alternativen für gute Leistungen oder gutes Verhalten. Das könnte zum Beispiel ein gemeinsamer Ausflug sein, den sich das Kind wünscht, oder ein gemeinsames Brettspiel oder auch eine Lieblingsspeise zum Abendessen.

6.3 Vorbildwirkung

> „Wir können Kinder nicht erziehen, sie machen uns eh alles nach!" – Karl Valentin (Largo 2017).

Besonders wichtig für den langfristig guten Umgang mit den neuen Medien ist, zu reflektieren, wie Ihr eigener Umgang mit dem Smartphone, Tablet und Co. aussieht. Wie viel Zeit verbringen Sie und Ihr Partner mit den Geräten? Sind Sie selbst ein gutes Vorbild für Ihr Kind?

Die Vorbildwirkung der Eltern ist deutlich größer, als man vielleicht annehmen würde. Kinder schauen sich viel ab. Wenn Sie oft auf das Telefon schauen, SMS beantworten, kleine Spiele spielen oder Videos anschauen, verstärken Sie den Wunsch Ihres Kindes, es Ihnen gleich zu tun. Je langweiliger Ihr Umgang mit den Medien und Geräten ist, desto uninteressanter wird es auch für Ihr Kind sein.

Oft melden Schule oder Kindergarten Konzentrations- und Aufmerksamkeitsstörungen und Eltern suchen sich therapeutische Hilfe. Während der Therapiezeit sitzen aber eben diese Eltern oft selbst mit dem Smartphone im Wartezimmer und beschäftigen sich mit Mails, Spielen und Videos. Das Problem ist sozusagen „hausgemacht".

Als wichtigen Gedanken aus diesem Kapitel sollten Sie vor allem Ihre eigene Vorbildwirkung reflektieren.

> Unterschätzen Sie nicht Ihre Vorbildwirkung.

6.4   Regelmäßige Gespräche

Besprechen Sie regelmäßig mit Ihren Kindern die Themen, die Ihr Kind gerade interessieren. Welche Sendungen sieht es gerne, welche Spiele spielt es gerade gerne und warum? Gibt es ein bestimmtes Themengebiet bei YouTube®-Videos? Beschäftigen Sie sich gemeinsam mit diesen Themen auch abseits der Mediennutzung. So zeigen Sie Ihrem Kind, dass Sie es ernst nehmen und seine Interessen fördern.

Sie können einen solchen regelmäßigen Austausch auch als eine Art Ritual einführen. Zum Beispiel wird immer sonntags beim Abendessen über ein Thema gesprochen, mit denen sich Ihr Kind im Moment besonders beschäftigt. Nehmen Sie sich Zeit, Ihrem Kind den nötigen Raum zu geben, Ihnen davon zu erzählen.

> Durch Gespräche erhalten Sie Informationen über die Interessen Ihrer Kinder.

Hinterfragen Sie auch die Themen, die dahinter stecken. Warum wird gerade dieses Spiel oder diese Sendung oder auch dieses Thema aus der

Schule präferiert? Könnte man dieses Thema abseits von digitalen Medien fördern? Zudem geben Sie Ihrem Kind durch regelmäßige Gespräche das Gefühl, sich für seine Interessen zu interessieren, und erhalten dadurch mehr Einblicke in die Bedürfnisse und Wünsche Ihres Kindes.

Als Beispiel kann hier das Spiel „Minecraft®" genannt werden, es ist momentan sehr beliebt bei Buben im Alter ab fünf Jahren. Wenn man sich das Spiel genauer ansieht, geht es darum, etwas zu konstruieren. Hier findet sich schnell der Grund für die Beliebtheit: Playmobil® und Lego® sind das analoge Äquivalent zu diesem PC-Spiel. Zudem sind Konstruktionsspiele gerade bei Buben ein wichtiges Thema. Man lernt dadurch räumliches Vorstellungsvermögen, verbessert seine mathematischen Fähigkeiten und verbessert die Feinmotorik. Das digitale Konstruktionsspiel hängt bei der Förderung dieser Fähigkeiten aber deutlich hinterher. Wenn sich ein Kind daher für derartige Konstruktionsspiele interessiert, gibt es ganz verschiedene Materialien, um dem nachzukommen, wie Lego®, magnetische Konstruktionsteile, Sand, Knete, Steckspiele. Diese Materialien gibt es für alle Alters- und Fähigkeitsstufen.

6.5   Kinderschutzmaßnahmen

Ein wichtiger Ratschlag bei der Nutzung von digitalen Medien bei Kinder ist es, die Kinderschutzmaßnahmen des Browsers (Firefox®, Chrome®, Edge® etc.), auf dem Smartphone oder dem Tablet zu aktivieren. Ein digitales Gerät sollte grundsätzlich nicht unversperrt herumliegen und Kindern zur freien Verfügung stehen. Zudem ist es bei den meisten Geräten möglich, eigene Kinder-Accounts einzurichten, die keine Administratoren-Rechte auf den Geräten besitzen. Dadurch ist es dem Kind zum Beispiel nicht möglich, selbstständig Apps herunterzuladen.

Es gibt mehrere Möglichkeiten, Kinderschutzmaßnahmen zu ergreifen:

- Am Gerät selber, zum Beispiel durch eine PIN oder ein Sperrmuster.
- Durch den Mobilfunk- oder Internetanbieter, zum Beispiel durch Deaktivierung des mobilen Datendienstes. Hier bleibt nur die WLAN-Verbindung frei zugänglich. Demnach ist der Gebrauch nur zu Hause möglich. Man kann auch die Roaming-Möglichkeiten im Ausland deaktivieren lassen. Zudem bieten viele Mobilfunkanbieter die Sperre bestimmter Webseiten oder Apps an.

- Durch spezielle Schutzprogramme: Diese sperren automatisch bestimmte Webseiten. Eine Zusammenfassung aller Programme finden Sie unter „SIP-Bench III" (www.sipbench.eu).

Mit diesem Maßnahmen können Sie zum Beispiel Folgendes regulieren:

- die Zeit,
- die Inhalte, die angezeigt werden,
- den Zugang zu bestimmten Programmen oder Apps
- oder auch den allgemeinen Internetzugang.

Nicht jede Maßnahme ist für jedes Alter angemessen.

Contentfilter
Contentfilter sind Programme, die Inhalte von Webseiten scannen und nach bestimmten Vorgaben auch verbieten können. Somit werden diese Webseiten anschließend nicht mehr oder nicht mehr vollständig angezeigt. Diese Filter sind bis zum Alter von circa sieben Jahren empfohlen, je nach technischem Wissensstand können Kinder diese im zunehmenden Alter umgehen. Sie sind zum Teil auch nicht mehr sinnvoll, da sie nicht mehr altersgerecht sind.

Auch hier bieten sich mehrere Möglichkeiten:

- Stichwort-Filter: Diese Filter sperren Internetseiten, die „verbotene" Wörter enthalten. Diese Wörter können Sie selbst bestimmen. Mittlerweile gibt es schon intelligente Filtersysteme, die aufgrund von mehreren Faktoren entscheiden, ob eine Homepage blockiert wird oder nicht. So werden anhand von bestimmten Mustern Webseiten durchsucht und anschließend bewertet, ob diese angezeigt werden.
- URL-Filter: Es gibt eine Reihe von Webseiten, die für Kinder ungeeignet sind, eine Liste dieser Seiten findet man unter dem Namen „Blacklist". Diese gleichen die URLs von ungeeigneten Seiten mit der Datenbank ab und erlauben oder verbieten anschließend den Zugang. Problematisch ist dieses System immer dann, wenn neue Webseiten noch nicht auf der Blacklist geführt werden. Viele Kinderschutzprogramme haben Zugang zu aktualisierbaren Blacklists, die zusätzlich auch individuell von Eltern bearbeitet werden können.

Verschiedene Profile anlegen

Bei vielen Geräten kann man bereits verschiedene Nutzer bzw. Profile anlegen. Man kann die Möglichkeiten bzw. Zugangsrechte von den einzelnen Nutzern genau festlegen, oft gibt es eine Voreinstellung „eingeschränkter Zugang/Nutzung". Mittlerweile gibt es vom Smartphone bis zum Fernseher oder auch Internet- und TV-Anbieter solche Einstellungen.

Die Sandbox

Kinderschutzprogramme arbeiten oft mit der sogenannten „Sandbox", ins Deutsche übersetzt also eine Sandkiste. Dies soll Kindern ermöglichen, sich in einer sicheren Umgebung mit digitalen Medien beschäftigen zu können. Hierbei werden nur zuvor festgelegte Apps und Spiele freigegeben, das restliche Gerät bleibt jedoch gesperrt. Die freigegebenen Apps bestimmen Sie selbst. Sie können die Liste der freien Apps auch jederzeit bearbeiten und erweitern. Trotzdem bleibt es wichtig, Kinder bei der Nutzung zu begleiten. Derzeit sind diese Programme noch fehleranfällig und können nicht komplett als „Absicherung" herangezogen werden.

Blockieren von Programmen „App Blocker"

Durch das komplette Blockieren von Programmen wird das Starten der jeweiligen Anwendung, App oder des PC-Programmes unterbunden. Ob das Angebot grundsätzlich altersentsprechend wäre, wird hierbei nicht geprüft. Eltern haben so die Möglichkeit, bestimmte Chats, soziale Medien, Streaming-Dienste, wie Steam®, YouTube® oder Netflix®, sowie Spiele am PC oder Smartphone/Tablet komplett zu unterbinden. Das Betriebssystem Android® bietet auch die Möglichkeit, im Playstore® (App Store) Jugendschutzeinstellungen zu aktivieren. Dadurch ist es nicht mehr möglich, bestimmte Apps herunterzuladen. Für jede einzelne Kategorie Apps und Spiele, Filme, Serien, Musik lässt sich diese Einstellung tätigen.

Chronik-Aufzeichnungen

Es wird empfohlen, die Browserchronik aufzuzeichnen, damit sich Eltern einen Überblick verschaffen können, welche Inhalte sich Kinder angesehen haben. Es gibt auch Programme, die die gesamten Aktivitäten auf einem Gerät, wie einem Smartphone oder einem Tablet, aufzeichnen. Hier ist jedoch von einer geheimen Überwachung abzusehen, das Kind hat ein Recht, informiert zu werden, wenn es auf den Geräten kontrolliert wird.

Jedoch gibt es Abstufungen. So können einerseits nur geöffnete Apps oder besuchte Browser aufgezeichnet werden. Einige Programme bieten darüber hinaus auch die Möglichkeit an, Nutzungsdauer, Zeitpunkt und getätigte Downloads zu dokumentieren. Diese Aufzeichnungen bieten allerdings keinen Schutz, sie dienen lediglich zur Feststellung der Nutzung.

Kinder- und Jugendwebseiten

Es gibt verschiedene Webseiten, die speziell für Kinder und Jugendliche geeignet sind. Zwei mögliche Seiten sind www.fragFinn.de und www.internauten.de. Beide Seiten bieten eine kindgerechte Suchmaschine, zeigen Nachrichten an und bieten Tipps für das Surfen im Internet. Auch die Sendung mit der Maus hat eine eigene Webseite speziell für Kinder (www.die-maus.de). Greenpeace und Geolino bieten ebenfalls eigens aufbereitete Inhalte für Kinder im Internet an. Zu beachten ist, dass auch bei diesen Seiten eine Begleitung bis sechs Jahre empfehlenswert ist.

6.6 Empfohlene Nutzungsdauer

EU-Initiative „Klick Safe"

Alter	Nutzungsdauer in Minuten	Nutzungsdauer pro Woche
0–3 Jahre	5 min	Täglich
4–6 Jahre	20 min	Nicht täglich
7–10 Jahre	30–45 min	Täglich
10–13 Jahre	60 min	Täglich

Diese Zeitangaben wurden von Experten der EU-Initiative „Klicksafe" erarbeitet und gelten als Maximalzeit für alle Geräte zusammen (Klicksafe 2019).

Die „3-6-9-12-Faustregel" nach Tisseron

Diese Regel nach dem französischen Psychologen besagt: Kein Fernsehen unter drei Jahren, keine eigene Spielkonsole unter sechs Jahren, Internetkonsum ab neun Jahren und soziale Netzwerke ab zwölf Jahren (Willemse 2018).

Alter	Entwicklungsaufgabe des Kindes	Aufgabe der Eltern
0–3 Jahre	Entwicklung des Zeit-Raum-Empfindens	Mit dem Kind spielen und Geschichten vorlesen. Kein Einsatz digitaler Geräte, um das Kind zu beruhigen

Alter	Entwicklungsaufgabe des Kindes	Aufgabe der Eltern
3–6 Jahre	Sensomotorische Entwicklung	Limitation der Bildschirmzeit durch klare Regeln, gemeinsame Mediennutzung und Gespräche darüber. Keine Geräte im Kinderzimmer
6–9 Jahre	Soziale Umgangsformen lernen	Kreativ sein mit digitalen Medien und das Internet erklären. Dabei drei wichtige Prinzipien des Internets vermitteln: 1. Alles, was man online stellt, kann öffentlich sichtbar sein 2. Alles, was man online stellt, bleibt es auch 3. Man darf nicht alles glauben, was man online findet
9–12 Jahre	Komplexität der Lebenswelt entdecken	Heranführen an das Internet: entdecken! Eltern entscheiden über das Mass der Mediennutzung, ggf. in Begleitung und allein. Entscheidung, wann das Kind ein eigenes Handy erhält

„No Zoff" Empfehlung

Die schweizer Beratungsstelle für Familien empfehlen folgendes Nutzungszeiten (no-zoff.ch 2015):

Alter	Nutzungsdauer
0–3 Jahre	Keine Nutzung digitaler Medien
3–6 Jahre	Maximal 30 min am Tag mit Begleitung eines Erwachsenen
6–9 Jahre	Maximal 5 h pro Woche
9–12 Jahre	Maximal 7 h pro Woche

6.7 Ab wann braucht mein Kind ein eigenes Smartphone?

Viele Eltern sind mit den Wünschen nach einem eigenen Smartphone für die Kinder konfrontiert. Viele Kinder argumentieren mit den Worten „Alle haben bereits eines" und spielen so auf den Gruppenzwang innerhalb der Klasse oder des Freundeskreises an.

Sieht man sich die Grafik der KIM-Studie 2018 an, erkennt man deutlich, dass man heutzutage noch weit weg ist von Aussagen wie „Alle haben ein Smartphone!". Für diese Studie wurden 1231 Kinder im Alter von sechs bis dreizehn Jahren befragt, jeweils zu circa gleichen Teilen Mädchen wie Buben (Rathgeb und Behrens 2018).

Es ist zu empfehlen, an einem Elternabend das Thema der Mediennutzung und -kompetenz anzusprechen, um möglichst eine klassenübergreifende Regelung zu finden (Abb. 6.2).

Laut saferinternet.at erhalten Kinder in Österreich ihr erstes Handy oder Smartphone im Altern zwischen sechs und acht Jahren. Wann ein eigenes Telefon wirklich notwendig oder sinnvoll ist, lässt sich nicht so einfach sagen. Oft kommen die ersten Diskussionen auf, wenn das Kind selbst den Wunsch nach einem eigenen Gerät zeigt. Häufig ist dieser Wunsch sozial geprägt durch Freunde, die bereits eigene Smartphones, Tablet, PCs

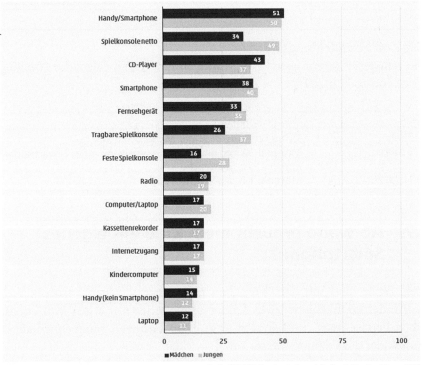

Quelle: KIM 2018, Angaben in Prozent, Basis: alle Haupterzieher, n=1.231

Abb. 6.2 Gerätebesitz der Kinder 2018

oder Konsolen besitzen. Digitale Geräte spielen daher eine wichtige Rolle im Sozialleben der Kinder. Oft sind es nicht bestimmte Tätigkeiten, die Kinder mit den Geräte machen möchten, da sie diese ja zumeist schon auf den Familien- oder elterlichen Geräten ausführen dürfen. Die Zunahme der Privatsphäre fördert meist den Wunsch nach einem eigenen Gerät (saferinternet.at 2019).

Schau-hin.info empfiehlt, das erste eigene Smartphone nicht vor dem neunten Lebensjahr anzuschaffen. Für jüngere Kinder wird ein Notfallhandy empfohlen, dass jedoch nicht mit einem Internetzugang ausgestattet ist. Grundsätzlich wird die Anschaffung ab dem zwölften Lebensjahr empfohlen, da Kinder ungefähr in diesem Alter die notwendige Reife im Umgang mit dem Internet erreichen (schauhin 2019a, b).

Die Anschaffung eines eigenen Fernsehers oder einer Konsole im Zimmer der Kinder sollte keine Überlegung sein. Dies führt zu einer unkontrollierten Nutzung und sozialen Isolation von der Familie und ist daher in keinem Alter empfehlenswert.

6.8   Medienkompetenz vermitteln

Was versteht man unter Medienkompetenz?
Eine geeignete Medienkompetenz zu besitzen, bedeutet, verantwortungsvoll und bewusst mit digitalen Geräten und sozialen Netzwerken umzugehen. Es geht darum, Medien und Werbung kritisch bewerten zu können und die Vorteile, aber auch die Risiken von Medien, Internet und technischen Geräten zu kennen (Ziegelwagner 2018). Zudem bedeutet Medienkompetenz, sein eigenes Verhalten gegenüber den Geräten und dem Internet altersgerecht einschätzen zu können und Regeln zu beachten.

Aufenanger beschreibt Medienkompetenz als jene Fähigkeiten und Fertigkeiten, die Menschen benötigen, um in einer digitalen und mit Medien ausgerichteten Zukunft angemessen handeln zu können (Aufenanger 1999).

Warum das Erlernen von Medienkompetenzen so wichtig geworden ist
Laut Six und Gimmler hat sich der Medienbereich in den letzten Jahren vielseitig verändert. Man verbringt einen erheblichen Teil seines Alltages mit Medien wie Musik, Fernsehen, Zeitungen und Büchern, sowie Smartphones, PCs und Konsolen. Die Bedeutung der neuen Medien nimmt somit immer weiter zu. Der richtige Umgang mit diesen sollte daher genauso wichtig sein wie Lesen, Schreiben oder ein angemessenes Verhalten im Straßenverkehr. Im Zuge dessen wird die Vermittlung der

Medienkompetenz immer wichtiger und wird als „Schlüsselkompetenz" für die soziale Teilhabe, schulischer und beruflicher Anforderungen, sowie bei der Freizeitgestaltung beschrieben. Kinder sind eine besonders wichtige Zielgruppe von Medien und Werbung und sollten daher schon früh geschult werden (Six und Gimmler 2007).

Ab wann sollte man mit der Medienerziehung der Kinder beginnen?
Grundsätzlich sollte man sich mit der Medienerziehung ab dem Zeitpunkt, ab dem sich ein Kind mit den Geräten und Plattformen auseinandersetzt, auseinandersetzen. Spätestens ab der Volksschule sollte Sie anfangen, die Medienkompetenz Ihres Kindes gezielt zu fördern. Manche Schulen bieten das mittlerweile ebenfalls an. Sobald die Lese- und Schreibkompetenzen zunehmen, ist ein verantwortungsbewusster Umgang mit Daten besonders wichtig. Zudem werden soziale Medien in diesem Alter immer wichtiger und interessanter.

> Ab dem Moment an dem Kinder mit digitalen Geräten umgehen, sollte man anfangen, Medienkompetenz zu vermitteln.

Die Mediennutzung sollte bis zum Alter von zwölf Jahren begleitet werden. Bis dahin haben Kinder nicht die Reife, die Tragweite ihrer Handlungen zu verstehen sowie eine ausreichende Medienkompetenz zu erwerben, und benötigen Begleitung durch Erwachsene.

Wie kann man die Medienkompetenz fördern?

- Der wichtigste Punkt ist das Besprechen mit dem Kind. Sprechen Sie mit Ihrem Kind über Vorteile und Risiken von digitalen Medien. Legen Sie Regeln zur Nutzung fest und erklären Sie, warum eine uneingeschränkte Nutzung von Ihnen nicht gewünscht ist. Sie können hier auch offen die Gefahren von sozialen Netzwerken wie YouTube®, Snapchat® und Facebook® ansprechen. Auch das gemeinsame, kindgerechte Analysieren von Werbungen in Apps, Fernsehen oder auf sozialen Medien hilft, Ihrem Kind die Gefahren und Verlockungen verstehen zu lernen.
- Seien Sie ein Vorbild! Geben Sie selbst nicht zu viel von sich im Internet preis, prüfen Sie genau, wo Sie Ihre Daten angeben. Dies beginnt schon im Alltag bei Gewinnspielen oder Kundenkarten. Erklären Sie Ihrem

Kind, dass seine persönlichen Daten wertvoll sind und nicht einfach weitergegeben werden sollten. Dazu zählen auch Photos, E-Mail-Adresse, Wohnadresse, vollständiger Name, Alter, sowie natürlich Konto- oder Kreditkartennummern.

- Begleiten Sie Ihr Kind im Umgang mit digitalen Geräten, bei Recherchen und Suchen im Internet oder beim Erkunden von sozialen Medien. Zeigen Sie Ihrem Kind, dass Sie Interesse daran haben, was in der Welt Ihres Kindes gerade wichtig ist, und begleiten Sie den Umgang mit den Geräten. Bitkom empfiehlt eine aktive Begleitung bei allen Medien bis sechs Jahre. Dass heißt das gemeinsame Wählen von Filmen, Spielen etc., aber auch das gemeinsame Nutzen der Geräte. Kinder bis sechs Jahren sollten nicht allein mit den Geräten sein. Im Alter von sechs bis zwölf Jahren sollten Kinderschutzmaßnahmen ergriffen werden, jedoch gleichzeitig dem Kind Freiraum bei der (gesicherten) Nutzung der Medien gewährt werden. Ab zwölf Jahren sollten die Medienkompetenzen der Jugendlichen weiter unterstützt werden. Wichtig sind hierbei einerseits die Privatsphäre und andererseits der Erfahrungsaustausch, sowie die Aufklärung über gesetzliche Rahmenbedingungen (dazu später mehr). Auch das Thema Cybermobbing und Suchtverhalten sollte ab zwölf Jahren aktiv in der Familie besprochen werden (Bitkom 2019).
- Behalten Sie im Blick, welche Seiten Ihr Kind verwendet. Hierfür finden Sie einige Tipps in diesem Buch zum Thema „Kinderschutzmaßnahmen".
- Sprechen Sie das Thema bei Elternabenden an und tauschen Sie sich im Freundeskreis (Eltern von Freunden der Kinder) aus. Versuchen Sie, einen möglichst einheitlichen Weg zu finden, um sowohl Gruppenzwang als auch verantwortungsloses Verhalten im Umgang mit digitalen Medien innerhalb des Freundeskreis im Blick zu haben.
- Achten Sie auf Ihr Bauchgefühl. Wenn Sie das Gefühl haben, etwas hat sich verändert, sprechen Sie es offen an. Das kann das Betrachten eines gewalttätigen Videos sein, (Cyper-) Mobbing in der Schule oder es kann einen ganz anderen Grund haben. Verdrängen Sie Ihre elterlichen Antennen nicht und sprechen Sie offen mit Ihrem Kind.
- Sprechen Sie mit Ihrem Kind auch über gesetzliche Regelungen. Das Internet ist kein rechtsfreier Raum und Kinder sind schutzbedürftige Minderjährige. Auch wenn das Internet und soziale Plattformen dazu verlocken, es gibt bereits sehr ausführliche Jugendmedienschutzgesetze. Machen Sie sich selbst mit den wichtigsten gesetzlichen Bestimmungen vertraut und erklären Sie diese auch Ihrem Kind. Auch das Teilen

bestimmter Inhalte in WhatsApp®-Gruppen kann strafbar sein. Wer Inhalte auf seinem Telefon hat, die rassistisch, volksverhetzend und daher strafbar sind, der macht sich selber ebenfalls strafbar. Dafür muss man diese Inhalte (ob Bilder, Sticker oder Texte) nicht einmal teilen, es reicht das Erhalten. Achten Sie daher genau darauf, welche Bilder, Sticker und Texte in den Whats-App®-Gruppen Ihres Kindes geteilt werden. Strafrechtlich können Kinder unter 12 bzw. 14 Jahren (je nach Staat) nicht belangt werden, das Telefon wird aber im Falle einer polizeilichen Kontrolle abgenommen und nicht rückerstattet. Im Zivilrecht können Minderjährige hingegen bereits ab dem siebten Lebensjahr haften. Das kann etwa dann relevant werden, wenn ein Opfer Schmerzensgeld nach einer Verletzung des allgemeinen Persönlichkeitsrechts, wie etwa durch eine Beleidigung, verlangt. Die Rechtslage ist in Deutschland, Österreich und der Schweiz relativ ähnlich. Verboten sind definitiv das Versenden kinderpornografischen Materials, der Aufruf zu Straftaten, Volksverhetzung, die Leugnung des Holocausts sowie die Verwendung verfassungsfeindlicher Symbole. Dazu gehören Fahnen, Abzeichen, Uniformstücke, Parolen und Grußformen sowie solche, die ihnen zum Verwechseln ähnlich sind.

- Das Kind sollen sich etwas Gezieltes und Sinnvolles aussuchen, was es im Internet sehen wollen oder mit digitalen Geräten machen möchte. Zielloses Surfen oder Wischen am Smartphone oder Tablet sollten nicht erlaubt sein. Somit vermitteln Sie Ihrem Kind, dass diese Geräte einen Zweck erfüllen, aber nicht dazu dienen, sich die Zeit bzw. Langeweile zu vertreiben.

- Lesen Sie gemeinsam mit Ihrem Kind aktuelle Artikel oder beschäftigen Sie sich mit Themen, die für Ihr Kind wichtig sind. Schaffen Sie ein Verständnis dafür, dass nicht alles, was im Internet steht oder die Werbung sagt, der Wahrheit entsprechen muss. Setzen Sie sich selbst kritisch mit Artikeln, Videos und Berichterstattungen auseinander, um das Ihrem Kind vorzuleben. Wichtig ist es, aktuelle Themen innerhalb der Familie zu besprechen. Das können Nachrichten zu Politik, Wirtschaft, Sport etc. sein. Dadurch vermitteln Sie Ihrem Kind, wie man die Geräte sinnvoll nutzen kann, und dass es wichtig ist, sich tagesaktuell zu informieren. In diesem Zusammenhang kann man Kindern auch erklären, was Fake News sind und wie man Falschmeldungen im Internet erkennt. Auch das Thema Werbung kann altersentsprechend besprochen werden. Zu diesen Themen finden Sie weitere Informationen im zweiten Kapitel.

6.9 „Medien-Nutzungs-Vertrags" mit Kindern

Hier wird Ihnen eine Möglichkeit aufgezeigt, wie ein Mediennutzungsvertrag aussehen könnte. Dies soll Ihnen als Unterstützung dienen und kann individuell bearbeitet werden. Zudem kann eine Vereinbarung regelmäßig besprochen und überarbeitet werden.

Ein altersübergreifender Vertrag ist schwierig zu gestalten, da unter anderem die Nutzungszeiten immer wieder angepasst werden können. Sollten Sie Kinder unterschiedlichster Altersstufen haben, machen Sie mit jedem Kind einen eigenen Vertrag in bestimmten Teilbereichen, wie zum Beispiel der Nutzungsdauer.

Schreiben Sie daher, zusammen mit Ihren Kindern, Ihren ganz persönlichen Familienvertrag. Achten Sie auch darauf, dass ein Vertrag nicht nur Pflichten für eine Seite beinhaltet, wie zum Beispiel was Ihr Kind dazu beitragen muss. Auch die Eltern stehen in der Pflicht, das Medieninteresse des Kindes wahrzunehmen, sie in Medienkompetenz zu schulen und den Gebrauch zu begleiten.

An dieser Stelle soll wiederholt werden, dass digitale Geräte keine Babysitter sind und ihre Nutzung begleitet werden soll.

6.10 Checkliste „Balance finden"

- Kommen Sie selbst erst mal zur Ruhe und überlegen Sie sich gemeinsam mit Ihrem Partner, was Sie vertreten können und für Ihr Kind möchten. Finden Sie Ihre persönliche Art, mit der Problematik umzugehen
- Besprechen Sie das Thema Mediennutzung im gemütlichen Rahmen innerhalb der Familie.
- Starten Sie die Umsetzung einer Reduktion von digitalen Geräten und Medien während einer entspannten Phase, nicht unbedingt in einer besonders stressigen Woche.
- Finden Sie heraus, mit welchen Themen sich Ihr Kind gerade beschäftigt, wenn es sich mit digitalen Medien auseinandersetzt.
- Nehmen Sie die Wünsche und Bedürfnisse Ihres Kindes ernst.
- Erklären Sie Ihrem Kind altersgerecht, warum Sie die uneingeschränkte Nutzung nicht möchten.
- Erstellen Sie gemeinsam Regeln innerhalb der Familie, schreiben Sie diese auf und hängen Sie sie gut sichtbar auf.

- Informieren Sie sich über gesetzliche Regeln und achten Sie auf die Einhaltung dieser auch von Ihrem Kind.
- Kontrollieren Sie regelmäßig, welche Apps Ihr Kind verwendet, und setzen Sie ein Ziel bei der Nutzung. Am Besten verwenden Sie Apps gemeinsam bis zum Alter von sechs Jahren.
- Achten Sie auf altersgerechte und geeignete Kinderschutzmaßnahmen.
- Setzen Sie eine Zeituhr ein für die Dauer der Nutzung.
- Vermitteln Sie Ihrem Kind Medienkompetenz.
- Führen Sie regelmäßige Gespräche über Themen, die Ihr Kind gerade beschäftigt im Zusammenhang mit neuen Medien und digitalen Geräten.
- Erstellen Sie verbindliche Regelungen gemeinsam mit Ihrem Kind, zum Beispiel anhand einer „Vertrages".
- Lassen Sie Ihr Kind sich auch mal langweilen, statt ihm die Nutzung eines digitalen Geräts zu erlauben. Sie werden sehen, es wird sich schon eine Beschäftigung finden.

6.11 Fallbeispiel Elterngespräch

In diesem Fallbeispiel wird nun ein Elterngespräch mit den Eltern von Leonie beschrieben. Leonie ist vier Jahre alt, zeigt aggressives Verhalten und wenig Empathie sowohl im Kindergarten als auch daheim. Es kam bereits zu einem Vorfall im Kindergarten, bei dem Leonie ein anderes Kind gebissen hat. Zudem hat sie eine geringe Frustrationstoleranz und verlangt viel Aufmerksamkeit von ihren Eltern. Die genaue Beschreibung von Leonie finden Sie im dritten Kapitel unter „Fallbeispiele".

Zum Elterngespräch kamen sowohl Leonies Mutter als auch ihr Vater. Beide wirken im ersten Eindruck erschöpft. Dies läge, nach ihrer Aussage, nicht nur an ihrem zweiten Kind, dass zum Zeitpunkt des Gespräches knapp eineinhalb Jahre alt ist. Speziell die Art und Weise, wie Leonie Aufmerksamkeit von ihnen einfordert, ermüdet die Eltern. Beide wirken sehr aufgeschlossen und erhoffen sich vom Gespräch, dass sie lernen, wie sie besser mit Leonie umgehen können.

Zu Beginn des Gespräches wird der Alltag der Familie anhand des gleichen Leitfadens besprochen, mit dem schon Leonie zuvor in der Begutachtung befragt wurde. Hier zeigt sich folgendes Bild: Leonie ist in der Früh müde und würde gern länger schlafen. Ihre Müdigkeit rührt vom späten Einschlafen. Obwohl Leonie schon um 19 Uhr ins Bett gebracht wird, diskutiert sie oft lange mit ihren Eltern, da sie noch nicht ins Bett möchte. Oft wird dann abends ein Kompromiss gefunden, dass Leonie noch ein

YouTube®-Video schauen darf, wenn sie im Bett liegt. Anziehen und Zähne putzen in der Früh müssen die Eltern übernehmen. Leonie könnte sich schon das Shirt und die Hose alleine anziehen, jedoch möchte sie das oft nicht selber machen. Um auch morgens Diskussionen zu vermeiden, wird Leonie von ihrer Mutter angezogen. Frühstück fällt aufgrund der zeitlichen Situation in der Früh aus. Auf dem Weg zum Kindergarten darf Leonie im Auto am Tablet ein Spiel spielen. Im Kindergarten ist sie meist ruhig und spielt für sich allein, das Einbinden ins Gruppengeschehen durch die Pädagogen funktioniert nur selten. Sie spielt besonders gern in der beliebten Bauecke, ein Teilen der Materialien fällt ihr hier besonders schwer. Leonie macht im Morgenkreis nur ungefähr zwei Mal pro Woche mit, die restlichen Tage verbringt sie die Zeit lieber allein, da Leonie andernfalls einen Wutanfall bekommt und die Gruppe stört. Die Eltern wünschen jedoch eine tägliche Teilnahme und erwarten mehr Autorität durch die Pädagogen. Dies führt in Gesprächen zwischen den Eltern und dem Kindergarten oft zu einer angespannten Stimmung. Leonie ist leicht gereizt und wird anderen Kindern gegenüber aggressiv, wenn sie bei einer Tätigkeit gestört wird. Es kam bisher schon zu einem Vorfall, bei dem Leonie ein anderes Kind gebissen hat. Bei einem anschließenden Gespräch versteht sie die Tragweite ihrer Handlung nicht. Auf die Frage, warum sie das getan hat, meinte sie: „Ich wollte in der Bauecke spielen und Thomas hat mich nicht an die Bausteine gelassen." Zu Hause spielt Leonie selten allein, sie möchte am liebsten die ganze Aufmerksamkeit ihrer Eltern für sich. Allerdings hat Leonie eine jüngere Schwester, die noch viel Aufmerksamkeit benötigt. Die Eltern sind daheim überfordert mit Leonies Art und Weise, Aufmerksamkeit einzufordern. Meistens wird Leonie ruhiger und schafft es, sich alleine zu beschäftigen, wenn sie mit ihrem Tablet spielen darf. Abends möchte Leonie selten baden und ins Bett gehen. Wie anfangs beschrieben, wird sie oft mit der Aussicht auf ein YouTube®-Video gelockt. Leonie tut sich sehr schwer, ihre Gefühle auszudrücken, obwohl sie sonst sprachlich nicht auffällig ist.

Nach der Beschreibung des Alltages der Familie fasst die Therapeutin kurz zusammen, was in der Befundungssituation aufgefallen ist. Hier zeigt sich deutlich, dass Leonie keine altersentsprechende Frustrationstoleranz aufweist. Zudem zeigt sie wenig Empathie in Erzählungen über Kindergartenfreunde und ihre Schwester. Sie empfindet ihre Schwester eher als Belastung, da diese auch Aufmerksamkeit benötigt. Die motorische Entwicklung ist, bis auf die Grafomotorik, altersgerecht entwickelt. Einzig das Malen fällt Leonie schwer, hier bricht sie die Tätigkeit sowie die ganze Begutachtung auch ab. Laut den Eltern kann Leonie die Schere noch nicht korrekt verwenden, sie zerreißt Blätter statt zu schneiden. Der Therapiefokus wurde dementsprechend auf die Entwicklung von Leonies Frustrationstoleranz und Empathiefähigkeit gerichtet.

> Viele Eltern sind erst mal beruhigt, wenn sie eine Diagnose für ihr Kind bekommen, nach dem Motto: „Wir sind nicht schuld." Das kann aber nicht der richtige Weg sein.

Um dieses Ziel zu erreichen, wurden ihre Eltern über Möglichkeiten, wie sie Leonie helfen können, aufgeklärt.

Im ersten Schritt muss abgegrenzt werden, welches Verhalten noch altersentsprechend ist und ab wann man einschreiten sollte. Juul beschreibt ein zwei- bis dreijähriges Kind, das beißt und schlägt, als völlig altersgerecht. Dies hätte auch nichts mit Aggressionen zu tun (Juul 2017). Tut dies jedoch ein vierjähriges Kind, ist dies bereits auffällig. Das Verhalten hängt bei jüngeren Kindern auch damit zusammen, dass sie schon selbstständiger sein möchten und bestimmte Fähigkeiten gerne hätten, jedoch tagtäglich an ihre eigenen Grenzen stoßen. Dies führt zu Frustration. Um dieser Ausdruck zu verleihen und sich Unterstützung zu suchen, zeigen die Kinder oft aggressives Verhalten. In diesem Fall empfehlen Jesper Juul und auch Maria Aarts, dem Kind Gehör zu schenken, in dem man ihre Gefühle für sie beschreibt. Zum Beispiel mit Sätzen wie folgendem: „Ich sehe, dass du gerade wütend bist, dein Gesicht ist schon ganz rot und deine Stimme ganz laut." Indem man für die Kinder Gefühle benennt und ihnen erklärt, woran man dies erkennt, hilft man den Kindern, Wörter zu geben. Kinder lernen dadurch auch, dass man sie ernst nimmt und wahrnimmt. Zudem erfahren sie, wie sie bei anderen Menschen Gefühle erkennen kann. Dies ermöglicht den Kindern, empathisch auf ihre Mitmenschen zu reagieren. Eltern zeigen ihren Kindern so auch, dass diese Gefühle völlig in Ordnung sind und nicht unterdrückt werden müssen. Unterdrückte Gefühle können wiederum zu Aggressionen führen. Kinder testen auch ständig die Grenzen ihrer Eltern aus. Dies tun sie nicht, um ihre Eltern zu ärgern, sondern um die Regeln innerhalb der Familie verstehen zu lernen (Juul 2017). Dies ist eine wichtige Erkenntnis, die Eltern oft hilft, mit der eigenen Gereiztheit umzugehen. Oft merkt man diese Gereiztheit Eltern an, aber sie würden vermeiden, diese auszusprechen. Das Kind hat dann das Gefühl, dass etwas nicht stimmt, und fürchtet, von den Eltern nicht mehr voll und ganz akzeptiert und geliebt zu werden. Auch das kann wieder zu einem aggressiven Verhalten des Kindes führen. Man sieht, es ist ein Teufelskreis. Eltern dürfen vom Verhalten ihres Kindes auch mal genervt sein. Es ist jedoch zu empfehlen, dies dem Kind auch klar mitzuteilen. Ein Beispiel wäre: „Leonie, ich sehe, du würdest gerne etwas spielen. Ich habe jedoch im Moment leider keine Zeit dafür, du siehst, ich koche gerade. Wir können gerne nach dem Essen gemeinsam ein Spiel spielen. Bis dahin kannst du mir gerne beim Kochen helfen oder du findest eine Beschäftigung." Durch ehrliches Feedback lernen Kinder, Empathie zu entwickeln und zu erkennen, wie sich andere Menschen fühlen. Wird dies mit Leonie geübt, wird sie bald selber anfangen, ihre Gefühle zu benennen, zuerst zu Hause und anschließend im Kindergarten. Das wird das Zusammenleben und Spielen mit ihr deutlich vereinfachen und Leonie wird seltener mit ihren sozialen Interaktionen frustriert sein. Durch die Stärkung dieser Kompetenz wird sie auch eine bessere Frustrationstoleranz entwickeln. Das zeigt sich daran, dass auch neue Situationen und frustrierende Aufgaben von Leonie Schritt für Schritt besser gemeistert werden.

In einem weiteren Schritt wird aufgezeigt, dass der Neid von Leonie zu ihrer Schwester ganz natürlich ist. Sie war es zuvor nicht gewohnt, die Aufmerksamkeit teilen zu müssen. Im gleichen Zeitraum, indem ihre Schwester zur Welt kam, wurde Leonie an den Kindergarten gewöhnt. Hier kommen zwei Faktoren zusammen: Einerseits ist Leonie nun nicht mehr den ganzen Tag mit ihrer Mutter zusammen. Zusätzlich muss sie die nun begrenzte Zeit mit ihren Eltern auch noch mit ihrer Schwester teilen. Rivalität zwischen Geschwistern ist auch mit zunehmendem Alter normal und eine Form der Geschwisterliebe. Laut Juul müssen sich Geschwister erst zusammenraufen, um sich lebenslang zu lieben und loyal zueinander sein (Juul 2017).

Die Auswirkungen von Medienkonsum, insbesondere die Studienlage zum Thema „Verhaltensauffälligkeiten", „Aggressionen" und „Peer-Verhalten", wurde den Eltern dargelegt. Diese können Sie im dritten Kapitel dieses Buches nachlesen. Die Therapeutin empfahl, den Medienkonsum unter der Woche komplett einzustellen. Am Wochenende darf Leonie ihre Lieblingssendung in Begleitung der Eltern sehen. Zudem wurde den Eltern erklärt, wie wichtig Langeweile, aber auch Rituale innerhalb der Familie sind. Zu beiden Themen finden Sie Hinweise in diesem Buch in den folgenden Kapiteln.

Mit diesen Tipps ausgestattet, verließen die Eltern wesentlich beruhigter das Gespräch. Viele verzweifelten Eltern wünschen sich lieber eine Diagnose für ihr Kind. Dadurch haben sie nicht mehr das Gefühl, selbst Schuld an der Situation zu sein. Doch das ist oft viel zu einfach gedacht. Kinder brauchen die richtige Unterstützung, um sich optimal zu entwickeln, nicht eine Diagnose. Leonies Eltern gingen gestärkt und mit einem guten Gefühl aus der Therapie.

Nach dem Elterngespräch wurde auch ein gemeinsames Gespräch mit dem Kindergarten gesucht und Strategien für Leonie ausgearbeitet. Auch dieses war Gespräch sehr erfolgreich. Wie ist es mit Leonie in der Therapie weitergegangen ist, lesen Sie im elften Kapitel bei den Fallbeispielen.

Literatur

Aarts M (2009) Marte Meo. Ein Handbuch, 2., überarb. Ausg. Aarts Productions, Eindhoven (Aarts productions, 6)

Aufenanger S (1999) Medienkompetenz oder Medienbildung. Bertelsmann Briefe 142:21–24

Bitkom – Bundesverband Informationswirtschaft, Telekommunikation und neue Medien e. V. (2019) Bitkom-Tipp – So bewegen sich Kinder und Jugendliche sicher im Web. https://www.bitkom.org/. Zugegriffen: 19. Dez. 2019

Juul J (2017) Aggression. Warum sie für uns und unsere Kinder notwendig ist. Fischer, Frankfurt a. M.

Klicksafe (2019) Hrsg Landeszentrale für Medien und Kommunikation (LMK). www.klicksafe.de

Largo RH (2017) Das passende Leben. Was unsere Individualität ausmacht und wie wir sie leben können, 1. Aufl. Fischer E-Books, Frankfurt a. M.

Mühl B, Müller J, Buchegger B, Jax M (2019) Technischer Kinderschutz im Internet. Hrsg. ISPA – Internet Service Providers Austria

no-zoff.ch (2015) Umgang mit Medien. Empfehlung für Eltern mit Kindern bis 12 Jahre. CONTACT Jugend- und Familienberatung, Luzern

Rathgeb T, Behrens P (2018) KIM Studie 2018. Basisuntersuchung zum Medienumgang 6- bis 13-Jähriger. Hrsg Medienpädagogischer Forschungsverbund Südwest

saferinternet.at (2019) Ab welchem Alter ist ein eigenes Handy sinnvoll? Hrsg Österreichisches Institut für angewandte Telekommunikation (ÖIAT). https://www.saferinternet.at/faq/eltern/ab-welchem-alter-ist-ein-eigenes-handy-sinnvoll/. Zugegriffen: 10. Dez. 2019

Schau hin! (2019) https://www.schau-hin.info/tipps-regeln/goldene-regeln-fuer-kinder-von-7-10-smartphone-tablet. Hrsg WE DO communication GmbH GWA. https://www.schau-hin.info/. Zugegriffen: 13. Dez. 2019

Schau hin! (2019) Ist mein Kind reif für ein Smartphone? Hrsg WE DO communication GmbH GWA. https://www.schau-hin.info/. Zugegriffen: 13. Dez. 2019

Six U, Gimmler R (2007) Die Förderung von Medienkompetenz im Kindergarten. Hrsg Landesanstalt für Medien Nordrhein-Westfalen (LfM). VISTAS Verlag (Medienforschung der Landesanstalt für Medien Nordrhein-Westfalen, 57)

Willemse I (2018) Altersgerechter Medienkonsum. Wie kann man dieses Ziel erreichen? Pädiatrie 2018(3):12–16. https://www.rosenfluh.ch/media/paediatrie/2018/03/Altersgerechter-Medienkonsum.pdf

Ziegelwagner S (2018) Medienkompetenz. Hrsg österreichisches Bundes-ministerium Bildung, Wissenschaft und Forschung. https://www.bmbwf.gv.at/Themen/schule/schulpraxis/uek/medien.html. Zugegriffen: 13. Dez. 2019

7

Tipps gegen die kleine Langeweile zwischendurch

Inhaltsverzeichnis

7.1   Material-Grundausstattung für zu Hause   149
7.2   Spiele allein oder zu zweit.   150
7.3   Kleine Spiele ab mindestens zwei Kinder   153
Literatur   155

Alle Eltern kennen die Situation: Man möchte noch schnell kochen, putzen, Mails checken, aufräumen etc. und hat gerade keine Zeit für die Kinder. Natürlich ist eine einfache Lösung, die Nutzung von neuen Medien in dieser Situation zu erlauben. Die Kinder sind meist glücklich und ruhig und man kann in Ruhe seine Arbeiten erledigen.

Wie bereits in den vorherigen Kapitel erwähnt, ist Langeweile besondere wichtig für die kindliche Entwicklung. Kinder, die sich nicht langweilen können, verlernen, sich mit sich selbst und ihrer Umwelt zu beschäftigen und mit Langeweile umzugehen. Denn gerade in der Langeweile werden Kinder besonders aktiv und kreativ. Einerseits überlegen sich Kindern in dieser Situation neue Spiel- und Entdeckungsmöglichkeiten. Andererseits gönnt man dem Gehirn auch mal eine Pause. In dieser Phase werden Eindrücke, Gefühle und Erlebnisse besonders gut verarbeitet.

Jesper Juul beschreibt es folgendermaßen:

„Für Kinder ist es unheimlich schwierig, Empathie zu entwickeln, alleine zu spielen oder sich selbst zu beschäftigen, weil sie es gewohnt sind, dauernd abgelenkt zu werden. Sie verlieren den Kontakt zu ihren Wünschen und Bedürfnissen. Deshalb empfehle ich Eltern, ihren Kindern möglichst viel unstrukturierte Zeit zu ermöglichen und sie nicht ständig in durchgeplante Tagesabläufe einzuspannen. Eltern sollten sich Zeit für die Kinder nehmen, ohne diese Zeit ständig mit Aktivitäten zu füllen. Das ist sehr wichtig. (…) Eltern fühlen sich verpflichtet, die Kinder ständig anzuregen und dauernd etwas zu unternehmen. Das macht die Kinder krank. Es muss einen für das Kind deutlich spürbaren Unterschied geben zwischen Kindergarten oder Schule und der Familie. Erwachsene sollten natürlich so viel wie möglich für die Kinder da sein, aber sie sollten nicht ständig mit den Kindern spielen. Die Eltern sollen ihr Erwachsenenleben leben. Denn die Kinder können ja nur zu Hause lernen, wie man erwachsen wird. Wenn sie ihre Eltern aber immer nur als Spieleonkel und Spieltanten erleben, dann lernen sie nichts über das Erwachsensein" (Mayr 2013).

Ist dem Kind langweilig, gilt grundsätzlich Folgendes: Lassen Sie Ihr Kind ein paar Minuten mit seiner Langeweile allein. Meistens findet das Kind von sich aus eine Beschäftigung. Wenn es einmal gar nicht schaffen sollte, sich selbst eine Beschäftigung zu finden, besprechen Sie mit Ihrem Kind, was sie gegen die kleine Langeweile tun können. Machen Sie eine Liste und hängen Sie diese gut sichtbar zu Hause auf. Jedes Mal, wenn Ihr Kind meint „Mir ist langweilig", lassen Sie es zuerst mal ein paar Minuten mit seinem Problem allein. Geben Sie Ihrem Kind die Chance, kreativ zu werden und sich selbst etwas einfallen zu lassen. Schafft es dies einmal nicht, schauen Sie gemeinsam auf die Liste und suchen sie eine passende Beschäftigung.

Auch eine schöne Gelegenheit gegen aufkommende Langeweile und für mehr Interaktion in der Familie ist es, das Kind einfach in die elterlichen Tätigkeiten mit einzubeziehen. Lassen Sie es beim Kochen helfen, zum Beispiel Gemüse schneiden, rühren etc., oder binden Sie Ihr Kind beim Putzen mit einem kleinen Waschlappen oder Putztuch ein. Vielleicht hat Ihr Kind Spaß am Staubsaugen oder Boden wischen. Indem Sie Ihr Kind einbinden, fühlt es sich zudem wertvoll und wichtig innerhalb der Familie.

Sie können Ihrem Kind aber auch erklären, warum Sie gerade eine E-Mail schreiben müssen und dass es kurz warten muss.

> Sie sind nicht der Entertainer Ihres Kindes. Kinder dürfen und müssen sich langweilen.

Falls Sie Ihr Kind gerade nicht einbinden können oder auch mal Zeit für sich brauchen, finden Sie in weiterer Folge eine Auswahl an Ideen gegen Langeweile allein oder zu zweit. Diese Listen können Sie gerne kopieren oder downloaden und zusammen in der Familie erweitern. Die zweite Liste versteht sich als Ergänzung zu der ersten. Es wurde bei den Listen nicht spezifisch auf das Alter der Kinder eingegangen. Viele Aktivitäten und Spiele kann man je nach Alter und Entwicklungsstand des oder der Kind/er anpassen. Zudem können Kinder unterschiedlichsten Alters zusammen spielen. Aus entwicklungstheoretischer Sicht ist daher eine Klassifizierung nach Alter nicht unbedingt sinnvoll.

Für bestimmte Situationen, wie auf langen Autofahrten, bei Restaurantbesuchen und in den Ferien, finden Sie Hinweise in weiterer Folge im neunten Kapitel dieses Buches.

7.1   Material-Grundausstattung für zu Hause

Die materielle Grundausstattung beschreibt eine Liste an Materialien und Spielen, die altersunabhängig Kindern zur Verfügung stehen sollten.

Diese aufgelisteten Materialien und Spiele fördern

- die Kreativität
- die feinmotorischen Fähigkeiten
- die graphomotorischen Fähigkeiten
- das Erlernen von Problemlösungsstrategien
- die Frustrationstoleranz
- die Konzentrationsfähigkeit
- die Ausdauer
- soziale und empathische Fähigkeiten

Materialienliste

- Papier
- Stifte, Kinderschere, Kleber
- Knete
- Fingerfarben
- Kreiden
- Pinsel
- Wasserfarben
- Wolle
- Klebeband

Materialien, die man einfach sammeln kann

- Blätter aus dem Garten oder Wald
- Leere Klopapierrollen
- Leere Rollen von Küchenpapier
- Korken
- Eierkartons
- Joghurtbecher
- Steine zum Bemalen
- Übrig gebliebenes Kerzenwachs
- Einzelne Servietten

Kleine Spiele

- Klassische Spielkarten
- Spielklassiker-Sets, zum Beispiel mit dem Leiterspiel, Vier-Gewinnt, Mühle, Dame, Mensch-ärger-dich-nicht
- Memory
- Bausteine wie Playmobil®, Lego®, Make'n'Break®
- Schwarzer Peter
- Zauberkasten

7.2   Spiele allein oder zu zweit

- Knete: Knete holen und losgestalten. Am Besten auf einer Unterlage, entweder frei gestalten oder zu einem bestimmten Thema, zum Beispiel: Tiere, Buchstaben nachformen, Bauernhof, Planeten, Autos etc.
- Malen: Oft nicht ganz beliebt, gerade bei Buben, jedoch sehr wichtig für die Entwicklung der motorischen Fähigkeiten. Hierbei kann man wieder ein Thema vorgeben, Malblätter verwenden oder frei gestalten.
- Ball, Flummi und Co: Lassen Sie Ihr Kind ganz einfach mit einem Ball spielen. Was kann man damit alles machen?
- Kreide im Sommer: Gehsteig bemalen ist fast überall erlaubt, einfach kreativ sein und den grauen Beton verschönern.
- Mini-Bowling mit Plastikflaschen und einem Tennisball zu Hause aufbauen.
- Sich verkleiden und ein kleines Photo-Shooting veranstalten.
- Basteln mit Nudeln und Co: Mit trockener Pasta lassen sich Ketten, Bilder und kleine Geschenke gestalten.
- Höhle bauen mit Decken und Polstern.

- Luftballon aufblasen und drauflos spielen, z. B. Luftballon darf den Boden nicht berühren.
- Sich einen geheimen Handschlag überlegen.
- Ein Zelt im Garten bauen.
- Kleines Blumen- oder Kräuterbeet im Garten oder am Balkon gestalten.
- Kresse und andere kleine Pflanzen wie Kräuter selber züchten, hier kann man den Prozess von der Zwiebel bzw. dem Samen an begleiten.
- Mit Lupe im Garten auf Entdeckungsreise gehen.
- Kleine Verkostung unbekannter Lebensmittel, wie zum Beispiel exotische Obst- und Gemüsesorten (Drachenfrüchte, Kochbanane, Kaktusfeige etc.)
- Eine kleine Geschichte oder ein Theaterstück überlegen lassen.
- Kleine motorische Übungen, wie Purzelbaum, Einbeinstand und Co. trainieren.
- Raschelkiste: Eine Kiste mit trockenen Bohnen, Reis oder ähnlichen füllen und kleine Gegenstände verstecken, die dann (blind) gefunden werden müssen.
- Kinderbücher bereitstellen zum Lesen oder Anschauen für Kleinere.
- Mini-Experimente nachstellen: Hierfür finden Sie etliche Anleitungen im Internet, z. B. Kristalle züchten, Physik-Experimente.
- Bilder und Muster mit Bügelperlen gestalten.
- Ein Kinder-Hörspiel anhören, hier gibt es viele schöne Geschichten. Es gibt auch Hörbücher, die Künstlerbiografien beinhalten, wie zum Beispiel von Wolfgang Mozart, Sebastian Bach oder Ludwig van Beethoven.
- Papierflugzeuge basteln.
- Korken-Boote basteln und in der Badewanne oder einem nahen Teich segeln lassen.
- Lego oder Duplo aufbauen: Entweder nach Anleitung oder frei gestalten lassen.
- Kugelbahn aus Klopapierrollen aufbauen. Als Kugel können Murmeln oder Tischtennisbälle verwendet werden.
- Steine suchen und bunt bemalen.
- T-Shirt selbst gestalten und bemalen. Das geht einfach mit Textilstiften oder auch etwas aufwendiger mit der Batik-Technik.
- Seifenblasen-Lauge selber machen und herausfinden, wer die größte Seifenblase schafft.
- Diverse Brett- und Kartenspiele spielen, wie zum Beispiel Lotti Karotti, UNO, verrücktes Labyrinth, Ubongo etc.
- Ideen sammeln für eine Umgestaltung des Kinderzimmers. Wie könnte man die Möbel anders hinstellen? Wo wären die Spiele gut platziert?

Hierbei werden das räumliche Vorstellungsvermögen und die Kreativität gefördert.

- Tagebuch führen: Dies ist eine Möglichkeit für ein Kind, das schon schreiben kann. Alternativ kann man auch Bilder eines Tages-Erlebnisses, z. B. Kochen, Zoo, Garten etc., malen oder aus Zeitschriften ausschneiden und in ein Tagebuch einkleben.
- Musik hören und dazu tanzen.
- Sich mit einem speziellen Thema beschäftigen, z. B. Umweltschutz, Tiere, Planeten, Fahrzeuge etc. Hierzu kann man ein Plakat gestalten, in Büchern und Zeitschriften recherchieren, einen Ausflug planen etc.
- Einen Obstsalat für die Familie zubereiten.
- Einen Zauberwürfel lösen lernen, dies fördert vor allem die Frustrationstoleranz und Geduld.
- Kinder-Sudoku lösen: Es gibt viele verschiedene Schwierigkeitsgrade einfach im Internet zum Downloaden.
- Berufe überlegen: Was möchte das Kind einmal werden? Gibt es Ideen für Berufe, die es bisher nicht gibt? Was braucht man alles für den gewählten Beruf? Dazu kann man ein Bild malen, sich verkleiden, Pantomime vorbereiten etc.
- Eis-Creme selber machen.
- Blätter im Garten oder im Wald sammeln und pressen. Auch hier kann man anschließend ein Plakat gestalten oder mehr über die Bäume recherchieren.
- Älteres Spielzeug für den Flohmarkt oder zum Spenden aussortieren.
- Eine eigene App überlegen oder ein Brettspiel selbst gestalten.
- Drei Wünsche überlegen: Wenn alles möglich wäre, was würde man sich wünschen. Zum Beispiel selbst fliegen können, unsichtbar sein etc.
- Ein Riesen-Kunstwerk gestalten, zum Beispiel mehrere Papiere zusammenkleben für ein großes Bild, Meterpapier kaufen und gestalten, Gehsteige mit Kreide bemalen etc.
- Einen Zauberkasten kaufen und damit experimentieren.
- Münzen in eine Dose oder ein Glas schnipsen üben.
- Rätselblätter wie Kinderkreuzworträtsel, Suchbilder, grafische Muster kopieren und lösen lassen. Viele Rätselblätter stehen kostenlos im Internet zum Herunterladen und Ausdrucken zur Verfügung.
- Mikado spielen: Das ist auch möglich mit Essstäbchen, die man selber bemalt (Abb. 7.1).

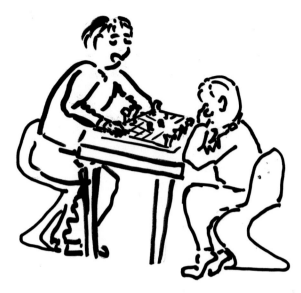

Abb. 7.1 Kinder spielen

7.3   Kleine Spiele ab mindestens zwei Kinder

- Memory spielen
- Uno®/Skippo® spielen
- Schere Stein Papier
- 4 gewinnt
- Tic-Tac-Toe
- Stadt-Land-Fluss spielen
- Kleine Wetten überlegen: Zum Beispiel wer findet zuerst etwas Glänzendes, wer kann schneller um das Haus laufen etc.
- Wortspiele: Hier gibt es auch einige Möglichkeiten, wie „ich seh, ich seh, was du nicht siehst!" oder eine Wortkette bilden. Wortketten beginnen mit einem Wort aus einer bestimmten Gruppe wie Obst und Gemüse, zum Beispiel Apfel. Der Nächste muss aus der gleichen Wortgruppe mit dem Endbuchstaben des Wortes ein Neues finden: Apfel – Limette – Erdbeere – Erdnuss – Sauerkirsche – etc.
- Tast-Memory selbst basteln. Hier finden Sie Anleitungen im Internet.
- Blinde Kuh spielen
- Jenga® spielen. Alternativ kann man sich aus verschiedenen Materialien Türme und Bauwerke konstruieren.

- Ubongo® spielen
- Twister® spielen
- Activity Board selbst gestalten (allein oder zu zweit): Dies kann jedoch nur mit einem Erwachsenen durchgeführt werden. Ein Activity Board ist eine größere Holzplatte, die viele Möglichkeiten bietet, an seiner Feinmotorik zu arbeiten. Zum Beispiel kann man Gewinde anschrauben und mit Muttern bestücken, um diese hinauf und hinunter zu drehen. Zudem kann man Fädelaufgaben, Schlösser, Knöpfe, Zippverschlüsse etc. montieren. Sie dienen zum Üben der Feinmotorik und können je nach Alter angepasst werden. Mittlerweile gibt es viele verschiedene Boards auch zu kaufen. Anleitungen zum Selbergestalten finden Sie auch im Internet unter dem Begriff „Activity Board".
- Ja/Nein-Spiel: Hier stellt man sich abwechselnd Fragen, die nicht direkt mit Ja oder Nein beantwortet werden dürfen, sondern nur mit Umschreibungen. Kinder lernen dadurch sehr gut, sich auszudrücken.
- „Ich packe meinen Koffer und nehme mit …." – Spiel: Bei diesem Spiel sagt jedes Kind einen Gegenstand, den er in einen Koffer packt. Jedes Kind muss alle Gegenstände aufzählen können, bevor es einen neuen nennen darf. Gut geeignet als Konzentrationsspiel sowie um die Merkfähigkeit zu erhöhen.
- Schnitzeljagd gemeinsam überlegen und anschließend durchführen.
- Luftballon-Spiel: Hierbei wird ein Luftballon aufgeblasen, dieser darf anschließend nicht mehr den Boden berühren und muss immer abwechselnd in die Höhe geworfen werden.
- Lach-Verbot: Zwei oder mehrere Kinder sitzen sich gegenüber und müssen sich anschauen, ohne zu lachen. Derjenige, der als erstes lacht, verliert und muss eine selbst erdachte Strafe erledigen.
- „Ich packe meinen Koffer und nehme mit". Das ist ein Merkspiel, das ganz ohne Material auskommt. Jedes Kind sagt der Reihe nach (oder abwechselnd) was in den Koffer kommt. Das nächste Kind muss aufzählen, was bereits im Koffer ist und welcher Gegenstand nun dazu kommt. Anfangs einfach, wird es schnell schwieriger sich alle Gegenstände zu merken.
- Schiffe versenken spielen.
- Frisbee im Garten oder Park werfen.
- Berufe-Raten: Ein Kind umschreibt einen Beruf und ein anderes Kind soll den Beruf richtig erraten.

Zusätzliche Spiele und Beschäftigungen ab ca. 10 Jahren

- Sudoku lösen
- Rätselbücher
- Scrabble® spielen
- Activity® spielen
- Kartenspiele, wie zum Beispiel Romy, Schnapsen, Solitaire
- Stadt Land Fluss: Hier kann man das Spiel für ältere Kinder erweitern durch Pflanzen, Berufe etc.
- Komplexes Lego® mit technischen Herausforderungen aufbauen. Als Vorgabe kann auch ein berühmtes Gebäude verwendet werden.
- Backgammon spielen
- Schach spielen
- Risiko – das Spiel® spielen
- Die Siedler von Catan® spielen
- Gegeneinander ein Tau und über eine Markierung ziehen.
- Basketballkorb aufhängen und Basketball spielen.
- Zudem können sich Kinder ab 10 Jahren deutlich gezieltere, motorische Spiele einfallen lassen bzw. ab zwei Personen spielen, wie zum Beispiel Fußball, Volleyball, Basketball. Sie benötigen hierbei weniger Aufmerksamkeit und Hilfestellung als jüngere Kinder.
- Auch Radfahren, Skateboarden und Inlineskaten beherrschen 10-Jährige schon ausreichend gut.

Literatur

Mayr L (2013) ADHS ist Folge professioneller Vernachlässigung. der Standard, 19. Mai. https://www.derstandard.at/story/1363711375599/adhs-ist-folge-professioneller-vernachlaessigung. Zugegriffen: 20. Dez. 2019

8

Nachhaltige Strategien für die ganze Familie

Inhaltsverzeichnis

8.1 Selbstregulierung erlernen 159
8.2 Wochenendgestaltung für die ganze Familie 161
8.3 Instrument lernen.. 165
8.4 Haustiere 166
8.5 Sport und seine Wirkung 169
    8.5.1 Wie Sie mehr Bewegungen in den Alltag einbauen können 172
    8.5.2 Kinder-Yoga.. 173
    8.5.3 Kampfsportarten 175
    8.5.4 Reiten... 177
    8.5.5 Klettern 180
    8.5.6 Schwimmen... 182
    8.5.7 Tennis 183
    8.5.8 Tanzen 184
    8.5.9 Fußball.. 186
8.6 Familien-Rituale... 188
Literatur 193

Im letzten Kapitel haben Sie einige Ideen bekommen, wie Ihr Kind mit der kleinen Zwischendurch-Langeweile umgehen kann. In diesem Kapitel sollen daher langfristige Strategien aufzeigt werden, wie man den Alltag auch ohne Smartphone, Tablet, PC, Konsole und Fernseher gestalten kann. Eine der wichtigsten langfristigen Strategien ist das Erlernen einer guten Selbstregulierung. Diese hilft Ihrem Kind, seine Gefühle zu erkennen, Stressfaktoren

© Der/die Herausgeber bzw. der/die Autor(en), exklusiv lizenziert durch Springer-Verlag GmbH, DE, ein Teil von Springer Nature 2020
K. Habermann, *Eltern-Guide Digitalkultur,* https://doi.org/10.1007/978-3-662-61370-2_8

zu benennen und optimal darauf eingehen zu können. Digitale Geräte und neue Medien sind für kindliche Gehirne eine Überforderung und stellen unbewusst einen großen Stressfaktor dar. Die Selbstregulierung nach Dr. Shanker kann einen wichtigen Beitrag leisten, Kindern bestmögliche Entwicklungsmöglichkeiten zu bieten.

Zudem ist es wichtig, dass die Woche nicht „vollgestopft" wird und die Kinder keine Zeit mehr für sich haben. Dr. Hüther plädiert für mehr freie Spielzeit der Kinder und für klar mehr Langeweile. Beides sei notwendig, damit sich Kinder optimal entwickeln können (Hüther und Quarch 2018). Wie wichtig diese freie Spielzeit für die Entwicklung und den Umgang mit Stress ist, wurde bereits in vorherigen Kapiteln angesprochen. Allerdings können einzelne Programmpunkte in der Woche die Entwicklung des Kindes auch maßgeblich unterstützen.

So wirkt sich das Erlernen eines Instrumentes positiv auf Kinder aus. Es konnte nachgewiesen werden, dass Menschen, die ein Instrument können, durch das Üben nicht nur ihre Feinmotorik fördern, sondern auch das Erlernen von Fremdsprachen, räumliche Orientierung oder vernetztes Denken positiv beeinflussen. Eine weitere Möglichkeit, den Tagesablauf neu zu gestalten, ist die Anschaffung eines Haustieres. Auch hier konnten Studien den positiven Einfluss auf die Entwicklung des Kindes nachweisen, wie Sie in weiterer Folgen in diesem Kapitel erfahren. Zusätzlich wird in diesem Zusammenhang das Erlernen eines Sportes angeführt. Es werden sechs repräsentative Sportarten und deren Benefits aufgezeigt. Als Abschluss dieses Kapitels werden die Wichtigkeit von Ritualen hervorgehoben und mögliche Rituale für die Familie beschrieben. Rituale sind deshalb so wichtig, weil sie Kindern Sicherheit und Struktur geben.

Sehen Sie das folgende Angebot nicht als „Muss" an, sondern als Ideen für die Wochen- und Wochenendgestaltung. Ihr Kind wird nicht davon profitieren, wenn Sie es jeden Tag in einen anderen Kurs oder ein Förderprogramm bringen. Auch die Anschaffung eines Haustieres muss ebenfalls wohl überlegt sein. Diese Listen gelten als Ideen und Anregungen, das Passende für Ihr Kind und Ihre Familie zu finden.

> „Ich empfehle Eltern, ihren Kindern möglichst viel unstrukturierte Zeit zu ermöglichen und sie nicht ständig in durchgeplante Tagesabläufe einzuspannen." Jesper Juul (Mayr 2013).

8.1 Selbstregulierung erlernen

Nach Shanker besteht ein Unterschied zwischen Selbstkontrolle und Selbstregulierung. Selbstkontrolle wird oft als Charaktereigenschaft oder Stärke beschrieben, hierbei handelt es sich jedoch um einen Kampf gegen sich selbst. Man versucht, sich unter Kontrolle zu halten. Gelingt dies nicht, führt das zu Selbstzweifeln, einem Gefühl der Schwäche, und verhindert einen konstruktiven Umgang mit seinem Gefühl. Unter Selbstregulierung versteht Shanker, sich mit seinen Gefühlen und seinem Befinden auseinanderzusetzen, Stress zu erkennen und sich wieder ins Gleichgewicht zu bringen (Shanker 2019).

Je größer der Stress ist, dem ein Kind ausgesetzt ist, desto schwerer fällt es dem Gehirn, die Übergänge von Über- zu Untererregung zu steuern, und die Erholung verliert an Wirkung. Zusätzlich kommt hinzu, dass ein müdes Kind seine Impulse weniger steuern kann und es dann häufig zu Verhaltensauffälligkeiten, wie Wutausbrüchen und Aggressionen oder aber einem Zurückziehen des Kindes, kommen kann. Das passiert deshalb, weil das Gehirnareal, dass zuständig für das bewusste Verhalten ist, bei übermäßigem Stress und der damit einhergehenden Überforderung heruntergefahren wird. Die Kinder haben dann einen erhöhten Adrenalin- und Kortisonspiegel und werden dadurch verhaltensauffällig. Anzeichen dafür können sein: Ein- und Durchschlafprobleme, launisches Verhalten, Wutausbrüche, Konzentrationsstörungen und ein starker Wechsel der Stimmungslage (Shanker 2019). Dies bezieht sich nicht nur auf Kinder, auch Erwachsene leiden häufig unter Stressfaktoren und können deren Reaktionen nur schwer steuern. Dies wirkt sich anschließend auch auf Kinder aus. Kinder spüren elterlichen Stress sehr genau und übernehmen diesen. Mehr Informationen zu diesem Thema finden Sie im dritten Kapitel unter „Einfluss auf das Verhalten" und „Auswirkungen von Wahrnehmungsstörungen".

Eltern sollten daher sich selbst und ihrem Kind beibringen, die Fähigkeit zur Selbstregulation zu erlernen. Das erfolgt nach Shanker in fünf Schritten:

- Signale lesen und das Verhalten umdeuten: Der wichtigste Schritt ist, Verhaltensauffälligkeiten deuten zu können. Hierbei soll man herausfinden, welche Situationen oder Gegebenheiten Stress auslösen, aber auch beruhigend wirken. Lernt man sich selbst einzuschätzen, kann man anschließend auf die Umwelt reagieren. Shanker beschreibt es wie folgt: „Es fängt bei Ihnen selbst an, indem Sie lernen, Ihre eigenen Signale lesen und sie als das erkennen, was sie sind: genauso bedeutsame Symptome wie Fieber oder Ausschlag." Das kann man einerseits mit dem Kind besprechen, auf der anderen Seite können Sie als Elternteil versuchen, die Signale ihres Kindes zu erkennen. Anschließend können Sie diese verbalisieren, indem Sie Ihrem Kind sagen, wie es sich gerade verhält. Kinder lernen dadurch, Wörter für ihre Gefühle zu finden und lernen, selbst auszudrücken, wie es ihm geht. Das können Sie, zum Beispiel mit folgenden Sätzen beschreiben: „Ich sehe, du bist gerade ganz aufgeregt und kommst nicht zur Ruhe." oder auch als Frage formulieren: „Merkst du, dass du gerade ganz aufgeregt bist?"

- Die Stressfaktoren identifizieren: Man sollte nicht nur die Stressfaktoren, wie Geräusche, Licht, optische Stimulationen, Gerüche, innerer Stress durch Arbeit, Geld und Ängste, erkennen und deuten können. Wichtig ist zudem, sich zu fragen, warum diese gerade jetzt zu Stress führen. Was ist gerade anders als sonst? Wie geht es mir gerade? Hier hilft es wiederum, die Gefühle des Kindes zu erkennen, zu verbalisieren und mit dem Kind zu besprechen. Man kann die Kinder auch fragen: „Stört dich gerade etwas besonders?" oder „Ist dir etwas unangenehm?"

- Im dritten Schritt sollen diese Stressfaktoren reduziert werden. Je nach Problem kann man das Licht dämpfen, die Lärmbelastung senken, sich die Arbeit in kleine Teilschritte aufteilen oder delegieren, emotionale Stressfaktoren ansprechen etc. Mit Kindern kann man die Stressfaktoren herausfinden, in dem man entweder fragt: „Ich habe das Gefühl, dass helle Licht ist dir unangenehm, ich dämpfe es einmal. Ist das nun angenehmer für dich?". Oder man schlussfolgert: „Ich sehe, du bist gerade sehr unruhig. Du hast noch ein paar Aufgaben zu erledigen. Wie wäre es, wenn wir die Aufgabe in kleine Portionen aufteilen und diese nach und nach erledigen?".

- Erkennen, wann Ihr Kind zu viel Stress hat, ist der vierte Schritt nach Shanker. Man sollte sich nicht an übermäßigem Stress gewöhnen, sondern die Belastung auf ein erträgliches Maß senken. „Das Ziel ist es, sich der Stressursachen und nicht der Symptome bewusst zu werden." Bei diesem Schritt ist es wichtig, auf die Situationen zu achten, in denen Ihr Kind Auffälligkeiten zeigt. Passiert das immer im Kindergarten oder in der Schule? Hängt es vielleicht mit dem Licht im Zimmer oder dem Straßenlärm zusammen? Versuchen Sie, Muster zu erkennen. Die meisten Kindern zeigen subtile Hinweise, wie die Veränderung der Gesichtsfarbe oder ein spezieller Ausdruck in der Mimik. Muster zu finden, kann dauern, bleiben Sie jedoch dabei. Vergessen Sie nicht, das Verhalten eines Kindes hat immer einen Grund. Die Kunst besteht darin, herauszufinden, welcher Grund das in dieser Situation gerade ist.

- Im letzten Schritt geht es darum, herauszufinden, was hilft, um sich zu beruhigen. Das muss jeder für sich herausfinden, manche mögen Entspannungsmusik, anderen helfen bestimmte Übungen oder autogenes Training. Sie können gemeinsam mit Ihrem Kind herausfinden, was es besonders gerne hat und es beruhigt. Mögliche Hilfestellungen sind: „Was brauchst du gerade, um dich zu entspannen?", „Was könntest du jetzt gerade machen, damit es ein bisschen besser wird?" oder „Suche dir etwas, dass dich beruhigt. Das kann eine Tätigkeit oder ein Gegenstand wie dein Kuscheltier sein." Anschließend können Sie beobachten, ob diese Strategie hilft, und das auch mit Ihrem Kind besprechen.

Shanker beschreibt eine Lernkurve beim Erlernen der Selbstregulation, die je nach Entwicklung und Charakter des Kindes steil sein kann oder auch sehr langsam erfolgt. Man sollte sich keinen „spektakulären Umbruch" innerhalb von Tagen erhoffen. Wichtig ist, dabei zu bleiben und immer wieder kleine Veränderungen zu beobachten und zu üben. Freuen Sie sich, wenn Ihr Kind von selbst seine Gefühle ausdrückt und gehen Sie darauf ein und bestärken es dabei (Shanker 2019; Aarts 2009).

8.2 Wochenendgestaltung für die ganze Familie

Das Wochenende bietet sich an, um mit der gesamten Familie etwas zu unternehmen oder den Tag abwechslungsreich zu gestalten. Hierbei wird das Kind einerseits von den digitalen „Spaßmachern" abgelenkt und andererseits hat es die Möglichkeit, seinen Bewegungsdrang nachzukommen. Der Zusammenhalt in der Familie kann durch die gemeinsame Zeit gestärkt werden und die Kinder haben die idealen Voraussetzungen, um sich zu entwickeln und Neues zu entdecken. Gehen Sie bei der Gestaltung des Wochenendes auf die Wünsche Ihres Kindes ein und besprechen Sie gemeinsam, was sie unternehmen möchten.

In weiterer Folge werden einige Möglichkeiten aufgezählt, die man gemeinsam mit der Familie und Freunden am Wochenende oder auch unter der Woche machen kann:

- Supermarkt erkunden
  Gehen Sie doch einmal gemeinsam in einen großen Supermarkt und zeigen Sie Ihrem Kind verschiedene Obst- und Gemüsesorten, neue

Lebensmittel, entdecken Sie gemeinsam neue Gerichte und kochen Sie diese gemeinsam. Ideen für neue Gerichte können entweder schon vorab besprochen werden oder entstehen ganz spontan beim Einkauf im Supermarkt. So lernen Kinder auch den Umgang mit Lebensmitteln.

- Waldspaziergänge
  Spaziergänge können viel spannender sein, wenn man eine Lupe mitnimmt und die Umwelt genau studiert. Oft kann bei kleinen Kindern aus dem Waldspazier „gang" ein Waldspazier „stand" werden, Ihr Kind hat in dieser Zeit allerdings die Möglichkeit, den Wald zu erkunden und seine eigenen Fähigkeiten zu festigen. Auch mit älteren Kindern kann man einen solchen Spaziergang abwechslungsreich und spannend gestalten, zum Beispiel durch ein selbstgestaltetes Wald-Bingo oder das Informieren über bestimmte Pflanzen und Tiere im Wald (Abb. 8.1).

- Kleine Wanderungen
  Fast überall bietet sich die Möglichkeit von kleinen Wanderungen in der Umgebung. Meist gibt es sogar in Großstädten ausgeschilderte Wanderwege. Auch ein kurzer Ausflug ins Umland zum Wandern oder Spazieren kann innerhalb von einem oder zwei Tagen gut geplant werden.

- Erkunden von neuen Städten und Orten
  Europa ist voll von historischen Orten und Städten und aufgrund der guten Vernetzung ist es zumeist immer möglich, eine neue Stadt oder einen neuen Ort zu erkunden. Dafür muss man oft nicht weit fahren, kann die öffentlichen Verkehrsmittel oder das Auto nutzen. Ein Tagesausflug an einen neuen Ort interessiert Kinder meist in jedem Alter und trägt zugleich zur Bildung bei. Man kann sich zum Beispiel schon im

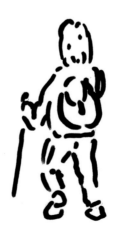

Abb. 8.1 Wandern

Vorfeld über die Geschichte oder Geografie erkundigen und planen, was einen besonders interessiert, wie zum Beispiel ein Museum, eine Burg oder eine Sehenswürdigkeit.

- Motorikparks
  Sie sind eine gute Gelegenheit, um Zeit draußen zu verbringen und sich gleichzeitig sportlich zu betätigen. Viele Motorikparks bieten Geräte und Aufgaben für jede Alters- und Entwicklungsstufe an. So können Erwachsene genauso wie Kinder Spaß an einem Ausflug in einen Motorikpark haben. In Wien wird ein Outdoor-Motorikpark sogar kostenfrei angeboten. Es gibt für Regentage auch Indoor-Angebote, die sind teilweise jedoch eher kostenintensiv.
  Als Alternative zu Motorikparks werden Klettergärten immer beliebter. Hier gibt es die Möglichkeit, auf verschiedenen Höhen zu klettern, seine Motorik zu testen und zu trainieren und seine Ängste zu überwinden. Zwischendurch sind oft Seilbahnen („Zipplines") eingebaut, die bei Kindern meist besondere Freude auslösen. Kletterparks sind ebenfalls für die gesamte Familie geeignet.

- Besuchen eines Bauernhof oder Zoos
  Der Besuch eines Bauernhofes, Wildparks oder Zoos ermöglicht Kindern den Kontakt mit Tieren. Zudem ist man an der frischen Luft unterwegs und kann die Gelegenheit pädagogisch nutzen, indem man das Kind schon im Vorfeld oder im Nachhinein über die Tiere informiert. Wie in weiterer Folge beschrieben wird, ist der Kontakt von Kindern zu Tieren zu empfehlen und bringt viele positive Effekte mit sich.

- Schwimm- und Erlebnisbäder
  Sommer wie Winter gibt es die Möglichkeit einen Tag im Schwimmbad oder in einer Therme zu verbringen. Das Angebot an „Spaß- und Familienbädern" steigt zunehmend und bietet eine Abwechslung zum Alltag an. Im Schwimmbad werden zudem auch die motorischen Fähigkeiten und die Ausdauer der Kindern gefördert, wie zum Beispiel durch das Schwimmen, Rutschen, Klettern. Viele Bäder bieten hierbei besondere Attraktionen für Kinder jeden Alters an. Manche Thermen bieten auch Kinderbetreuungszeiten an, währenddessen sich Eltern entspannen können.

- Planetarium und Museen
  Museen und Planetarium sind eine ideale Beschäftigung an kalten und verregneten Tagen. Durch die Fülle an verschiedenen Museen (Natur-, Kunst-, Kinder-, Wissenschafts- und Technikmuseen) und Planetarien sowie historischen Gebäuden wie Schlössern, Regierungsgebäuden etc. gibt es viel zu entdecken und immer wieder neue Möglichkeiten für

einen Wochenendausflug. Viele Museen und historische Gebäude bieten zudem spezielle Kinderführungen an. Museen sind für Kinder jeden Alters interessant und lehrreich. Sie können Ihr Kind entscheiden lassen, welches sie gerade am meisten interessiert.

- Freizeitparks

  Besonders beliebt bei Kindern sind die diversen Freizeitparks. Nicht jede Stadt oder Region bietet diese Möglichkeit an. Jedoch könnte man den Besuch eines weiter entfernten Freizeitparkes mit einem Kurzurlaub oder einer Übernachtung verbinden. Freizeitparks bieten durch verschiedene Attraktionen und Angebote eine große Abwechslung zum Alltag. Zudem sind die Angebote oft altersübergreifend spannend gestaltet und daher für Kinder jeden Alters interessant. Zu den beliebtesten Freizeitparks in Europa zählen das Disneyland® Paris, der Playmobil® Funpark in Bayern, das Legoland® in Dänemark und der Europapark® in Rust, Deutschland. In Österreich sind der Wiener Prater, der Styressic Park® in der Steiermark und das Familienland Pillerseetal in Tirol besonders beliebt. In der Schweiz zählen hierzu der Swiss Vapeur Parc® und der Charmey Aventures® Park. Oft ist der Besuch in einem solchen Freizeitpark auch eine Kostenfrage, beachten Sie daher im Vorhinein die Eintrittspreise.

- Drachen steigen lassen

  Eine kostengünstige Möglichkeit ist das Drachen steigen lassen. Hierfür kann man selber einen Drachen basteln (Training der feinmotorischen Fähigkeiten, Konzentration und Handlungsplanung) oder einen kaufen. Die meisten Städte und Orte bieten gute Möglichkeiten, wie kleinere Berge oder Hügel oder Wiesen in Parkanlagen, um Drachen steigen lassen. Das trainiert sowohl die Ausdauer als auch die Auge-Hand-Koordination. Zudem kann die ganzen Familie mitmachen, zum Beispiel auch in Kombination mit einem Picknick.

- Rodeln und Eislaufen

  Im Winter bietet sich das Rodeln gehen an. Unter Rodeln wird in diesem Zusammenhang das klassische Schlittenfahren verstanden und nicht die Benutzung einer Sommerrodelbahn. Neben den markierten Rodelpisten, wie zum Beispiel Nachtrodelpisten, kann man auch ganz einfach den nächstgelegenen Hügel mit einem kleinen Bob oder einem Schlitten hinunter rodeln. Alternativ bietet sich im Winter auch das Eislaufen an. Rodeln und Eislaufen sind zwei motorisch anspruchsvolle Tätigkeiten, die Koordination, Muskelspannung und Ausdauer spielerisch trainieren.

- Faulenz-Tag

  Es muss nicht immer ein Abenteuer sein. Manchmal ist ein Tag auf dem Sofa und im Pyjama genau das Richtige für Ihre Familie. Man kann zusammen faulenzen, lesen, Spiele spielen und kochen. Auch ein Familienfilm kann gemeinsam gesehen werden.

8.3 Instrument lernen

Wenn Ihr Kind Interesse an Musik hat, lassen Sie es doch ein Instrument erlernen. Hierfür müssen Sie sich nicht gleich ein Klavier, eine Geige und eine Gitarre anschaffen. Für das Ausprobieren gibt es tolle Musikkurse für Kinder an Musikschulen oder in der Schule. Viele Musikkurse beginnen für Kinder schon ab dem Alter von drei Jahren.

Das Erlernen eines Instrumentes fördert nicht nur die Konzentration und das Gedächtnis. Es bilden sich zudem neue neuronale Verbindungen, man kann dem Gehirn beim Lernen förmlich zuhören. Laut Lutz Jäncke, Neurowissenschaftler an der Universität Zürich, reichen täglich 20 min Üben eines Instrumentes aus, um Strukturen im Gehirn zu sehen, die vorher nicht vorhanden war. Glenn Schellenberg zeigt in einer einjährigen Studie, dass Kinder, die musizieren, auch in anderen Bereichen, wie dem Erlernen von Fremdsprachen, räumlicher Orientierung oder vernetztem Denken, Vorteile im Vergleich zu nicht-musizierenden Kindern aufweisen. Es wurden insgesamt 144 Kinder im Alter von sechs Jahren über ein Jahr begleitet. Eine Gruppe erlernte ein Instrument, die Kontrollgruppe spaltete sich in eine Theatergruppe und eine Gruppe ohne zusätzliche Förderung auf. Es zeigte sich, dass vor und nach der Studie die musizierenden Kinder im Intelligenztest um sieben Punkte zulegen konnten, die Theatergruppe um vier Punkte und die Kontrollgruppe, die keinen zusätzlichen Unterricht hatte, keine Veränderungen zeigte (Kardos 2018; Abb. 8.2).

> Das Erlernen eines Instrumentes fördert nicht nur die Konzentration und das Gedächtnis.

Eine weitere Studie aus dem Jahr 2018 zeigt, dass das Gehirn von Hobbymusikern und zweisprachigen Menschen effektiver arbeitet als das einer Vergleichsgruppe. So weisen Hobbymusiker bei Merk- und Wiedererkennungsaufgaben deutlich weniger Gehirnaktivität auf, das heißt, das Gehirn muss sich für diese Aufgaben weniger anstrengen als das Gehirn von Nicht-Musikern. „Durch das Musizieren ebenso wie durch das Lernen einer zweiten Sprache werden unterschiedliche Areale im Gehirn vernetzt. Dieses

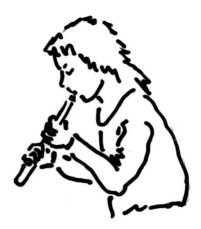

Abb. 8.2 Instrument

Netzwerk lässt sich dann für andere Aufgaben nutzen", so Alain. Dadurch bleibt dem Gehirn mehr Energie, um Informationen schneller zu verarbeiten und sich mehr Dinge zu merken (Alain et al. 2018).

In besonderen Maße wird auch die Feinmotorik des Kindes gefordert und gefördert. Durch das oft gleichzeitige und beidseitige Verwenden der Hände werden nicht nur beide Gehirnhälften aktiviert, sondern auch die Fingerfertigkeit der Hände verbessert. Für viele Instrumente wird empfohlen, Fingerübungen durchzuführen. Dies fördert nicht nur das schnellere Erlernen von einem Instrument, sondern hat zugleich eine positive Auswirkung auf die fein- und graphomotorischen Fähigkeiten.

Des Weiteren stärkt es das „Zusammen-Gefühl" durch das gemeinsame Musizieren mit anderen Kindern oder innerhalb der Familie. Dies führt zu einem ausgeglicheneren Sozialleben. Studien, die sich auf den sozialen Aspekt konzentrieren, gibt es im Moment keine.

8.4   Haustiere

Ein Haustier ist für Kinder eine tolle Möglichkeit, um Verantwortung zu übernehmen und eine sinnvolle Beschäftigung zu finden. Nicht jede Familie kann sich allerdings aus kostentechnischen, zeitlichen und räumlichen Möglichkeiten ein Haustier zulegen.

Wenn Sie dies jedoch bereits überlegt haben und die Möglichkeiten besitzen, kann man aus therapeutischer Sicht nur dazu raten. Kinder lernen im Umgang mit Haustieren sehr viel, angefangen bei der oben erwähnten

Verantwortung, aber auch fein- und sensomotorisch verbessern Kinder ihre Fähigkeiten schnell durch Streicheln, Putzen, Füttern etc. Haustiere wirken sich zudem nachweislich positiv auf der emotionalen und sozialen Ebene aus.

Laut Dr. Anke Prothmann von der Kinderklinik und Poliklinik der Technischen Universität München wirken Haustier auf verschiedenen Ebenen positiv auf Kinder ein. Es sei eine natürliche Affinität von Kindern, mit Tieren eine Beziehung einzugehen. Tiere seien für Kinder somit teilweise bedeutsamer als Mitmenschen. Sie dienen als Beschützer, loyaler Freund, Spielgefährte sowie als Spaßmacher. Tiere geben Kindern sozialen Halt und sprechen tief liegende Wünsche und Bedürfnisse an. Tiere haben somit auf verschiedenen Ebenen Einfluss auf die kindliche Entwicklung. Aus sozio-emotionaler Sicht fördern Haustiere das Selbstbewusstsein und die Empathiefähigkeit eines Kindes. Auf der kognitiven Ebene konnten positive Auswirkungen auf das Sprachverständnis und den Sprachgebrauch nachgewiesen werden. Tiere führen zudem zu einem gestärkten Selbstbewusstsein (Prothmann 2010).

Eine Studie von Prof. Dr. Reinhold Bergler vom Psychologischen Institut der Universität Bonn und Dr. Tanja Hoff vom Institut für angewandte Sozialforschung in Köln beschäftigt sich mit dem Thema „Schulleistung und Heimtiere". Die Fragestellung drehte sich um die schulische Leistung im Zusammenhang mit Heimtieren, die anhand der PISA-relevanten Kompetenzen getestet wurde, slso ob sich Kinder mit einem Haustier signifikant von Kindern ohne Haustier unterscheiden. Das Ergebnis ist eindeutig: Es konnte nachgewiesen werden, dass Hunde eine wesentliche Rolle bei der Leistungsfähigkeit der Kinder spielen. Kinder mit Haustieren sind dementsprechend deutlich motivierter zu lernen, zudem weisen sie höhere Teamfähigkeiten und eine erhöhte Empathiefähigkeit auf. Des Weiteren fördern Haustiere die Kommunikationsfähigkeit, Verantwortungsbewusstsein, Arbeitsdisziplin und eine erhöhte Problemlösungsfähigkeit. Das zusammen führt zu einer seelischen Ausgeglichenheit und zu mehr Wohlbefinden der Kinder (Bergler und Hoff 2006).

Der österreichische Tierschutzverein zählt sieben Punkte auf, warum Hunde Kindern gut tun. Hunde sind als Freunde der Kinder auch Trostspender und Weggefährten. Wie oben bereits beschrieben, fördern Hunde die kindliche Entwicklung. Ein wichtiger Aspekt ist die Motivation, deutlich mehr Zeit in der Natur zu verbringen. Dieser Aspekt wurde in keiner der bisherigen Studien erwähnt und ist aus Sicht der grobmotorischen Entwicklung eines Kindes relevant. Zudem fördern Hunde den Abbau von Stress und erhöhen somit auch die schulische Leistungsbereitschaft. Ein Kind, dass sich seelisch wohl fühlt, ist deutlich leistungsfähiger als ein emotional unausgewogenes Kind. Ein weiterer Faktor beschreibt die Stärkung der Geschwisterbeziehung durch einen Hund. Die Verantwortung, sich gemeinsam um ein Haustier kümmern zu müssen, kann Geschwister stärker zusammenschweißen. Ebenfalls ein bisher nicht erwähnter Punkt betrifft die deutlich niedrigere Allergierate bei Kindern mit Haustieren. Studien konnten nachweisen, dass Kinder, die mit Tieren aufwachsen, ein stärkeres Immunsystem aufweisen. Zusätzlich wird auch vom Tierschutzverein eine erhöhte Leistungsfähigkeit der Kinder beschrieben (Österreichischer Tierschutzverein 2018).

> Hunde fördern den Abbau von Stress und erhöhen somit auch die schulische Leistungsbereitschaft.

Ein Literatur-Review von 2013 beschäftigt sich mit dem Thema, inwiefern (Haus-) Tiere als „vierter Erziehungsfaktor" auf junge Kinder wirken. Unter den ersten drei Erziehungsfaktoren werden die Familie, die Lehrer bzw. Pädagogen und die Umwelt verstanden. Diese Einteilung bezieht sich auf die Arbeit des italienischen Pädagogen Loris Malaguzzi aus dem Jahr 1998. Das Review fasst Tiere als Motivator zum Lernen und als pädagogische Hilfe auf. Es befasst sich mit der Beziehung von Kindern zu Tieren. Zusammenfassend werden weitere Studien zu diesem Thema gefordert (Bone 2013).

2014 veröffentlichte Agneta Simeonsdotter Svensson von der Göteborg Universität in Schweden folgende Studie: „The impact of the animals on children's learning and their development". Diese Studie befasst sich mit dem Thema, was Kinder von Haustieren lernen und wie Kinder mit Tieren lernen können. Für die Studie wurden 24 Kinder im Alter von vier bis fünf Jahren in Form von Interviews befragt. Es wurden zwei Thesen herangezogen: Erstens, das Tier unterstützt das Kind in dessen Lern- und Entwicklungsprozess und zweitens, das Kind agiert als Lehrer bzw. Trainer des Tieres. Im Ergebnis zeigte sich, dass die Kinder positive Erfahrungen mit den Tieren machten und sich wohlfühlten. Durch das Trainieren der Tiere konnten die Kinder neue Erfahrungen machen und ihr Wissen über soziales Verhalten erweitern. Zudem wurden Tiere im pädagogischen Bereich, zu Hause, in der Vorschule und Schule als Motivator beschrieben, mehr über Tiere und Pflanzen zu lernen (Svensson 2014; Abb. 8.3).

Leider sind in diesem Bereich Studien noch rar, doch die bereits erwähnten Artikel und Studien zeigen eine deutlich positive Auswirkung von Tieren auf Kinder. Falls die Möglichkeit besteht, sollte daher die Anschaffung eines Haustieres überlegt werden. Alternativ gibt es auch oft

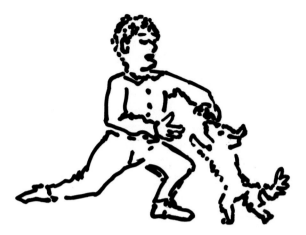

Abb. 8.3 Haustier

Möglichkeiten, sich ehrenamtlich in Tierheimen zu engagieren und zum Beispiel regelmäßig mit einem Hund spazierenzugehen. Zudem werden spezielle Angebote wie Urlaub auf dem Bauernhof immer beliebter. Auch hier haben Kinder die Möglichkeit, mit verschiedenen Tieren in Kontakt zu treten. Bevor Sie allerdings mit Kindern über die Möglichkeit der Anschaffung eines Haustieres nachdenken, überlegen Sie für sich und zusammen mit Ihrem Lebensgefährten, Großeltern des Kindes etc., ob es organisatorisch und finanziell möglich ist. Andernfalls machen Sie Kindern eventuell verfrühte Hoffnungen.

8.5   Sport und seine Wirkung

Für Kinder gilt ganz allgemein: Bewegung, Bewegung und noch mehr Bewegung!

Grundsätzlich sind alle Arten von Bewegung und Sport für Kinder empfehlenswert, solange keine spezifischen Einschränkungen bestehen.

> Kinder brauchen Bewegung, um ihre motorischen Fähigkeiten und Fertigkeiten zu üben und zu festigen.

In weiterer Folge wird ein kurzer Überblick über bestimmte Sportarten und deren positive Auswirkungen auf die Entwicklung von Kindern gegeben.

Die meisten Trainer und Kurse sind für Kinder bestimmten Alters zurecht-
geschnitten und sollten diese weder unter- noch überfordern. Nachdem sich
jedes Kind unterschiedlich schnell entwickelt, kann jedoch nicht allgemein
von gewissen motorischen Fähigkeiten ausgegangen werden bzw. diese von
jedem Kind gleichwertig erwartet werden. Jeder Kurs und jeder Trainer
sollte individuell auf die Fähigkeiten des Kind eingehen. Somit können
Unter- und Überforderungen vermieden werden.

In diesem Abschnitt werden nun einige Sportarten aufgezählt. Das soll
allerdings nicht bedeuten, dass eine andere Sportart für Ihr Kind nicht
ebenso geeignet wäre. Jedes Kind sollte selbst wählen können, was ihm
Spaß macht und Freude bereitet. Diese Liste dient lediglich als kleine Hilfestellung, über die verschiedenen Aspekte nachzudenken und zu erkennen,
wie wichtig Sport und Bewegung für Kinder und deren Entwicklung ist.

Warum Bewegung und Sport generell für Kinder eine große Rolle
spielen, liegt in der natürlichen kindlichen Entwicklung. Kinder brauchen
Bewegung, um ihre motorischen Fähigkeiten und Fertigkeiten zu üben
und zu festigen. Verbesserungen im Bereich Grobmotorik, also zum Beispiel durch Springen, Klettern, Laufen und Fahrradfahren, wirken sich auch
auf die Fein- und Graphomotorik aus. Die motorische Entwicklung unter-
liegt somit einer positiven Wechselwirkung. Natürlich ist es auch möglich,
dass ein Kind besonders schön malen kann, dafür jedoch kein besonders
guter Kletterer ist. Auch umgekehrt kann ein besonders sportliches Kind
vielleicht noch keine Masche machen. Die Entwicklung der verschiedenen
motorischen Bereiche läuft nicht immer gleich schnell ab. Warum es trotzdem eine positive Wirkung auf andere Bereiche hat, erkennt man, wenn
man sich die Auswirkung von Bewegung auf Kinder genauer anschaut.

Sport und Bewegung verbessern zusätzlich auch die Ausdauer, nicht nur
während der grobmotorischen Tätigkeiten selbst, sondern auch bei Tätigkeiten im Sitzen, wie zum Beispiel Basteln, Hausaufgaben machen oder in
der Schule. Diese Wechselwirkung ist besonders wichtig bei Kindern, die
sich schwer tun, längere Zeit eine Position zu halten. Das kann das Sitzen
am Tisch sein oder auch das Liegen bei kurzen Meditationen oder beim Vorlesen am Abend. Ein sportlich ausgelastetes Kind wird sich viel eher entspannen können und eine Position halten als ein Kind, das sich zu wenig
bewegt und seine Energie daher schwerer zügeln kann. Wie sich in der
Praxis gezeigt hat, verbessert sich die Ausdauer bei Aufgaben am Tisch deutlich, allein aufgrund die Aussicht auf Bewegung in naher Zukunft.

Eine weitere positive Wechselwirkung ist die erhöhte Konzentrationsfähigkeit der Kinder nach Bewegungseinheiten. Wie bei der Ausdauer
braucht ein Kind ausreichend Bewegung, um sich seine Energie einteilen

zu können. Das heißt, lernt ein Kind bei bestimmten Sportarten, sich zu konzentrieren, dann hat das einen positiven Einfluss auf die Konzentrationsfähigkeit bei Schreibtischarbeiten. Diese kann dann auch bei nicht so spannenden Aufgaben länger gehalten werden. Das liegt unter anderem daran, dass Kinder beim Sport an ihrer Frustrationstoleranz arbeiten müssen, z. B. wenn es verliert oder eine Leistung nicht erbringen kann, die es von sich selbst erwartet. Wenn ein Kind beim Fußballspielen eine halbe Stunde fokussiert dabei bleibt und lernt, mit einer Niederlage umzugehen, lernt es dadurch auch, die Konzentration, Ausdauer und Frustrationstoleranz bei anderen Tätigkeiten zu verbessern. Nicht immer zeigt sich diese Wechselwirkung so deutlich, da Kinder bei Dingen, die sie interessieren und mit Spaß machen, grundsätzlich eine erhöhte Ausdauer vorweisen. Jedoch sind die positiven Auswirkungen unbestreitbar und können auch gezielt genutzt werden.

Sport und Bewegung sind keine Frage des Alters. Schon kleine Kinder können in Bewegungsgruppen ihre Fähigkeiten trainieren und verbessern. Je früher Kinder die Möglichkeit haben, so viel Zeit wie möglich draußen im Wald, auf Spielplätzen oder im Garten zu verbringen, umso schneller wird sich auch ihre Körperwahrnehmung entwickeln. Wie bereits beschrieben, spielt die Körperwahrnehmung eine zentrale Rolle für die Entwicklung.

Ein Mangel an Bewegung kann sich auch negativ auf ein Kind auswirken, nicht nur aufgrund des Verlustes der Bewegungserfahrung im motorischen Bereich oder dessen positiven Auswirkungen. Ein Mangel an Bewegung kann auch psychische Folgen mit sich bringen: Er kann psychosomatische Beschwerden wie Nervosität, Anspannung, Verspannungen und Kopfschmerzen auslösen oder verstärken. Das Unterdrücken des normalen kindlichen Verlangens nach Bewegung hat somit weitgehende Folgen. Zudem kann Bewegungsmangel auch zu Übergewicht und Kreislauferkrankungen führen. Übergewicht wiederum kann zu psychischen Problemen wie depressiver Verstimmung führen, dieser seinerseits zu einer verringerten Lust, sich sportlich zu betätigen - ein Teufelskreislauf.

In weiterer Folge werden einige Sportarten kurz vorgestellt und die positiven Wirkungen aufgezählt. Diese Aufzählung dient dazu, zu verstehen, auf wie vielen verschiedenen Ebenen sich Bewegung auswirkt. Dies gilt nicht nur für Kinder, sondern für Erwachsene genauso. Alle genannten Sportarten fördern nicht nur die Motorik, sondern wirken sich auch positiv auf psychosozialer Ebene aus. Zudem wird die Handlungsplanung gefordert und gefördert. Aufgrund dieser Liste sollten Sie andere Sportarten nicht grundsätzlich ausschließen, jedes Kind soll selbst entscheiden, was ihm Spaß macht. Warum in diesem Buch gerade diese Sportarten gewählt wurden, lässt sich einfach beantworten: Jede dieser Sportarten steht repräsentativ für eine Besonderheit oder Eigenschaft.

So ist Yoga eine Bewegungsart, die jeder für sich selber, aber auch in der Gruppe oder in der Familie durchführen kann. Natürlich ist es wichtig, die Übungen korrekt auszuführen, um sich keine Schädigungen zuzuziehen. Jedoch sind die Übungen grundsätzlich leicht verständlich und es gibt viele Möglichkeiten, sich darüber zu informieren, wie Bücher, Videos oder Anleitung durch Dritte.

Kampfsportarten sind einerseits sehr beliebt bei Buben, andererseits fördern sie eine Einzel- oder Zweieraktion innerhalb einer größeren Gruppe. Die Übungen werden für sich in der Gruppe geübt und anschließend in Zweiergruppen ausgeführt. Dies erfordert ein hohes Maß an Konzentration und Empathie.

Reiten steht symbolisch für einen Sport, den man mit einem Tier gemeinsam macht. Zudem ist es ein Ganzjahres-Outdoor-Sport und damit auch einzigartig in der Liste.

Klettern wurde ausgewählt, da es ebenfalls sowohl alleine als auch zu zweit durchgeführt werden kann. Klettern ist in der Halle wie auch am Berg möglich. Beim Klettern steckt sich jeder selber seine Ziele, dies ist ebenfalls einzigartig in dieser Liste.

Schwimmen ist ein Sport, den man in einem anderen Element durchführt. Das Wasser ist Vor- und Nachteil, jedoch ebenfalls ein Alleinstellungsmerkmal in dieser Aufzählung.

Tennis ist eine klassische Sportart, die nur zu zweit ausgeführt werden kann. Sie steht repräsentativ für Partner-Sportarten.

Tanzen ist ebenfalls einzigartig in dieser Liste, da es eine sehr kreative Sportart ist. Es gibt zwar auch standardisierte Bewegungen, aber grundsätzlich ist es beim Tanzen jedem freigestellt, seine Kreativität auszuleben.

Als letztes ist der Klassiker schlechthin der Gruppensportarten gelistet: Fußball. Fußball ist gerade bei Buben sehr beliebt und darf auf der Auflistung natürlich nicht fehlen.

8.5.1 Wie Sie mehr Bewegungen in den Alltag einbauen können

- Mit dem Roller oder Fahrrad in den Kindergarten oder die Schule fahren
- Mehrmals wöchentlich einen Spielplatz oder Motorikpark besuchen
- Treppen steigen, statt den Aufzug zu nehmen
- Gemeinsam Fußball/Basketball/Handball spielen

- Einen kleinen Parcours aufbauen: Auch zu Hause ist das relativ einfach möglich, indem man mit Kissen, Decken und am Sofa oder dem Fußboden kleine Aufgaben aufbaut. Viele Ideen dazu finden Sie im Internet.
- Fangen spielen
- Kuscheltier-Weitwerfen: Wer schafft es, ein Polster oder ein Stofftier am weitesten zu werfen?
- Auf einem Bein stehen, während man die Zähne putzt
- Regelmäßiges Besuchen eines Spielplatzes
- Dehnungsübungen zwischendurch: Zum Beispiel kann man die Arme strecken, die Hände zum Boden bringen, die Hüfte kreisen oder den Oberkörper drehen.
- Zwischendurch kurz Musik einschalten und lostanzen
- Eine Station früher aus den öffentlichen Verkehrsmitteln steigen und gehen oder mit den Roller oder Fahrrad fahren
- Beim Putzen helfen: Kinder können zum Beispiel kleine Aufgaben übernehmen, wie die Wäsche in die Maschine stecken, Fenster putzen, helfen den Geschirrspüler ein- oder auszuräumen, oder mit einem Putztuch wischen.
- Daheim einen kleinen Hindernislauf aufbauen, ähnlich wie bei einem Parcours.

8.5.2 Kinder-Yoga

Kinder-Yoga-Kurse starten meist schon ab dem Alter von drei bis vier Jahren in Kleingruppen. Kinder lernen besonders beim Yoga, den eigenen Körper einzuschätzen und wahrzunehmen. Es werden Kraft, Gleichgewicht und Koordination trainiert. Des Weiteren wird die Muskelspannung verbessert, die Flexibilität der Wirbelsäule erhalten und eine gesunde Haltung gefördert. Durch die ruhigen, fließenden und gezielten Bewegungen profitieren auch Kinder, die zu einer Hyperaktivität neigen und sich schwer auf eine Sache konzentrieren können. So verbessert Yoga auch die Aufmerksamkeitsspanne und stärkt die innere Ruhe. Viele Kurse bieten zudem am Schluss eine kleine Meditationfrequenz an, welche zusätzlich die Konzentrationsfähigkeit fördert.

Yoga ist eine ideale Möglichkeit für kleine Kinder, mit gezielter Bewegung zu beginnen. Man kann die Übungen einerseits in der Gruppe mitmachen, andererseits zu Hause mit der Familie üben. Zudem gibt es auch die Möglichkeit, familienfreundliche Kurse, bei denen die ganze Familie teilnehmen kann, zu besuchen. Dies festigt die Bindung innerhalb der Familie und kann auch zu einem gemeinsamen Ritual werden.

Viele Kinder ab dem Volksschulalter können nicht mehr viel mit Yoga anfangen, hier werden andere Sportarten interessanter. Für Kinder, die sich mit der Konzentration bei Hausaufgaben schwer tun, können kleine kurze Yogaübungen oder -frequenzen helfen, um die Durchblutung anzuregen und das Fokussieren auf eine Aufgabe zu erleichtern. Viele Therapeuten nutzen einzelne Übungen aus dem Bereich Yoga, um mit Kindern gezielt Schwächen zu bearbeiten.

Eine Studie von Suzanne Augenstein hat sich mit den Auswirkungen von Yoga auf die Konzentrationsleistung von Grundschulkindern beschäftigt. Dabei wurden 28 Kinder im Alter von fünf bis zehn Jahren in eine Yoga-gruppe und eine Psychomotorikgruppe eingeteilt. Es zeigte sich, dass in beiden Fällen die Konzentrationsfähigkeit messbar gestiegen ist. Bei einem zweiten Versuch wurde festgestellt, dass sich die motorischen Fähigkeiten bei 64 Kindern in einer Yogagruppe im Vergleich zu einer Kontrollgruppe signifikant gesteigert haben. Auch die Zufriedenheit der Kinder in der Yoga-gruppe war messbar größer als in der Kontrollgruppe (Augenstein 2003).

1996 wurde eine Studie zum Thema „Yoga bei Schulangst" publiziert. Für die Studie erhielten insgesamt neun Kinder im Alter von zwölf Jahren, die an Schulangst litten, Yogaunterricht. Insgesamt zehn Wochen lang machten die Kinder regelmäßig Yoga. Anhand eines Fragebogens wurden die Ergebnisse erfasst. Es zeigte sich nach den zehn Wochen ein signifikant positiver Einfluss von Yoga auf die Schulängste. Die Kontrollgruppe ohne Yoga konnte keine Verbesserung in dem Zeitraum erzielen. Im Bereich der Konzentrationsfähigkeit zeigte sich ebenfalls deutliche Verbesserung, auch die Selbstsicherheit hat zugenommen. Im Alltag waren die Kinder, laut dem Studienergebnis von Prof. Marcus Stück, entspannter (Stück 2011).

Eine Diplomarbeit aus dem Jahr 2008 kam zu sehr ähnlichen Ergeb-nissen. In dieser Studie wurden Kinder im Alter von sieben bis neun Jahren auf Veränderungen hinsichtlich ihrer Persönlichkeit getestet. Hier-für wurden insgesamt acht bis zwölf Yogaeinheiten absolviert. Im Ergeb-nis der Studie zeigte sich Folgendes: 66 % der Kinder hatten Freude an den Yoga-Einheiten und 50 % der Lehrer ist eine positive Veränderung bei den Kindern aufgefallen. Bei einem Drittel der teilnehmenden Kinder wurde eine leichte und bei 17 % keine Veränderung wahrgenommen. Laut den Eltern wurde bei etwas mehr als einem Drittel der Kinder eine deut-liche Veränderung festgestellt, bei 17 % keine. Die Hälfte der Eltern gab eine leichte Veränderung an ihren Kindern an. Beobachtet wurden zudem Steigerungen im Bereich Lernwille, Toleranz, Konzentrationsfähigkeit,

Ausgeglichenheit und Selbstbewusstsein, sowie bei der emotionalen Steuerung. Hierfür gibt es jedoch leider keine genauen Werte (Brinkmann 2008).

Weitere Studien haben sich mit dem Thema AD(H)S und Autismus im Zusammenhang mit Yoga befasst. Bei jeder der gelesenen Studien wurde ein positiver Effekt von Yoga beschrieben. Viele Studien zu diesem Thema sind öffentlich im Internet zugänglich. In den zwei gewählten Studien erkennt man eine Tendenz zu den positiven Auswirkungen von Yoga auf Kinder. Aufgrund des jungen Einstiegsalters kann Yoga schon ab dem Alter von drei Jahren empfohlen werden.

> Yoga hat einen positiven Einfluss auf Konzentration und Körperwahrnehmung.

Ein Vorteil von Yoga ist zudem der geringer finanzielle Aufwand für eine Grundausstattung wie Kleidung. Solange die Bewegungsfreiheit gegeben ist, kann man Yoga mit allen Arten von Gewand praktizieren.

Yoga fördert:

Körperspannung	Konzentrationsfähigkeit
Körperwahrnehmung	Zufriedenheit
Gleichgewicht	Emotionale Selbstregulation
Koordination	Ausgeglichenheit
Flexibilität der Wirbelsäule	
Kraftaufbau	

8.5.3 Kampfsportarten

Kampfsportarten erfreuen sich besonders beim Buben großer Beliebtheit. Oft wird das von Eltern nicht unbedingt gut geheißen. Kräfte messen und kleine Kampf-Nachahmungen sind genetisch im Menschen verankert. Auch bei den Tieren finden sich immer wieder Rudel- oder Revierkämpfe, auch hier üben schon die Jungtiere, ihre Kräfte zu messen. Kleine Rangeleien und Kampfspiele sollten daher nicht immer unterbunden werden. Wenn sich Kinder besonders dafür interessieren, ist eine Möglichkeit, gezielt eine Kampfsportart zu erlernen.

Die Sportarten Judo, Karate und Jiu-Jitsu werden am häufigsten in Form von Kinderkursen angeboten. Da hierfür schon einige motorische

Fähigkeiten vorhanden sein sollten, empfiehlt es sich, solche Kampfsport-arten gezielt erst ab einem Alter von fünf Jahren zu erlernen.

Bei Judo, Karate sowie Jiu-Jitu werden nicht nur die motorischen Fähig-keiten wie Gleichgewicht, Muskelspannung und Koordination trainiert. Zusätzlich spielen die Verbesserung der Ausdauer und Konzentrationsfähig-keit ein große Rolle. Durch die gezielten Übungen wird das Fokussieren trainiert, durch die motorische Anforderung die Ausdauer.

> Kampfsportarten fördern Empathie und Frustrationstoleranz.

Besonders bei Kampfsportarten ist auch das Erlernen der Kraftdosierung sowie das Besiegen eines Gegners ohne Gewaltanwendung oder Aggression von Bedeutung. Man soll den Gegner mit einfachen körperlichen Bewegungen zu Fall bringen. Aggressionen werden in solchen Kursen nicht geduldet. So lernen auch motorisch stärkere Kinder und Kinder mit aggressivem Verhalten, ihre Kraft richtig einzuschätzen und ein faires Ver-halten im Umgang mit anderen, eventuell schwächeren Kindern. Oft hört man in diesem Zusammenhang die Worte „Siegen durch nachgeben". Kindern wird so Hilfsbereitschaft, Respekt und Ehrlichkeit im Sport ver-mittelt.

In diesem Zusammenhang erlernen Kinder auch Frustrationstoleranz, nämlich immer dann, wenn sie besiegt werden oder eine Aufgabe nicht schaffen. Das Erlernen von Frustrationstoleranz ist im Alltag besonders wichtig, da Kinder häufig mit Frustrationen umgehen müssen. Das passiert zum Beispiel, wenn sie etwas nicht geschenkt bekommen, das sie gerne hätten, oder eine schlechte Note erhalten haben.

Das Buch „Macht Judo Kinder stark? Wirkungen von Kämpfen im Schul-sport auf physische und psychosoziale Ressourcen" von Sebastian Lieb und Peter Kuhn beschreibt unter anderem eine Studie zu den Auswirkungen von Kampfsportunterricht bei Volksschüler. Es wurde an insgesamt fünf Volks-schulen eine empirische Studie durchgeführt durchgeführt. Hierfür erhielt eine Gruppe Kampfsportunterricht, als Vergleichsgruppe wurden andere Sportkurse herangezogen. Für die Studie wurde die Motorik der Kinder getestet sowie Befragungen der Eltern und Kinder durchgeführt. Im Ergeb-nis zeigte sich eine Verbesserung der Kraftausdauer und eine Verbesserung der koordinativen Fähigkeiten bei der Kampfsportgruppe. Insbesondere die Kraft im Bereich Rumpf konnte signifikant verbessert werden. Laut Aus-sagen der Kinder wurde Judo als Möglichkeit zur Reduktion von Angst und zur Verbesserung der Selbstbehauptung wahrgenommen, ebenso wie als Förderung von Regelbewusstsein und Rücksichtnahme. Eine grundlegende Wirkung auf psychosoziale Faktoren konnte nicht belegt werden. In diesem Bereich fehlen weitere Studien (Lieb und Kuhn 2013).

Eine Grundausstattung an Gewand wird aber oftmals bei der ersten Prüfung notwendig. Oft findet man allerdings auf Verkaufsplattformen günstige Angebote. Bis dahin reicht in der Regel einfache Sportbekleidung.

Kampfsportarten fördern:

Körperspannung	Konzentrationsfähigkeit
Körperwahrnehmung	Faires Verhalten
Gleichgewicht	Aggressionsregulation
Koordination	Regelbewusstsein
Kraftdosierung	Reduktion von Angst
	Selbstbewusstsein
	Frustrationstoleranz

8.5.4 Reiten

Reiten sticht in dieser Liste heraus, da es sich um eine sportliche Interaktion mit Tieren handelt. Wie im Unterkapitel „Haustiere" beschrieben, haben Tiere einen positiven Einfluss auf Kinder. Zudem haben Kinder ein natürliches Interesse an Tieren und dem Interagieren mit Tieren. Reiten erfordert schon einige motorische Fähigkeiten sowie eine gute Selbsteinschätzung und Selbstreflexion. Daher wird Reiten ab einem Alter von vier Jahren empfohlen.

Kleine Kinder können erste Erfahrungen sammeln, in dem sie Ponys und Pferde putzen und deren Bewegungen und Reaktionen einschätzen lernen.

Reiten ist nicht umsonst eine der beliebtesten Therapieformen außerhalb der Praxisräume. Seit vielen Jahren werden Hippotherapie, heilpädagogisches Reiten sowie Ergotherapie mit dem Pferd erfolgreich angewandt.

Reiten hat auf motorischer Ebene mehrere Vorteile. Einerseits werden feinmotorische Fähigkeiten schon beim Putzen und Herrichten (Zäumen und Satteln) der Tiere trainiert. Die verschiedenen Bürsten und Tätigkeiten geben viel taktiles Feedback (Eindrücke, die über die Haut aufgenommen werden). Beim Reiten wird auch die Grobmotorik gefordert und gefördert. So werden Körperspannung und -wahrnehmung trainiert, zudem

Koordination, Gleichgewicht und Kraftdosierung. Durch die Tätigkeit in Wechselwirkung mit einem Tier muss sich der Körper ständig an neue Bewegungen und Situationen anpassen und wird so ganzheitlich gestärkt.

Ebenso werden das räumliche Vorstellungsvermögen und die Handlungsplanung trainiert. Im Gegensatz zu Sportarten mit sehr gezielten Bewegungen, wie Judo oder Yoga, die auf einzelnen einstudierten Bewegungen basieren, muss sich das Kind ständig mit neuen Gegebenheiten zurecht finden und eine gute Reaktionszeit entwickeln.

Auch im Umgang mit Tieren lernen Kinder, ihre Frustrationstoleranz zu erhöhen. Ein Tier macht nicht immer das, was man ihm gerade sagt. Trotzdem muss man weiterhin mit ihm interagieren und lernen, einerseits mit der Frustration umzugehen und andererseits seine Wünsche besser zu definieren und weiterzugeben.

Der Umgang mit Pferden hat auch psychosoziale Auswirkungen. Es kann das Selbstbewusstsein und die Selbstwirksamkeit verbessert werden, ohne hierbei mit anderen Kindern in Kontakt treten zu müssen. Gerade für schüchterne Kinder oder Kinder mit negativen Vorerfahrungen ist das eine optimale Möglichkeit, sein Selbstbewusstsein zu stärken. Auch Respekt und Vertrauen wird durch den Umgang mit Pferden gestärkt. Dies ist beim Umgang mit Tieren besonders intuitiv, da eine verbale Kommunikation nicht möglich ist und Kinder körperliche Reaktionen von Pferden wahrnehmen und darauf reagieren müssen. Auch das Verantwortungsbewusstsein und das Regelverständnis wird durch den Umgang mit Tieren gestärkt.

Einige wenige Studien zeigen mittlerweile die positiven Auswirkungen von Pferden auf Kinder. Leider fehlen in diesem Bereich groß angelegte wissenschaftliche Studien. Repräsentativ wurden zwei Studien gewählt, die hier vorgestellt werden. Es gibt diverse weitere Studien, die sich mit Reiten und Kindern mit speziellen Krankheitsbildern, wie Cerebralparese, Autismus und schweren Beeinträchtigungen, auseinandergesetzt haben. Für dieses Buch wurden allgemeinere Studien zu den Auswirkungen von Pferden auf Kinder herangezogen.

2012 hat die Deutsche Reiterliche Vereinigung eine Studie veröffentlicht, die sich mit den Auswirkungen von Pferden auf den Charakter beschäftigt. Untersucht wurden 411 Reiter im Alter von 14 bis 65 Jahren sowie 402 Nicht-Reiter. Es wurden sowohl implizite als auch explizite Methoden angewandt. Implizit bedeutet, dass Daten erhoben werden, die unterbewusst vorhanden sind. Dies geschieht anhand der Reaktionszeit und ist im sozialwissenschaftlichen Bereich der momentan führende Ansatz. Die explizite Erhebung umfasst unter anderem Selbsteinschätzungsbögen. Ergebnis der Studie war einerseits, dass die Unterschiede in der Persönlichkeit, insbesondere auf Basis der impliziten, nicht-bewussten Messung, deutlich wurden. Folgende Eigenschaften waren bei Reiter/innen signifikant stärker ausgeprägt: Führungs- und Durchsetzungsstärke, Naturverbundenheit, Ehrgeiz und Zielstrebigkeit, Belastbarkeit, Strukturiertheit, Begeisterungsfähigkeit sowie Geselligkeit. Hingegen weniger ausgeprägt sind die Charaktereigenschaften still, schüchtern und ruhig sein, sowie Nervosität, Ängstlichkeit und Skeptik (Schneider 2012).

Die KiKa-Studie 2006 war die erste wissenschaftliche Studie die sich mit der Wirkung von Reiten auf Kinder mit angeborenen Herzfehler auseinander gesetzt hat. Getestet wurden 14 Kinder im Alter zwischen acht und zwölf Jahren in den Bereichen Koordination, Haltung, Lebensqualität, Selbstwertgefühl und Aufmerksamkeit. Es konnten in allen Bereichen Verbesserungen gemessen werden, teilweise signifikant. Diese Studie wurde bereits seit 2006 fünf Mal wiederholt in Zusammenarbeit mit dem Reitverein Johannisberg und der Kinderkardiologie der Universitätsklinik Köln sowie der deutschen Sporthochschule Köln. Auch wenn diese Studie speziell auf Kinder mit Herzfehlern fokussiert war, kann das Ergebnis durchaus auch für gesunde Kinder herangezogen werden (Schickendantz et al. 2006).

> Reiten fördert unter anderem das Selbstbewusstsein und die Selbstwirksamkeit.

Der Umgang mit Tieren birgt immer auch ein gewisses Risiko. Deshalb ist es wichtig, geeignete Instruktoren und Reitschulen zu finden. Die Grundausstattung für Kinder sollte auf jeden Fall einen gut sitzenden Helm beinhalten. Aufgrund der Besonderheit des Sportes mit einem Tier ist aus therapeutischer Sicht ein großer Mehrwert auf vielen Bereichen gegeben und sollte nach Möglichkeit in Betracht gezogen werden.

Reiten fördert:

Körperspannung	Konzentrationsfähigkeit
Körperwahrnehmung	Selbstwirksamkeit
Gleichgewicht	Selbstbewusstsein
Koordination	Abbau von Schüchternheit und Ängsten
Feinmotorische Fähigkeiten	Vertrauen
Haltung	Ausgeglichenheit
Räumliches Vorstellungsvermögen	Führungsqualitäten
	Respekt vor und im Umgang mit Tieren
	Frustrationstoleranz

8.5.5 Klettern

Ebenfalls oft im therapeutischen Bereich wird Klettern eingesetzt. Hier gibt es die Unterscheidung zwischen Bouldern und Seilklettern. Bouldern ist eine Einzelsportart, im Gegensatz zum Seilklettern, bei dem man einen Partner zur Sicherung benötigt. Weitere Unterschiede sind die Kletterhöhe. Beim Seilklettern sind Wände häufig bis zu 25 m hoch, Bouldern wird bis zu einer gewissen „Absprunghöhe" ermöglicht. Beim Seilklettern sind somit die Routen erheblich länger, wofür man eine erhöhte Ausdauer benötigt. Bouldern zielt eher auf die Stärkung der Schnellkraft ab.

> Klettern ist die ideale Ganzkörper-Sportart.

Neben diesen Indoor-Möglichkeiten gibt es eine dritte Variante des Kletterns: das Felsklettern. Hierbei wird allerdings Seilkletter- oder Bouldererfahrung vorausgesetzt, weshalb hier im Speziellen nicht weiter darauf eingegangen wird.

Grundsätzlich ist Klettern ein sozialer Sport, auch wenn man die Routen immer alleine bewältigen muss. Für das Seilklettern benötigt man jemanden, der einen sichert. Auch der Austausch beim Bouldern macht diesen Sport sozialer, als auf den ersten Blick anzunehmen wäre. Klettern fördert die Grobmotorik in den Bereichen Koordination, Kraftausdauer und Gleichgewicht. Zudem werden Kreativität und das Erlernen von Problemlösungsstrategien gestärkt, die Körperwahrnehmung und die Selbsteinschätzung verbessert. Besonders beim Klettern ist das eigenständige Setzen von Zielen. Man ist nicht auf eine Gruppe oder Mitspieler bzw. Gegner angewiesen, sondern kann selbst bestimmen, welche Ziele man verfolgen möchte und wie weit man geht.

Ebenso wie bei den bisherigen Sportarten Reiten und Kampfsport erlernen Kinder beim Klettern, mit Frustration umzugehen. Nicht immer wird man eine Route auf Anhieb schaffen. Das Erarbeiten einer Route oder neuen Schwierigkeitsstufe erfordert viele Versuche und stärkt so die Toleranz gegenüber dem eigenen Scheitern. Kinder erlernen dadurch den richtigen Umgang mit dem Gefühl des Frustes. Umso gestärkter werden Kinder, wenn sie Erfolge und Verbesserungen erkennen.

Bouldern oder Klettern ist ab dem Alter von circa vier Jahren empfehlenswert, da auch hier grundsätzliche motorische Fähigkeiten vorhanden sein sollten. Für Anfänger und kleinere Kinder gibt es in den meisten Hallen eigene Beginner-Routen, die nicht zu hoch und schwierig sind. Zudem bieten Kletterhallen Kinderkurse an, um das korrekte Aufwärmen und Techniken zu vermitteln.

Die Niederösterreichische Krankenkasse hat 2012 in einer Studie 1026 Schüler im Alter von zehn bis vierzehn Jahren untersucht. Eine Gruppe absolvierte insgesamt drei Jahre lang zehn Wochen jährlich einen Kletterkurs. Ergebnis der Studie war eine erhöhte Stabilität und Flexibilität der Wirbelsäule sowie eine gesunde Haltung. Klettern wurde in diesem Zuge als präventive Maßnahme gegen Haltungsschäden von der NÖGKK empfohlen. Im Zuge der Studie fiel Lehrer/innen auf, dass die Kinder mehr Verantwortungsbewusstsein untereinander zeigten. Dies konnte zwar nicht wissenschaftlich belegt werden, wurde jedoch als Beobachtung in das Studienergebnis eingebunden (Zrost 2012).

2015 hat sich ein Literatur-Review mit der derzeitig eher dürftigen wissenschaftlichen Grundlage zum Thema Fitness und Klettern bei Kindern befasst. Als Benefits des Kletterns bei Kindern wurden folgende psychosoziale Faktoren herausgearbeitet: die Selbstwirksamkeit und die Freude am physischen Lernen und der körperlichen Aktivität. Es konnten in einigen Arbeiten Verbesserungen des Selbstvertrauens und der Selbstwirksamkeit der Kinder gezeigt werden. Eine der Studien befasste sich mit den grobmotorischen Auswirkungen des Kletterns bei Kindern und zeigte positive Tendenzen. Aufgrund der schwachen Studienlage konnten leider nicht mehr Vorzüge des Kletterns evidenzbasiert präsentiert werden (Siegel et al. 2017).

Klettern kann sowohl in Form von Bouldern als auch von Seilklettern als Ganzkörpertraining betrachtet werden. Als Grundausstattung sind bequeme Kleidung und Kletterschuhe notwendig. Kletterschuhe können normalerweise in jeder Halle ausgeborgt werden. Für das Seilklettern sind zusätzlich ein Helm und Gurte notwendig, auch diese werden oft zum Ausborgen in Hallen bereitgestellt.

Klettern fördert:

Körperspannung	Konzentrationsfähigkeit
Körperwahrnehmung	Vertrauen
Gleichgewicht	Setzen von Zielen
Koordination	Kreativität
Flexibilität der Wirbelsäule	Finden von Problemlösungsstrategien
Kraftaufbau	Selbsteinschätzung
Haltung	Selbstbewusstsein
	Frustrationstoleranz

8.5.6 Schwimmen

Schwimmen wurde in diese Liste aufgenommen, da es sich um eine Sportart in einem anderen Element handelt, dem Wasser. Schon daraus ergeben
sich positive Grundbedingungen. Wasser verleiht das Gefühl der Schwere-
losigkeit und Leichtigkeit und eignet sich daher auch gut für übergewichtige
Kinder. Im Wasser können sie ihr Gewicht zeitweise ausblenden. Zudem ist
es ein sehr gelenkschonender Sport. Schwimmen ist sowohl allein als auch
in Gruppen oder mit der Familie möglich und daher sehr flexibel im Alltag
integrierbar.

Eine Studie des österreichischen Kuratoriums für Verkehrssicherheit hat
bei knapp 700.000 Österreichern aufgezeigt, dass 8 % der österreichischen
Bevölkerung ab fünf Jahren nicht schwimmen können, und weitere 20 %
geben an, nur sehr unsicher zu schwimmen (Österreichisches Kuratorium
für Verkehrssicherheit 2019).

Schwimmen sollten Kinder ab dem fünften Lebensjahr lernen. Hierbei
geht es nicht nur um die Entwicklung der motorischen Fähigkeiten, sondern
auch um die Sicherheit von Kindern und Erwachsenen im Wasser. So sollten
Kinder schwimmen lernen, um sich bei Unfällen über Wasser halten zu
können. Dies ist eine lebensrettende Maßnahme und sollte daher unbedingt
erlernt werden. Einer der häufigsten Todesursachen bei Kindern und Kleinkindern ist das Ertrinken. Mit frühzeitigen Schwimmunterricht kann hier
mit einfachen Mitteln entgegengewirkt werden und es können somit viele
Todesfälle verhindert werden.

Schwimmen fördert einerseits die motorischen Funktionen, wie Handlungsplanung (Praxie), Koordination und Ausdauer. Zudem hat die Fähigkeit, schwimmen zu können, positive Effekte auf das Selbstbewusstsein und
die Körperwahrnehmung. Die Körperwahrnehmung wird beim Schwimmen
durch die Bewegungen im Wasser auf besondere Weise gestärkt. Zudem
wird die Körperwahrnehmung durch das Wasser gefördert.

Eine der wenigen Studien, die sich mit den Auswirkungen des
Schwimmens auf die Gesundheit von Kindern beschäftigt, ist von Sevil
Gonenc et al. aus dem Jahr 2000. Hier wurden die Auswirkungen von
moderaten Schwimmkursen bei Kindern gemessen. Unter anderem konnte
ein begünstigender Effekt auf das Immunsystem von Kindern nachgewiesen
werden (Gonenc 2000).

Eine weitere Studie der Griffith University in Australien hat sich in
einer vierjährigen Studie mit über 7000 Kindern mit den Auswirkungen
von Schwimmunterricht beschäftigt. Das Ergebnis zeigt eine Verbesserung

der psychischen und kognitiven Funktionen, unter anderem auch der Kommunikation, des Sprachverständnisses und der mathematischen Fähigkeiten (Jacobson 2013).

Einige weitere kleinere Studien haben zudem gezeigt, dass Schwimmen das Selbstbewusstsein bei vierjährigen Kindern steigern konnte, die „quality time" von Kindern und ihren Bezugspersonen steigerte sowie die Koordination und die Balance verbessert werden konnten (Boyle 2019).

Als Grundausstattung ist hier nur Badebekleidung zu erwähnen. Auch wenn die Studienlage leider sehr dünn ist, schwimmen zu lernen ist schon aufgrund der Lebensrettung besonders wichtig und sollte von jedem Kind beherrscht werden.

Schwimmen fördert:

Körperspannung	Konzentrationsfähigkeit
Körperwahrnehmung	Selbstbewusstsein
Kraftausdauer	Gefühl der Sicherheit
Koordination	

8.5.7 Tennis

Tennis wird in dieser Liste erwähnt, da es ein schneller ballbezogener Partnersport ist und sich somit von den bisher genannten Sportarten unterscheidet. Es soll daher repräsentativ für Sportarten dienen, die von zwei Personen ausgeführt werden.

Tennisspielen erfordert nicht nur eine gute Körperspannung, sondern im Besonderen auch eine gezielte Auge-Hand-Koordination, räumliches Einschätzungsvermögen und eine schnelle Reaktionsfähigkeit.

Des Weiteren werden die Konzentrationsfähigkeit und die Ausdauerbei der Fokussierung auf eine Sache trainiert. Auch beim Tennis werden die Körperwahrnehmung und die Selbsteinschätzungsfähigkeiten verbessert. Zudem wird das Selbstvertrauen gestärkt und Haltungsschäden vorgebeugt. Tennis stärkt, durch die Erfahrungen von Niederlagen, die Entwicklung der Frustrationstoleranz. Verlieren können ist ein zentraler Punkt bei dem Erlernen von Frustrationstoleranz, ebenso wie im Alltag.

Tennis gilt auch als Ganzkörper-Training, allerdings ist ein gutes Aufwärmen wichtig, da sonst Gelenke, wie Ellbogen oder Knie, schneller gereizt werden können.

Eine Studie aus dem Jahr 2016 beschäftigt sich mit den Auswirkungen von Tennistraining auf die Persönlichkeit von Kindern und Jugendlichen.

Hierfür wurden zwölf Wochen lang Kinder im Alter von neun bis elf Jahren trainiert und mit einem Fragebogen evaluiert. Ergebnis der Studie ist eine Verbesserung in der Offenheit zu neuen Erfahrungen und eine Steigerung der folgenden Charakteristika: Individualität, Wohlbefinden, Kreativität, Flexibilität, Optimismus und die Fähigkeit, sich auf Details zu fokussieren (Demir et al. 2016).

Die Studie „Health benefits of tennis" ist ein Literaturreview zum Thema Tennis und dessen gesundheitlichen Vorteilen. Im Ergebnis zeigten sich signifikante gesundheitliche Benefits bei Tennisspielern, wie zum Beispiel eine erhöhte Fitness, ein geringer Körperfettanteil, ein reduziertes Risiko, an Herz-Kreislauf-Erkrankungen zu leiden, und eine erhöhte Knochengesundheit. Dieses Literaturreview ist zwar nicht speziell auf Kinder ausgelegt worden, zeigt jedoch die Vorteile des Tennisspielens und wird daher repräsentativ für dieses Buch verwendet (Plium et al. 2007).

Leider gibt es auch in diesem Bereich kaum wissenschaftliche Evidenzen, die für diesen Kontext verwendet werden könnten.

Tennis wird meistens ab sechs bis sieben Jahren unterrichtet. In diesem Alter ist die gezielte Auge-Hand-Koordination meist schon etwas gereifter und Kinder tun sich leichter, den Sport zu erlernen. Manche Kurse bieten auch schon spielerische Einstiege für jüngere Kinder an. Tennis eignet sich ideal als Familiensport oder als Bewegung mit Freunden, man kann zu zweit oder zu viert spielen und die Anforderungen auf das jeweilige Können anpassen. Als Grundausstattung zählen ein Schläger und bequeme Kleidung. Der Schläger sollte auf die Körpergröße und die Händigkeit des Kindes angepasst werden.

Tennis fördert:

Körperspannung	Konzentrationsfähigkeit
Körperwahrnehmung	Frustrationstoleranz
Gleichgewicht	
Koordination	
Schnelligkeit	
Auge-Hand-Koordination	
Räumliches Vorstellungsvermögen	

8.5.8 Tanzen

Tanzen wurde in diese Liste aufgenommen, da es sich einerseits um eine Gruppenaktivität handelt und andererseits jeder es auch individuell ausführen kann. Tanzen differenziert sich in ganz viele unterschiedliche Richtungen, wie Ballett, Hip Hop, freies Tanzen, Standardtänze, Contemporary Dance, Bauchtanz und viele mehr.

Egal welchen Tanz man bevorzugt, sie alle fördern die Grobmotorik wie Koordination, Gleichgewicht und Ausdauer. Auch die räumliche Orientierung, Schnelligkeit und Rhythmusgefühl werden beim Tanzen trainiert. Tanzen ist ein Ganzkörpertraining. Je nach Tanzart wird zusätzlich das Koordinieren mit einem oder mehreren Tanzpartnern trainiert. Dies fördert besonders die Empathie und Toleranz bei Kindern. Tanzen und im speziellen freie Tanzstile fördern die Kreativität und den Ausdruck von Gefühlen. Kinder können so ihrem Bewegungsdrang nachkommen und gleichzeitig ihre Persönlichkeit in den Sport einbringen. Standardtänze erfordern zudem ein hohes Maß an Konzentration und Regelverständnis.

> Tanzen fördert neben Koordination, Gleichgewicht und Ausdauer auch die Kreativität in besonderem Maße.

Auch das Körpergefühl und die Muskelspannung wird beim Tanzen gefördert. Wichtig ist jedoch, Kinder bei bestimmten Tanzstilen nicht zu überfordern. Es kommt vor, dass schon kleine Kinder Standardtänze erlernen und für Wettbewerbe trainiert werden. Aus therapeutischer Sicht ist dies klar abzulehnen. Wie bei anderen sportlichen Wettkämpfen stehen meist erhöhter Druck und der Wunsch von Eltern und Trainern hinter den Kindern und nicht die Eigenmotivation der Kinder selber.

Heutzutage werden auch viele Videospiele zum Thema Tanzen angeboten. In diesen Spielen muss man bestimmte Bewegungen möglichst schnell nachmachen, die am Bildschirm zu sehen sind. Zwar fördern solche Videospiele auch teilweise die Koordination, allerdings sind die Bewegungen oft eintönig und wiederholen sich. Zudem wird die eigene Kreativität der Kinder dadurch unterbunden und nur das Nachmachen, was auf einem Bildschirm zu sehen ist, wird gefördert. Daher ist das keine geeignete Alternative zu Tanzgruppen oder freiem Tanzen zu Hause.

Die Studie „Effect of a Dance Program on the Creativity of Preschool Handicapped Children" hat sich mit drei Faktoren des Tanzens und deren Auswirkungen auf Vorschulkinder mit Beeinträchtigungen beschäftigt. Es zeigte sich, dass nach einem zwölfwöchigen Tanzprogramm die Vorstellungskraft von Kindern im Vergleich zu einer Kontrollgruppe signifikant verbessert werden konnte. Die Originalität („orginality") und die Flüssigkeit der Bewegungen („fluency") konnten erkennbar verbessert werden (Jay 1991).

2006 erschien die Studie „Moving toward cohesion: Group dance/ movement therapy with children in psychiatry". In der Studie ging es um die Auswirkungen von Tanzen in der Gruppe von Kindern in psychiatrischer Behandlung. Es zeigten sich einige positive Effekte im Verhalten der Kinder, unter anderem in den Bereichen Impulskontrolle und Frustrationstoleranz, sowie die Fähigkeit, mit anderen Kindern zurechtzukommen und eine nachträgliche Freude am Tanzen (Ever und Ziv 2006).

Viele Bücher beschäftigen sich mit dem Thema Tanzen in Bezug auf Therapie mit Kinder mit besonderen Bedürfnissen.

Eine Grundausstattung ist beim Tanzen nicht notwendig, meistens reicht bequeme Kleidung.

Tanzkurse und das freie Tanzen zu Hause können Kinder erlernen, sobald sie gehen können; hier gibt es keine Altersbegrenzungen nach unten. Die meisten Einsteigerkurse werden für Kinder ab drei Jahren angeboten.

Tanzen fördert:

Körperspannung	Konzentrationsfähigkeit
Körperwahrnehmung	Selbstbewusstsein
Kraftausdauer	Gefühl der Sicherheit
Koordination	Kreativität
	Kommunikationsfähigkeit
	Empathie

8.5.9 Fußball

Der Klassiker unter den Mannschaftssportarten darf natürlich hier nicht unerwähnt bleiben. Es ist auch der ungeschlagene Dauerbrenner bei Buben jeden Alters. Als einziger Mannschaftssport fällt Fußball in dieser Liste schon als Besonderheit auf. Hinzu kommt das große Interesse der Kinder, unterstützt durch Erwachsene und die Medien. Das erleichtert oft die Motivation, eine Sportart zu erlernen und dabei zu bleiben.

Fußball gilt als klassischer Mannschaftssport, kann auch aber zu zweit innerhalb der Familie oder in Kleingruppen mit Freunden gespielt werden.

Fußball trainiert einerseits die motorischen Funktionen, wie Koordination und Ausdauer sowie Körperwahrnehmung und Muskelspannung. Andererseits werden Teamverhalten, Fairness und Empathie geschult. Auch die Konzentrationsfähigkeit kann durch Fußball verbessert werden. Das räumliche Vorstellungsvermögen und das Fokussieren auf eine Sache werden ebenso trainiert wie die Frustrationstoleranz und der Respekt in der Gruppe. Gerade die Konzentration bzw. Fokussierung wird unter besonders schwierigen Bedingungen trainiert. Dazu zählen die große Anzahl an teilnehmenden Personen (Mannschaften, Trainer Eltern, etc.) sowie der Lärm und die vielen optischen Reize auf dem Feld. Fußball ist daher für hypersensible Kinder im Bereich der visuellen und akustischen Wahrnehmung nicht geeignet. Durch den Mannschaftssport und die große soziale Aufmerksamkeit, die dadurch notwendig wird, werden diese Kinder schnell überfordert. Fußball oder auch generell Mannschaftssportarten, die Schnelligkeit voraussetzen und mit vielen interagierenden Personen (große Mannschaft, Gegner, Trainer) stattfinden, stellen für sensible Kinder eine große Herausforderung dar. Hier empfiehlt es sich, erst Sportarten zu wählen, die die Reizschwelle senken und nur mit einem oder zwei Partnern zu spielen sind. Nach Entwicklung der Reizwahrnehmung kann dann eine Mannschaftssportart gewählt werden.

Leider bezogen sich die meisten der gefundenen Studien auf die Verletzungsrate beim Fußball und deren Behandlungsmöglichkeiten. In diversen weiteren Studien wurde Fußball nur als allgemeines Beispiel für eine Sportart herangezogen und kann daher nicht als Evidenz für diesen Sport im Speziellen herangezogen werden.

> Fußball fördert das räumliche Vorstellungsvermögen, das Fokussieren, die Frustrationstoleranz und den Respekt in der Gruppe.

Die ersten Fußball-Erfahrungen können Kinder ab drei Jahren machen. Ab diesem Alter werden kleine Gruppen angeboten, um Ballsportarten zu erlernen. Gezieltes Fußballtraining wird meistens ab sechs Jahren in Sportklubs angeboten. Zum Spielen benötigt man geeignete und angepasste Schuhe sowie bequeme sportliche Bekleidung.

Fußball fördert:

Körperspannung	Konzentrationsfähigkeit
Körperwahrnehmung	Teamfähigkeit
Ausdauer	Frustrationstoleranz
Koordination	Fairness
Räumliche Vorstellungsvermögen	Empathie
	Regelverstädnis

8.6   Familien-Rituale

Oft werden Smartphone, Fernseher und Konsolen dann eingesetzt, wenn kleine Zeitlücken entstehen oder Eltern Zeit für Haushalt, Kochen etc. benötigen. Statt dem Kind in diesem Zeitraum die digitalen Geräte zu erlauben, wurden zuvor bereits kleine Spiele und Möglichkeiten aufgezählt.

Eine weitere Möglichkeit, um diese Spiel- und Fernsehzeiten sinnvoller zu nutzen, ist das Schaffen von Ritualen innerhalb des Alltags.

Rituale innerhalb der Familie geben Kindern Sicherheit und Stabilität und fördern die Beziehung zu den Familienmitgliedern. Zudem schafft es für Kinder Orientierung. Man darf nicht vergessen, dass Erwachsene den Tagesablauf und die Termine planen. Kinder bekommen davon meist wenig mit und werden dann oft von Terminen und Abläufen überrumpelt. Dies führt zu Unsicherheiten und Stress und kann Auswirkungen auf die psychosoziale Entwicklung haben. Zudem kommt schneller Langeweile oder Frust auf, wenn man nicht weiß, was als nächstes geschieht. Dies ist besonders bei kleineren Kindern (Kindergartenalter) zu beobachten.

Rituale sind daher auch ein wichtiges Mittel, um Ruhe und Entspannung in den Alltag innerhalb der Familie zu bringen. Schon von Geburt an kann man kleine Rituale einführen, wie zum Beispiel Zu-Bett-Geh-Rituale. Unruhige und leicht erregbare Kinder können durch regelmäßige Rituale Ruhe und Geborgenheit erfahren und sich entspannen, laut Jörn Borke, Professor für Entwicklungspsychologie der Kindheit an der Hochschule Magdeburg-Stendal (Draeger und Köhle 2017).

Später kommen dann Rituale zu anderen Tagesabläufen hinzu, wie Frühstück, Anziehen, Körperhygiene (Baden, Duschen, Zähneputzen) und Spielzeiten. Je älter das Kind wird, umso wichtiger sind diese Routinen im Alltag. Mit zunehmendem Alter kann man diese Routinen und Rituale auch flexibler gestalten und mit den Kindern gemeinsam besprechen und an die Bedürfnisse der gesamten Familie anpassen.

Bestimmte Rituale bleiben bei den meisten Menschen bis ins Erwachsenenleben und bieten so langfristig Stabilität, eine eigene Sicherheit und seinen eigenen Lebensrhythmus.

Gewohnheiten und Rituale innerhalb der Familie bieten einen weiteren Vorteil: Durch die regelmäßigen Wiederholungen lernen Kinder, in ihrem Alltag schneller selbstständig zu werden. Zudem erleichtern sie durch die erhöhte Selbstständigkeit und der Regelmäßigkeit die Erziehung. Laut Prof. Spitzer werden Kinder so in einem Umfeld groß, dass vorhersehbar ist, sind daher durch die ritualisierten Abläufe einfacher zu „handhaben" und als Erziehungshelfer besonders geeignet (Wagener 2014).

Rituale spielen nicht nur innerhalb der Familie eine wichtige Rolle, sondern auch in der Gesellschaft. Wie sich schon im Kindergarten zeigt, werden Gruppen durch Rituale leichter führbar. Im Kindergarten wird mit vielen Ritualen gearbeitet, wie Sitzkreise, Singrunden, Spiel- und Schlafenszeiten sowie festen Zeiten für Mahlzeiten und Jausen. Dies strukturiert den Alltag im Kindergarten und gibt den Kindern Sicherheit und einen Halt. Die Gemeinschaftsbildung wird auch durch die Rituale und Gewohnheiten gestärkt.

> Rituale innerhalb der Familie geben Kindern Sicherheit und Stabilität und fördern die Beziehung.

Manche Rituale werden über Generationen weitergegeben, wie zum Beispiel der Geburtstagskuchen oder die Weihnachtsfeierlichkeiten. Andere entstehen erst in der einer Paarbeziehung und werden dann mit Kindern gefestigt und erweitert. Grundsätzlich sollte man Kinder, sobald dies möglich ist, bei Ritualen und Gewohnheiten mitgestalten lassen. Manche Rituale verändern sich mit dem Alter von Kindern. Ein Dreizehnjähriger möchte vielleicht nicht mehr jeden Abend eine Gute-Nacht-Geschichte vorgelesen bekommen. Hier sollte man auf die Wünsche und Bedürfnisse der Kinder eingehen und die Gelegenheit nutzen, Veränderungen bei Ritualen und Gewohnheiten zuzulassen.

In weiterer Folge werden einige mögliche Rituale für Familien aufgezählt. Diese dienen nur zur Orientierung. Jede Familie findet meist ganz intuitiv seine eigenen Gewohnheiten.

Rituale ab der Schwangerschaft

- Abends immer die gleiche Musik abspielen: Oft wird werdenden Müttern empfohlen, besonders häufig klassische Musik zu hören. Der positive Effekt wird in einigen Studien beschrieben. Solche Rituale wirken schon vor der Geburt beruhigend auf das Kind ein und können auch nach der Geburt in den Alltag integriert werden.

Rituale ab der Geburt

- Gleiche Zeiten für Schlafengehen: Schon von Geburt an kann man die Schlafenszeiten möglichst auf den gleichen Zeitraum legen. Dies bietet schon Babys eine Struktur im Alltag und kann auch mit zunehmendem Alter beibehalten werden, hier natürlich flexibel auf das jeweilige Alter gesehen.
- Spaziergänge am Nachmittag: Oft wird in Elternratgebern empfohlen, auch die Spaziergehzeiten an der frischen Luft möglichst immer zur gleichen Tageszeit durchzuführen. Auch das gibt Babys Sicherheit und Struktur und stärkt das Gefühl der Geborgenheit. Natürlich ist dies nicht immer planbar und hängt von verschiedenen Faktoren ab. Nach Möglichkeit kann es jedoch zu einem Ritual werden. In die gleiche Kategorie fällt auch das Spielen am Spielplatz mit älteren Kindern oder Geschwisterkindern. Dies könnte man innerhalb der Familie gut miteinander verbinden.
- Baden am Abend: Auch das Baden kann ein Ritual werden. Hier spielen wieder der zeitliche Faktor sowie der Ablauf eine Rolle. So kann nicht nur die gleiche Uhrzeit gewählt werden (Faktor: Struktur und Sicherheit), sondern auch das gleiche Badeöl oder die gleiche Creme. Besonders eignen sich hier Produkte mit Lavendelduft, die zugleich das Einschlafen fördern.

Rituale ab dem Kleinkinder-Alter

- Gute-Nacht-Geschichten: Je nach Alter können kurze Geschichten von fünf Minuten oder auch längere, spannende Geschichten gewählt werden. Meist haben Kinder schnell bestimmte Lieblingsbücher, die gemeinsam angeschaut werden können (Abb. 8.4).
- Gemeinsames Abendessen mit der ganzen Familie: Gemeinsames Essen ist schon historisch gesehen immer ein wichtiger Aspekt in Gemeinschaften. Es stärkt das Zusammengehörigkeitsgefühl, aber auch die Geselligkeit mit Freunden und Verwandten. Zudem können Gefühle und Bedürfnisse genauso wie aktuelle Themen angesprochen werden. Es ist auch ein guter Zeitpunkt, um die Planung des nächsten Tages zu besprechen. So wissen Kinder schon am Vorabend, was auf sie zukommen wird, zum Beispiel ein Arztbesuch oder der Besuch eines Museums, eines besonderen Spielplatzes, ein wichtiger Einkauf etc. Durch das frühzeitige Ankündigen können Kinder besser mit diesen Situationen umgehen und sich darauf vorbereiten.

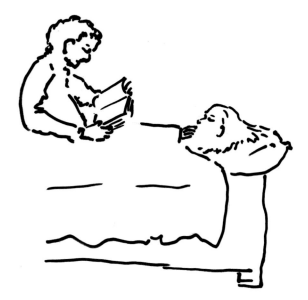

Abb. 8.4 Gute Nacht Geschichte

- Spielzeiten: Gewisse Zeiten am Nachmittag für gemeinsame Spiele einplanen oder auch bestimmte Zeiträume, in denen sich das Kind alleine oder mit seinen Geschwistern beschäftigt. Diese vorgegebene Zeit schafft einerseits die Möglichkeit, innerhalb der Familie etwas gemeinsam zu spielen und sich diese Zeit freizunehmen. Andererseits entlastet es Eltern, wenn Kinder fixe Spielzeiten haben, die sie alleine verbringen. Kinder können in dieser Zeit ihre Kreativität ausleben und Langeweile wird weniger schnell aufkommen, wenn sie wissen, dass diese Zeit endet und anschließend wieder gemeinsam etwas passieren wird.
- Gemeinsames Kochen am Abend: Dieses Ritual hilft nicht nur dabei, Kinder in diesem Zeitraum ohne digitale Medien zu beschäftigen, es stärkt auch den Zusammenhalt in der Familie. Ein weiterer wichtiger Faktor ist auch das Stärken des Ernährungsbewusstseins und das Vermitteln von Lebensmittel-Kompetenzen. Kinder werden so nicht nur neugierig auf neue Gerichte, sondern lernen auch den richtigen Umgang mit Lebensmitteln. Zudem können sie ihre feinmotorischen Fähigkeiten durch schneiden, waschen, umrühren, würzen trainieren. Gemeinsames Kochen bietet viele Chancen und lenkt gleichzeitig von Fernseher, Tablet und Co. ab.
- Gemeinsames Kuscheln am Abend: Körpernähe beruhigt schon kleine Babys, daher schlafen sie meist am Arm eher ein als im Bett. Das

Kuscheln am Abend wirkt daher beruhigend und schlaffördernd. Auch bei größer werdenden Kindern kann man sich dieses Einschlafritual beibehalten und eventuell auch mit einer Gute-Nacht-Geschichte verbinden.

- Aufräumen nach dem Spielen: Dieses Ritual erlernen Kinder spätestens im Kindergarten. Grundsätzlich sollte das Aufräumen schon von klein auf ein Teil des Spielens sein. Es dient nicht nur dazu, Ordnung im Raum zu schaffen, sondern auch als Beendigungsritual beim Spielen selbst. So schafft es Ordnung „im Kopf" und Kinder können sich anschließend auf eine neue Tätigkeit einlassen. In der ergotherapeutischen Praxis wird dem Aufräumen daher oft eine wichtige Rolle zugeschrieben.
- Kleine Yoga-Einheiten innerhalb der Familie: Das Üben von kleinen Assanas (Yogaübungen) innerhalb der Familie stärkt nicht nur die Motorik, sondern auch das Zusammengehörigkeitsgefühl in der Familie. Zudem hat Yoga viele positive Effekte und kann schon mit kleinen Kindern geübt werden. Mehr zu den positiven Effekten können Sie im Kapitel Sport und dessen Wirkung nachlesen.
- Elternauszeiten: Regelmäßige Zeiten, an denen Eltern sich Zeit füreinander nehmen. Das können täglich fünf bis zehn Minuten sein, ein bis zwei Mal im Monat ein paar Stunden oder regelmäßige gemeinsame Abendessen außerhalb. In diesem Zeitraum kann man Großeltern, Freunde oder Babysitter bitten, auf das Kind/die Kinder aufzupassen.
- Verabschiedung beim Kindergarten: Ein kleines Ritual kann Kindern, die anfangs Schwierigkeiten haben, sich zu trennen, helfen. Das kann ein kleines Bussi oder eine Umarmung sein. Oft haben Kindergärten auch kleine Fenster zum Winken. So fällt die temporäre Trennung schüchternen und ängstlichen Kindern oft leichter und hilft auch in der Eingewöhnungsphase.
- Jahreszeitenabhängige Rituale: In fast jeder Gemeinschaft gab es in allen Kulturen jahreszeitenabhängige Rituale. Heutzutage zählen zeitweises Fasten (vor Ostern bei den Christen und zu Ramadan bei Muslimen) häufig zu einer wichtigen Gewohnheit. Andere Rituale im Jahreskreis sind auch das Feiern von Jom-Kippur (ein jüdischer Feiertag, das sogenannte Versöhnungsfest) oder Weihnachten, das Sammeln von Kastanien im Herbst, das Basteln von Laternen im Winter oder das Erntedankfest im Herbst. Auch das Verkleiden zu Fasching oder Halloween zählt dazu. Bei vielen Familien ist das Feiern von Ostern oder auch der Sommerurlaub eine Gewohnheit oder ein Ritual im Jahresverlauf. Auch diese Rituale und Feste geben Kindern Halt und Struktur im Jahresverlauf.

Literatur

Aarts M (2009) Marte Meo. Ein Handbuch, 2., überarb. Aufl. Aarts Productions, Eindhoven (Aarts productions, 6)

Alain C, Khatamian Y, He Y, Lee Y, Moreno S, Leung AWS, Bialystok E (2018) Different neural activities support auditory working memory in musicians and bilinguals. Ann N Y Acad Sci. https://doi.org/10.1111/nyas.13717

Augensteiner Suzanne (2003) Yoga und Konzentration. Theoretische Überlegungen und empirische Untersuchungsergebnisse. Prolog Verlag, Immenhausen (Bewegungslehre und Bewegungsforschung, 16)

Bergler R, Hoff T (2006) Heimtiere und schulisches Leistungs- und Sozialverhalten. S. Roderer Verlag, Regenburg (Psychologie der Mensch-Tier-Beziehung, 1)

Bone J (2013) The animal as fourth educator: a literature review of animals and young children in pedagogical relationships. Australasian Journal of Early Childhood 38(2):57–64

Boyle C (2019) 8 benefits of infant swim time. Hg. v. healthline. https://www.healthline.com/health/parenting/infant-swimming#builds-muscle. Zugegriffen: 29. Nov. 2019

Brinkmann D (2008) Kinderyoga an der Grundschule Pilotstudie zur Evaluation von Auswirkungen auf diePersönlichkeitsentwicklung. IFKA, Bremen

Demir E, Şahin G, Şentürk U, Aydın H, Altınkök M (2016) Effects of tennis training on personality development in children and early adolescents. J Educ Train Stud 4:6. https://doi.org/10.11114/jets.v4i6.1334

Draeger F, Köhle A-B (2017) Erziehung: Wie Rituale Kinder stärken. Hg. v. Apotheken Umschau. https://www.healthline.com/health/parenting/infant-swimming#builds-muscle, zuletzt aktualisiert am 21.09.2017. Zugegriffen: 29. Nov. 2019

Erfer T, Ziv A (2006) Moving toward cohesion: group dance/movement therapy with children in psychiatry. The Arts in Psychotherapy 33(3):238–246. https://doi.org/10.1016/j.aip.2006.01.001

Gonenc S, Acikgoz O, Semin I, Ozgonul H (2000) The effect of moderate swimming exercise on antioxidant enzymes and lipid peroxidation levels in children. Indian J Physiol Pharmacol 44(3):340–344

Hüther G, Quarch C (2018) Rettet das Spiel! Weil Leben mehr als Funktionieren ist, 1. Aufl. genehmigte Taschenbuchausgabe. btb, München

Jacobson M (2013) Swim study reveals a smart pool of talent. Griffth University. https://news.griffith.edu.au/2013/08/13/swimming-a-smart-move-for-children/, zuletzt aktualisiert am 13.08.2013. Zugegriffen: 29. Nov. 2019

Jay D (1991) Effect of a dance program on the creativity of preschool handicapped children. Adapted Physical Activity Quarterly 8(4):305–316. https://doi.org/10.1123/apaq.8.4.305

Kardos A (2018) Power-Fitness fürs Gehirn: Warum Musizieren schlau macht. Aargauer Zeitung. https://www.aargauerzeitung.ch/kultur/power-fitness-fuers-gehirn-warum-musizieren-schlau-macht-132078585

Liebl S, Kuhn P (2013) Macht Judo Kinder stark? Eine empirische Untersuchung zum Kämpfen im Schulsport. sportunterricht 62:10

Mayr L (2013) ADHS ist Folge professioneller Vernachlässigung. derStandard 2013, 19.05.2013. https://www.derstandard.at/story/1363711375599/adhs-ist-folge-professioneller-vernachlaessigung. Zugegriffen: 20. Dez. 2019

Österreichisches Kuratorium für Verkehrssicherheit (18. Juni 2019). So schwimmt Österreich: Fast 700.000 Nichtschwimmer. Wien. https://www.kfv.at/wp-content/uploads/2019/06/PA-KFV-Rotes-Kreuz_So-schwimmt-%C3%96sterreich.pdf. Zugegriffen: 29. Nov. 2019

Österreichischer Tierschutzverein (2018) Freunde fürs Leben: Warum Hunde Kindern so gut tun. Hg. v. Österreichischer Tierschutzverein. https://tierschutz-verein.at/hunde-sind-gut-fuer-kinder/

Pluim BM, Staal JB, Marks BL, Miller S, Miley D (2007) Health benefits of tennis. Br J Sports Med 41(11):760–768. https://doi.org/10.1136/bjsm.2006.034967

Prothmann A (2010) Warum Tiere Kindern guttun: Pädagogische und therapeutische Effekte von Heimtieren. Kinderklinik und Poliklinik der Technischen Universität München, München

Schickendantz S, Sticker E, Bjarnason-Wehrens B, Schmitz S, Drache M, Bich I et al (2006) Bedeutung der Reittherapie als Sport für Kinder mit angeborenen kardialen Fehlbildungen. Hg. v. Zentrum für Therapeutisches Reiten Johannisberg e. V. Universität Köln, Köln

Schneider J (2012) Was macht das Pferd mit uns? Implizite Studie zu Persönlichkeitsunterschieden zwischen Reitern und Nicht-Reitern für die deutsche reiterliche Vereinigung. Partnerdecode Marketingberatung GmbH, Warrendorf

Shanker S (2019) Das überreizte Kind, 1. Aufl. Goldmann TB, München

Siegel Shannon R, Fryer Simon M (2017) rock climbing for promoting physical activity in youth. American journal of lifestyle medicine 11(3):243–251. https://doi.org/10.1177/1559827615592345

Stück M (2011) Wissenschaftliche Grundlagen zum Yoga mit Kindern und Jugendlichen. Schibri-Verl, Berlin (Neue Wege in Psychologie und Pädagogik, Bd. 3)

Svensson AS (2014) The impact of the animals on children's learning and their development. Problems of Education in the 21th Century 59:77–86

Wagener J (2014) Warum auch Ihre Familie Rituale braucht. Stern 2014, 23.04.2014. https://www.stern.de/familie/familienbande/gemeinsam-leben-warum-auch-ihre-familie-rituale-braucht-3691728.html. Zugegriffen: 20. Dez. 2019

Zrost B (2012) Studie: Klettern beugt Haltungsschäden vor. noe.orf.at 2018. https://noe.orf.at/v2/news/stories/2901314/. Zugegriffen: 29. Nov. 2019

9

Tipps für bestimmte Situationen

Inhaltsverzeichnis

9.1   Ideen für einen Beschäftigungs-Rucksack   197
9.2   Der Restaurantbesuch   197
9.3   Lange Autofahrt spannend gestalten   199
9.4   Öffentliche Verkehrsmittel entdecken   199
9.5   Diverse Wartezeiten   200

Die letzten Kapitel haben die wissenschaftliche Seite sowie Tipps und Tricks für daheim aufgezeigt. In diesem Kapitel werden bestimmte Situationen behandelt, in denen es heutzutage oft zum Einsatz von mobilen Geräten wie Smartphone und Tablet kommt. Wie Bardia Monshi eingangs im Vorwort aufzeigt, werden Kinder mit den Geräten nicht „ver-spielt", sondern „be-spielt". Diese Wortwahl zeigt auf, wie passiv dieser Prozess ist. Kinder werden dadurch still und kontrollierbar. Wie negativ sich das auf die Entwicklung auswirkt, haben Sie bereits gelesen.

> Durch Zeiten der Langeweile geben Sie Ihrem Kind die Möglichkeit, Erfahrungen zu machen, seinen Körper kennenzulernen und seine Sinne zu schärfen.

K. Habermann, *Eltern-Guide Digitalkultur,* https://doi.org/10.1007/978-3-662-61370-2_9

Es gibt immer wieder „langweilige" (Warte-) Zeiten für Kinder, das war immer schon so und das wird es wahrscheinlich auch immer geben. Der Alltag ist nicht immer nur spannend, auch nicht für Erwachsene. Mit zunehmendem Alter lernen wir, mit der Langeweile umzugehen und die Frustration zu ertragen. Mittlerweile fällt jedoch wieder vermehrt auf, dass auch Erwachsene sich schwer tun, einfach mal zu warten, ohne sich nebenbei zu bespaßen. In der Straßenbahn, beim Arzt oder in der Schlange vor der Kasse wird schnell das Smartphone gezückt, um sich nur ja nicht zu langweilen. Im Erwachsenenalter ist dies zwar etwas weniger schädlich, da das ausgereifte Gehirn des Erwachsenen viel wenig flexibel ist als das von Kindern. Das bedeutet, der Griff zu Smartphone und Co. löst bei Erwachsenen weniger ein Suchtverhalten oder Verlangen aus als bei Kindern. Jedoch sollte es auch von Ihnen möglichst selten genutzt werden, da einerseits die „Pause" und Erholung des Gehirns genauso beeinträchtigt werden und die Verarbeitung von neuen Erfahrungen und Gelerntem deutlich schlechter ausfällt. Zudem sind Erwachsene, und gerade Eltern, das größte Vorbild von Kindern und Jugendlichen. Denken Sie darüber nach, wann Ihnen das letzte Mal wirklich langweilig war.

In diesem Kapitel sollen noch einmal zwei wichtige Faktoren erwähnt werden, die zwar schon in diesem Buch besprochen wurden, allerdings an dieser Stelle eine Erinnerung darstellen.

Während solcher Wartezeiten gilt für Kinder und Erwachsene die goldene Regel: Man darf sich ruhig einmal langweilen! Wie wichtig die Langeweile ist, wurde bereits im ersten Kapitel behandelt.

Der zweite wichtige Faktor ist: Sie sind nicht der ganztägige Entertainer Ihres Kindes. Viele Eltern fühlen sich in der Verpflichtung, ihre Kinder zu unterhalten, ihnen andauernd Beschäftigungen zu bieten und ihnen möglichst alle Lasten und Mühseligkeiten abzunehmen. Das ist aber nicht die Aufgabe der Eltern. Zudem hemmen Sie dadurch die natürliche Entwicklung Ihres Kindes, vor allem im Bereich der Frustrationstoleranz. Diese wiederum ist für eine gute Konzentrationsfähigkeit notwendig.

In vielen Situationen ist es natürlich einfacher, das Kind ruhig zu stellen. Wägen Sie jedoch immer ab, ob es in diesem Moment wirklich notwendig ist.

Überlegen Sie, womit Sie sich als Kind beschäftigt haben, wenn Ihnen langweilig war.

9.1   Ideen für einen Beschäftigungs-Rucksack

Inhalt eines Rucksacks für Kindergarten- und Volksschulkinder

- Stifte und Papier, eventuell ein kleines Malbuch oder ein leerer Block
- Kleine Bücher und Kurzgeschichten
- Kuscheltier
- Kleine Taschen- oder Mitbringspiele
- Kleine Snacks, wie Nussriegel und eine Wasserflasche. Achtung: Nichts Zuckerhaltiges wie Quetschies oder Schokolade

Ideen für kleine Beschäftigungen für Kinder ab 10 Jahren

- Die beste Beschäftigung sind Bücher: Kinder ab zehn Jahren können ausreichend gut lesen, um sich alleine mit Büchern zu beschäftigen.
- MP3-Player mit Hörbüchern oder Musik
- Kleine Karten- und Brettspiele, eventuell auch Reiseversionen von beliebten Spielen, wie magnetisches Backgammon bzw. Mini-Versionen von die Siedler von Catan®, handelsübliche Spielkarten für Romy, Schnapsen etc.
- Zauberwürfel und kleine Rätselaufgaben

9.2   Der Restaurantbesuch

Oft sieht man heutzutage folgendes Bild: Eine Familie sitzt zusammen im Restaurant, das Kind oder die Kinder schauen gebannt auf Smartphone oder Tablet. Teilweise essen sie sogar „nebenbei" und wenden kaum den Blick vom Bildschirm ab, obwohl das Essen bereits am Tisch steht. Sinneseindrücke wie Geschmack und Gefühle wie Sättigung werden kaum mehr wahrgenommen, die Kinder sind still und gefesselt und bekommen von ihrer Umwelt kaum mehr etwas mit. Dies ist in besonderem Maße schädlich, denn Kinder sind in dieser Zeit nicht nur den negativen Einflüssen von neuen Medien ausgesetzt, man verwehrt ihnen zudem, aktiv etwas zu lernen, Erfahrungen zu machen, ihren Körper kennenzulernen und ihre Sinne zu schärfen.

In den USA gehen manche Restaurants mittlerweile sogar soweit, dass sie eigene Kinder-Tisch-Tablets anbieten, sogenannte Tabletops. Mit diesen kann man auch gleich, ohne viel menschlichen Kontakt zu einem Kellner, bestellen und bezahlen. Für Erwachsene bieten diese Tablets teilweise auch schon Spiele an, natürlich nur, wenn man seine Daten preisgibt. Besonders brisant: Für einige dieser Spiele wird im Restaurant sogar eine Spielgebühr verrechnet. Das hat kaum mehr etwas mit einem gemeinsamen Familienessen zu tun.

Kündigen Sie Ihrem Kind den Restaurantbesuch schon einen Tag vorher sowie am selben Tag nochmals an und erklären Sie ihm den zeitlichen und situativen Ablauf. Ein Beispiel wäre: „Wir gehen jetzt in ein Restaurant. Nachher gehen wir gemeinsam auf den Spielplatz." Wichtig für Kinder ist oft, was nach einem bestimmten Event passiert, damit sie die Aussicht auf etwas Interessantes haben. Verwenden Sie Ausdrücke wie „zuerst … dann" oder „nachher machen wir…" und weisen Sie Ihr Kind immer wieder darauf hin. Kinder haben noch keine gute innere Uhr und benötigen daher oftmals zeitliche Angaben.

Wenn möglich, wählen Sie einen guten Zeitpunkt für den Restaurantbesuch, am besten nicht gerade in der Mittagsschlaf- oder Zu-Bett-Geh-Zeit, in denen das Kind oft schon quengelig wird.

Nehmen Sie einen kleinen Beschäftigungs-Rucksack mit. Lassen Sie Ihr Kind entscheiden, was in diesen Rucksack hinein kommt. Das könnten Stifte, Papier, Knete oder Taschenspiele sein. Bei älteren Kindern lohnen sich kleine Kartenspiele, ob mit mehreren Kindern oder auch mit den Eltern oder Begleitungen können diese schnell gespielt und weggeräumt werden und bieten eine Abwechslung zum Warten.

Nutzen Sie den Besuch für ein Sinnestraining: Was riecht das Kind alles? Wie schmeckt das Essen? Was kann man alles hören? Wie viele Kellner hat das Lokal? So fördern Sie zugleich die Wahrnehmung und die Aufmerksamkeit. Auch der gezielte Umgang mit dem Besteck kann in einem Restaurant geübt werden.

Bleiben Sie authentisch: Wenn Sie gerade mit jemanden im Gespräch sind, sagen Sie Ihrem Kind, dass es sich kurz mit sich selbst beschäftigen muss. Nach einer kurzen Phase der Langeweile wird es schon eine Beschäftigung finden. In diesem Fall kann man den Tipp geben: Halten Sie einfach durch. Das Quengeln wird weniger werden und Ihr Kind wird lernen, mit der Langeweile und der Frustration umzugehen und für die Zukunft lernen, sich schneller eine Beschäftigung zu suchen. Die ersten Male wird es sicherlich nicht einfach werden, aber denken Sie langfristig und denken Sie an den positiven Effekt für den ganzen Alltag.

Wenn schon kleinere Kinder gewohnt sind, in ein Restaurant zu gehen, und Sie anfangs etwas Zeit investieren, werden Sie schnell merken, dass ein Restaurantbesuch auch ohne Tablet und Smartphone gemütlich und

entspannt sein kann. Zudem fördern Sie Ihr Kind auf ganz unterschiedlichen Ebenen, wie der Wahrnehmung, der Feinmotorik, der Aufmerksamkeit und der Frustrationstoleranz.

9.3   Lange Autofahrt spannend gestalten

Während langer Autofahrten, zudem noch bei Stau und Hitze, können
Kinder oft eine zusätzliche nervliche Belastung sein. Auch für Kinder sind
solche Fahrten meist sehr anstrengend. Hier finden sich einige Spiele und
Tipps. Statt zum Smartphone und Tablet zu greifen, probieren Sie doch eine
dieser Ideen aus:

- Auto-Bingo: Erstellen Sie ein Bingo-Spiel fürs Auto, darunter können
  Felder sein wie „rotes Auto", „Reisebus", „Straßenschild". Je nach Alter
  des Kindes können diese Felder komplexer ausfallen, geschrieben werden
  oder als Zeichnung dargestellt sein für die Kleineren.
- „Ich seh, ich seh, was du nicht siehst" spielen.
- Auch in diesem Fall lohnt es sich, einen Spielerucksack mitzunehmen.
  Manche größere Autos haben auf den hinteren Sitzen kleine Tisch-
  lein. Diese kann man ideal zum Malen nutzen. Auch kurze Bücher und
  Geschichten zum Selbst- oder Vorlesen passen gut in einen kleinen
  Rucksack.
- Hörgeschichten für das Autoradio: Hier gibt es mittlerweile ein breites
  Angebot von CDs über Podcasts bis zu Streamingdiensten, die kind-
  gerechte Hörbücher anbieten.
- Einige Spiele und Ideen aus dem siebten Kapitel eignen sich ebenfalls gut
  für lange Autofahrten.
- Auch im Auto gilt wieder: Ein wenig Langeweile schadet nicht, im
  Gegenteil!

9.4   Öffentliche Verkehrsmittel entdecken

Nahezu überall sieht man Kinder, teilweise sogar noch im Kinderwagen, die
das Smartphone oder Tablet in der Hand haben und im Bus, in der U-Bahn
und Straßenbahn Videos schauen oder mit Apps spielen. Hier sind sich fast
alle Experten sicher, dass es für die kindliche Entwicklung nicht von Vorteil sein kann, um es diplomatisch auszudrücken. Beinahe wöchentlich
erscheinen Zeitungsartikel zu diesem Thema.

Bei öffentlichen Verkehrsmitteln, wie Zügen oder im Flugzeug, sind die Beschäftigungsmöglichkeiten teilweise eingeschränkter als im eigenen Auto. Hier ist vor allem Vorbereitung wichtig: Besprechen Sie schon Tage vorher die geplante Reise und lassen Sie Ihr Kind eigene Ideen finden, was es mitnehmen möchte. Erwähnen Sie immer wieder, was auf das Kind zukommt, damit es nicht das Gefühl bekommt, überfordert zu werden. Erklären Sie dem Kind auch einzelne Schritte, wie das Einchecken am Flughafen oder das Suchen des richtigen Gleises am Bahnhof. Die meisten Erwachsenen sind in diesen Situationen meist selbst leicht gestresst, diesen Stress überträgt man unbewusst auf die Kinder.

Hier lohnt sich natürlich wieder, einen kleinen Rucksack für die Kinder mitzunehmen. Zusätzlich zu dem oben genannten Inhalt kann man für längere Strecken einen kleinen Kinder-CD-Player für Hörspiele und eigene Musik überlegen. Achten Sie hier besonders auf kindgerechte Kopfhörer und eine geeignete Lautstärke.

Auch aus einer längeren Reise können Sie ein spannendes Erlebnis gestalten. Wecken Sie den Entdeckerdrang Ihres Kindes, besprechen Sie zum Beispiel, wie ein Zug, Bahnhof, Flughafen, Flugzeug funktioniert und welche Berufe es dort gibt.

Ältere Kinder können sich für längere Flüge oder Zugfahrten ebenfalls (Hör-) Bücher mitnehmen sowie kleinere Karten- oder Brettspiele. Es gibt auch einige Reiseausgaben von Spielen, wie zum Beispiel magnetische Backgammonbretter und Kurzversionen von größeren Spielen, wie zum Beispiel „Die Siedler von Catan®".

Für kürzere Fahrten in Straßenbahnen, U-Bahnen oder im Bus ist es nicht notwendig, gesondert Materialien mitzunehmen. Nutzen Sie die Fahrt als Wahrnehmungs- und Aufmerksamkeitstraining. Besprechen Sie mit Ihrem Kind, was gerade passiert, was es sieht, hört oder riecht. Nutzen Sie die Gelegenheit, um die Wahrnehmung und Aufmerksamkeit zu fördern. Sollten Sie selbst gerade mit etwas anderem beschäftigt sein oder mit jemanden reden, lassen Sie Ihr Kind sich einfach ein paar Minuten langweilen. Wie Sie bereits wissen, schadet das Ihrem Kind auf keinen Fall.

9.5　Diverse Wartezeiten

Aus Erfahrung zeigt sich, dass viele Eltern ihren Kindern erlauben, während kurzer Wartezeiten auf dem Smartphone oder Tablet zu spielen oder fernzusehen. Besonders häufig werden Kinder in der Früh oder während des Kochens oder Haushaltsarbeiten oder auch während des Wartens in

Arztpraxen mit dem Smartphone oder einem Fernseher abgelenkt oder beschäftigt. Auch viele Artikel oder Elternforen preisen diese Art der ruhigen Ablenkung für Kinder.

In Anbetracht dessen, wie wichtig Phasen der Langeweile sind, ist es nicht zu empfehlen, schon bei kurzen Wartezeiten digitale Medien zur Unterhaltung einzusetzen. Wie bereits erwähnt, kann man unterwegs einen kleinen Rucksack mitnehmen. Für Wartezeiten daheim empfehlen sich kleinere Spiele, Lesen, Hörbücher, Bilderbücher oder auch Bauarbeiten mit Bausteinen oder Puzzles, die auch unterbrochen werden können.

Ältere Kinder, die schon lesen können, können sich für solchen Situationen immer ein Buch oder eine Zeitschrift mitnehmen.

10

Die Konzentrations-Checkliste

Inhaltsverzeichnis

10.1 Wie Kinder lernen, sich zu konzentrieren (Kurzfassung) 204
10.2 Vorbereitende Maßnahmen zu Hause. 205
10.3 Bei den Aufgaben. 207
10.4 Nach der Konzentrationsphase. 209
10.5 In der Schule und im Hort. 210
10.6 Fallbeispiele Schulbesuche 211
Literatur 215

Diese Checkliste dient als Hilfestellung für Eltern und Kinder, die im Schulalltag unter Konzentrationsproblemen leiden. Sie soll ergänzend zu einer Ursachenforschung herangezogen werden, um die Ausgangssituation zu optimieren.

Diese Liste wurde durch jahrelange Praxisarbeit durch Gespräche mit Eltern, Lehrern und Kindergartenpädagogen erweitert. Dadurch wurde sie mehrfach überarbeitet und re-evaluiert. Sie ist sowohl zu Hause als auch in der Schule, im Hort oder im Kindergarten eine Hilfestellung.

Im ersten Teil, den „vorbereitenden Maßnahmen", wird beschrieben, wie der Arbeitsplatz zu Hause im Idealfall aussehen sollte und wie sich ein Kind optimal auf die Aufgaben vorbereitet, um möglichst viele Ablenkungsfaktoren zu minimieren.

K. Habermann, *Eltern-Guide Digitalkultur,* https://doi.org/10.1007/978-3-662-61370-2_10
203

Der zweite Teil besteht aus Hilfestellungen während der Hausaufgaben, das heißt, wie Sie als Elternteil helfen können und wie Sie die Umgebung bestmöglichst anpassen können.

Anschließend gibt es auch einiges zu beachten, nachdem die Aufgaben am Tisch fertiggestellt wurden. Der Körper und das Gehirn benötigen anschließend eine ausreichende Pause, um das Gelernte gut integrieren zu können.

Zuletzt finden Sie Tipps für eine Umsetzung in der Schule und im Hort.

10.1 Wie Kinder lernen, sich zu konzentrieren (Kurzfassung)

Wie bereits im dritten Kapitel „Die Auswirkungen von Konzentrations-störungen" beschrieben, wird Konzentration als Fähigkeit beschrieben, seine gesamte Aufmerksamkeit auf eine Sache zu richten (Sommer-Stumpenhorst 1994). Somit ist Konzentration keine Eigenschaft, sondern eine Fähigkeit und Fähigkeiten sind nicht immer abrufbar, sondern von der jeweiligen Situation abhängig.

Kinder lernen durch das Filtern von Reizen und durch das Erlernen einer Frustrationstoleranz, sich zu konzentrieren. Rosenzweig beschreibt Frustrationstoleranz als die Fähigkeit, frustrierende Situationen zu ertragen und mit Enttäuschungen umzugehen (Rosenzweig 1938). Wie bei allen Ent-wicklungsschritten ist auch hier zu beachten, dass Kinder ganz individuelle Zeitspannen benötigen, um sich weiterzuentwickeln, und daher keine konkreten Aussagen über das Erlernen von Konzentration und Frustrations-toleranz getroffen werden können. Auch Stress und Reizüberforderung kann die Konzentrationsfähigkeit einschränken (Shanker 2019). Man sollte immer abklären, warum sich ein Kind nicht konzentrieren kann, um eine optimale Hilfestellung gewähren zu können. Bitte beachten Sie, dass die Konzentrationsfähigkeit unbewusst und nicht steuerbar stark fluktuiert – auch innerhalb weniger Minuten. Das Gehirn wechselt zwischen einem „Ruhemodus", in dem es viele, nicht besonders wichtige Reize wahrnimmt, und einen „Aufmerksamkeitsmodus". Bei diesem werden die meisten Reize ausgeblendet und man kann sich auf eine einzige Sache konzentrieren (Kneissler 2020).

Für die Berechnung der Konzentrationsdauer kann man auch die einfache Formel

$$\text{Alter} \times 2 = \text{Konzentrationsdauer in Minuten}$$

verwenden. Zudem kann diese Tabelle als Referenz herangezogen werden (Winter 2010):

Alter des Kindes	Maximale Konzentrationsdauer
5–7 Jahre	ca. 15 min
7–10 Jahre	ca. 20 min
10–12 Jahre	ca. 25 min
12–14 Jahre	ca. 30 min

Die Konzentrationsfähigkeit hängt zusätzlich von einigen weiteren Faktoren ab, dazu zählen der Zucker- und Flüssigkeitshaushalt des Körpers, die Luftqualität, das Interesse an einer Sache, die aktuelle Stimmungslage sowie die Umgebung.

> Nach einer elfminütigen Aufmerksamkeitsphase braucht das Gehirn mindestens 20 min Entspannung!

Im dritten Kapitel erhalten Sie ausführliche Informationen zu diesem Thema. Hier wird nun im Besonderen auf die Umweltbedingungen und die körperlichen Vorbereitungen eingegangen. Unter Umweltbedingungen versteht man das Umfeld bzw. die Umgebung, in der gearbeitet wird.

10.2 Vorbereitende Maßnahmen zu Hause

- Nach der Schule und vor der Hausaufgabe sollte das Kind mindestens eine halbe Stunde lang Bewegung machen, am besten an der frischen Luft. Fernsehen, am Computer oder Tablet spielen, Youtube®-Videos schauen oder am Smartphone spielen sollte nicht erlaubt sein.
- Alle Fenster im Raum für fünf bis zehn Minuten öffnen und gut durchlüften lassen. Auch im Winter ist ein Stoßlüften wichtig. Bei einer längeren Zeit mit geschlossenen Fenstern erhöht sich der Kohlendioxidgehalt in der Luft, dies kann zu einer rascheren Ermüdung führen.
- Stellen Sie mit einer Eieruhr oder einem Wecker 15–30 min ein. Man berechnet die Konzentrationsdauer anhand der Formel: Alter × 2. Das heißt, ein sechsjähriges Kind hat eine maximale Hoch-Konzentrationsphase von circa zwölf Minuten. In dieser Zeit sollten die schwierigsten Aufgaben erledigt werden.

- Energie tanken: Wasser trinken (mindestens ein Glas), eine Kleinigkeit essen (keine Süßigkeiten, am besten Obst oder Gemüse-Sticks, Naturjoghurt) und auf die Toilette gehen. Dies dient dazu, Energie zu tanken und gleichzeitig Ablenkungen während der Arbeit zu verringern.
- Finger aufwecken, indem man an den Fingern zieht, rubbelt, sie bewegt. Zudem sollte man die Arme strecken, den Rumpf drehen und die Schultern kreisen lassen, fünf Mal den Popo am Sessel zusammendrücken. Diese Übungen dienen einerseits dem Aufwärmen vor Schreibarbeiten, andererseits bieten sie dem Körper auch ein Feedback und stärken so die Körperwahrnehmung.
- Den Arbeitsplatz aufräumen und vor allem Unwichtiges wegräumen. Am besten sollten am Schreibtisch nur ein Glas Wasser, zwei bis drei Stifte und die Aufgabe liegen. Der Raum sollte aufgeräumt sein und möglichst wenig optische Reize bieten. Das heißt, Regale am besten verschließen. Falls keine Türen vorhanden sind, können auch Vorhänge angebracht werden oder sie mit Tüchern verhängt werden. Je mehr zu sehen ist, desto höher ist die Wahrscheinlichkeit, mit den Augen hängen zu bleiben und gedanklich abzugleiten. Der Raum sollte auch nicht zu farbenfroh gestaltet sein, wenige und deckende Farben beruhigen das Auge.
- Man sollte sich anfangs einen Überblick verschaffen, indem man eine Aufgabenliste zum Abhaken vorbereitet bzw. große Aufgaben-Kapitel in kleinere Teilbereiche herunterbricht und sich im Vorhinein eine geeignete Reihenfolge überlegt. Schwere Aufgaben sollten immer zuerst erledigt werden.
- Reduzieren Sie auditive Reize: Schalten Sie Radio und Fernseher aus, schließen Sie alle Fenster bei lautem Straßenlärm und legen Sie Smartphone, Tablet und Co. in einen anderen Raum. Studien haben nachgewiesen, dass die alleinige Anwesenheit des Smartphones im Raum schon konzentrationsbeeinträchtigend wirkt.
- Druckgefühle und Ängste vor Versagen sollten in der Familie offen angesprochen werden. Unterdrückte Gefühle hindern am klaren Denken. Nach Möglichkeit sollten schwierige oder negativ behaftete Aufgaben zusammen mit Eltern oder Großeltern erledigt werden. Sie können Ihr Kind bei den Aufgaben verbal begleiten, achten Sie jedoch darauf, dass Sie Lösungen nicht ansagen, sondern im Notfall einen Hinweis auf den möglichen Lösungsweg geben. Ansonsten verhindern Sie, dass Ihr Kind effektiv aus der Aufgabensituation lernt. Sie können zum Beispiel die Aufgabenstellung in verschiedenen Worten wiedergeben oder auch auf eine ähnliche Aufgabe verweisen.

- Setzen Sie ein Stimmungsbarometer vor der Hausaufgabe ein: Wie geht es mir gerade? Was würde ich brauchen, um mich besser konzentrieren zu können? Ein Beispiel kann sein, eine Kleinigkeit zu essen, eine kurze Konzentrationsübung, kurz allein sein im Raum oder auch Lernbegleitung durch einen Erwachsenen. Stimmungsbarometer kann man leicht selber basteln oder auch online bestellen. Sie dienen als Hilfestellungen, um Gefühle und Bedürfnisse besser wahrnehmen und ausdrücken zu können.
- Geschwister sollten den Raum wechseln, wenn diese spielen dürfen.
- Haustiere im Zimmer fördern durch das freigesetzte Oxytocin die Konzentration, daher sollten Hund oder Katze im Zimmer liegen bleiben dürfen. Aufgeweckte und verspielte Tiere sollten eher in einen anderen Raum gebracht werden, da sie sonst Unruhe bringen können.

10.3 Bei den Aufgaben

- Sehr wichtig ist das richtige Sitzen, das heißt, beide Beine am Boden abstellen, wenn möglich den Schreibtisch leicht schräg stellen, Tischhöhe und Sitzhöhe einstellen und mit dem ganzen Po auf dem Sessel sitzen. Diese Haltung ist besonders wichtig während der Konzentrationsphase und eine Grundvoraussetzung für eine optimale Konzentration. Füße, die in der Luft baumeln, finden keine Erdung und schmälern erheblich die Chancen auf eine optimale Aufgabenbearbeitung (Abb. 10.1).

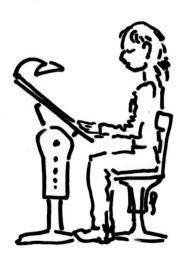

Abb. 10.1 Schreibtisch

- Durchatmen: Mindestens fünfmal durch die Nase einatmen und durch den Mund ausatmen, dabei am besten die Augen schließen.
- Kauen stimuliert das Gehirn: Deshalb sollten Kaugummi oder Trockenobst kauen erlauben sein. Wichtig hierbei ist die Wahl der Knabberei: keine Chips oder Süßes! Eine Alternative sind Stressbälle oder Kau-Bleistifte. Viele Kinder arbeiten oral mit, das heißt, sie öffnen den Mund oder spielen mit der Zunge, während sie sich konzentrieren. Das ist ein normales Verhalten und dient zur Stärkung der Konzentration. Sie können dies durch Kaugummikauen unterstützen.
- Schwere oder unbeliebte Aufgaben zuerst erledigen, siehe „vorbereitende Maßnahmen".
- Pausen machen (maximal zwei bis drei Minuten) zum Wasser holen, zum Klo gehen, kurz hüpfen, Kopf drehen, Nacken entspannen, kleine Massagen durch die Eltern. Diese Pausen sollten nicht dazu dienen, sich mit etwas anderem als körperlichen Bedürfnissen zu beschäftigen. Dies kann sonst wieder zu einer vermehrten Ablenkung führen.
- Gegen Ende der Konzentrationsphase sollten leichte Aufgaben erledigt werden.
- Bei akustischer Ablenkbarkeit kann man zusätzlich Kopfhörer aufsetzen und Konzentrationsmusik hören. Entsprechende Listen gibt es zum Beispiel auf Spotify® oder iTunes®. Bitte keine Ohrstöpsel für Kinder verwenden, am besten große Kopfhörer-Modelle mit Noise Cancelling Funktion. Ohrstöpsel können die Gehörgänge nachhaltig schädigen.
- Einen Sandsack oder anderes Gewicht auf den Schoß und die Füße legen (Gewicht circa ein bis zwei Kilo). Hierfür ein kleines kompaktes Modell wie zum Beispiel Gelenkmanschetten wählen. Das Gewicht hilft dem Körper, sich weiter zu erden, ähnlich wie die Füße am Boden. Durch den Druck wird das Körperschema gestärkt und das Gehirn kann sich besser auf die Aufgaben konzentrieren.
- Eltern können immer wieder mittelfesten Druck auf den Kopf und die Schultern ausüben, ähnlich wie beim Triggern. Auch kleine Massagen in der Pause regen den Kreislauf an und die Durchblutung wird gestärkt.
- Eine Möglichkeit wäre auch, einen Sitzball oder ein Luftkissen zu verwenden. Dies hat eine ähnliche Wirkung wie die Gewichtsmanschetten und stärkt das Körperschema. Bei Kindern, die dadurch zu Unruhe neigen, sind Gewichtsmanschetten die bessere Wahl.
- Nach Möglichkeit machen Sie die Aufgaben mit Kindern gemeinsam und weisen Sie immer wieder darauf hin, was als nächstes kommt. Zum Beispiel: „Wir machen jetzt diese fünf Matheaufgaben, danach machen wir eine kurze Pause und anschließend noch diese fünf Sätze für die Deutsch-

aufgabe". Je schwammiger und ungreifbarer die Aufgabenfülle ist, umso eher schwindet die Konzentration. Wenn kein Ziel vor Augen zu sehen ist und nicht absehbar wird, wie viel noch zu erledigen ist, fällt es besonders Kindern schwer, ihre Aufmerksamkeit zu halten. Daher ist eine vorbereitete Aufgaben-To-Do-Liste zum Abhaken sinnvoll.

10.4 Nach der Konzentrationsphase

- Wichtig ist jetzt, dem Gehirn Zeit zur Integration des Gelernten zu geben. Das kann zum Beispiel eine Runde Bewegung sein. Mindestens 20 min und am besten im Freien werden empfohlen.
- Ebenfalls auch hier wieder wichtig: Trinken! Es sollte mindestens ein Glas Wasser nach der Arbeit getrunken werden.
- Eine Kleinigkeit essen, jetzt sind auch Schokolade oder etwas Süßes erlaubt. Achten Sie auf die Menge der Naschereien. Am besten wären wieder Obst und Gemüse.
- Nach der Konzentrationszeit auf jeden Fall ungestörte Spielzeit einräumen, jedoch nicht mit digitalen Medien. Das Gehirn benötigt nun eine Pause und die Möglichkeit, das Gelernte zu verarbeiten. Digitale Medien als Belohnung bewirken das Gegenteil: Das Gehirn kommt nicht zur Ruhe und das Gelernte kann nicht entsprechend gespeichert werden. Spielen alleine oder zu zweit, in der Familie mit Gesellschaftsspielen, Bewegungsspielen oder Fantasiespielen sind gut geeignet.
- Entspannungs-CDs zu hören, ist eine sehr gute Möglichkeit, dem Gehirn die Pause zu gönnen, die es braucht.
- Bücher lesen und sich gemütlich ins Bett oder aufs Sofa legen, ist ebenfalls eine geeignete Wahl, um nach einer schwierigen Aufgabe zu entspannen.
- Bei anhaltender Unruhe oder zur allgemeinen Entspannung kann man auch sogenannte Gewichtsdecken verwenden. Gewichtsdecken sind abgesteppte Decken mit Reis oder Bohnen, die durch den gleichmäßigen, großflächigen Druck beruhigend auf das Nervensystem wirken. Solche Decken können selber gemacht werden oder im Internet bestellt werden.
- Loben ist eine wichtige Motivation, egal ob eine Aufgabe schwierig war oder nicht. Zu beachten ist, dass Sie eine konkrete Situation oder Aufgabe finden und diese gezielt loben. Allgemeine Belobigungen wie „gut gemacht" können von Kindern nicht so reflektiert werden wie gezieltes und spezifisches Lob. Das könnte zum Beispiel sein: „Ich bin sehr stolz auf dich, dass du dich in den letzten Minuten noch mal so gut

konzentriert hast." Oder auch: „Diese schwierige Matheaufgabe hast du jetzt richtig gut gelöst. Ich bin stolz auf dich."

10.5 In der Schule und im Hort

- Innerhalb des Schuljahres sollte der Sitzplatz eines Kindes nicht häufig gewechselt werden. Das bringt Unruhe in die Klasse und besonders für konzentrationsschwache Kinder ist das eine Herausforderung. Mit jedem neuen Platz wird eine neue Sichtweise auf den Raum gegeben und man kann so wesentlich schneller abgelenkt werden. Zudem benötigt es Zeit, sich auf die neue Situation einzustellen. Diese Zeit wird auf Kosten der Konzentrationsfähigkeit im Unterricht aufgebracht.
- Für konzentrationsschwache Kinder ist ein Platz möglichst weit vorne besonders wichtig. Am besten in der ersten Reihe, um möglichst viele Störfaktoren auszublenden. Dies gilt insbesondere für Kinder, die sich durch optische und akustische Reize sehr leicht ablenken lassen. Je weniger das Kind rundherum sieht, umso eher wird es sich konzentrieren können.
- Regelmäßiges Lüften im Klassenzimmer ist genauso wichtig wie daheim. Am besten nach jeder Stunde kurz Stoßlüften.
- Erlauben Sie das Kauen von Kaugummi oder Trockenobst bei schwierigen Aufgaben. Ist dies in der Schule grundsätzlich nicht erlaubt, gibt es Alternativen, wie Kau-Bleistifte oder Stressbälle, die ebenfalls einen guten Effekt erzielen.
- Tische und Sessel unbedingt korrekt einstellen. Die Füße müssen beide gut am Boden aufliegen. Oft sind Tische in Klassen gleich hoch und es wird wenig auf die Größenunterschiede der Kinder eingegangen. Ist das Berühren der Füße am Boden nicht möglich, kann man sich mit einem kleinen Stockerl behelfen. Ist der Tisch zu niedrig und das Kind sitzt schief und gebückt, kann man den Tisch auch mit Holzsockeln erhöhen.
- Gewichtsmanschetten kann man auch im Unterricht einsetzen, um unruhigen Kindern mehr Feedback zu geben. Diese Manschetten können nach jeder Stunde innerhalb der Klasse getauscht werden.
- Der Schreibtisch sollte vor Konzentrationsphasen komplett aufgeräumt sein. Es sollten nicht zu viele Unterrichtsmaterialien, am besten nur das Notwendigste auf dem Tisch liegen.
- Als Nachbarn sollte man jemanden hinsetzen, der bei kleinen Fragen helfen kann, jedoch nicht zum Plaudern verleitet. Mädchen eignen sich bekannterweise gut neben konzentrationsschwachen Jungen.

- Vor jeder Konzentrationsphase sollte man für die ganze Klasse eine kleine Bewegungseinheit einbauen. Möglichkeiten hierfür sind Fingerübungen, strecken und drehen der Wirbelsäule, hüpfen und kleine Massagen an sich selbst oder dem Sitznachbarn.
- Regelmäßige kurze Konzentrationsübungen im Klassenzimmer etablieren, zum Beispiel kleine motorische Übungen oder auch Achtsamkeitsübungen.

10.6 Fallbeispiele Schulbesuche

An dieser Stelle werden zwei verschiedene Schulbesuche vorgestellt. Ergotherapeuten machen sich nach Möglichkeit gern ein Bild von der Situation direkt vor Ort. Bei diesen Besuchen kann man einiges beobachten und auch die Gelegenheit nutzen, mit den Pädagogen direkt zu sprechen, selbstverständlich nur mit dem Einverständnis der Eltern. Ob im Kindergarten oder in der Schule – direkte Beobachtungen sind wertvoll, um einen guten Gesamteindruck von einer problematischen Situation zu bekommen, und sollten nach Möglichkeit genutzt werden. Im nachfolgenden Beispiel von Michael ging der Wunsch von den Eltern aus, die eine weitere Meinung einholen wollten. Bei Daniel erbat die Lehrerin eine Begutachtung. Beide Fälle wurden im dritten Kapitel ausführlich beschrieben. Im elften Kapitel finden Sie ergänzende Informationen zum Therapieverlauf und -ausgang.

Michaels Schulbesuch verlief leider weniger positiv, auch das soll in diesem Buch aufgezeigt werden. Nicht immer verhalten sich alle Beteiligten kooperativ und es findet sich ein optimaler Weg für die Entwicklung des Kindes.

Der Schulbesuch von Daniel ist jedoch ein gutes Beispiel für eine erfolgreiche Zusammenarbeit von Therapeuten, Pädagogen und Eltern.

Michael, 8 Jahre
Wie bereits beschrieben, wurde der Schulbesuch von Michaels Eltern gewünscht. Um eine geeignete Situation vorzufinden, wurden von der Therapeutin einige Termine zu Verfügung gestellt. Die einzige Bedingung war, eine Unterrichtseinheit beobachten zu können, in der Michael, wie bereits beschrieben, „nichts macht".

In der Schule angekommen, zeigte sich jedoch folgendes Bild: Die Lehrerin wählte keine Unterrichtseinheit, sondern eine Bewegungsstunde mit einer externen Pädagogin. Es konnte nur kurz in einer Pause Michaels

Platz und seine Ergonomie begutachtet werden. Die Beobachtung seines Verhaltens während des Unterrichts blieb somit leider verwehrt.

Auf den ersten Blick fällt auf, dass in der Klasse alle Tische auf der gleichen Höhe eingestellt sind. Das ist ein erstes Warnzeichen für Therapeuten, denn es können nie alle Kinder die gleiche Tischhöhe benötigen. Diese bemisst sich an der Körpergröße der Kinder, daher ist das Einstellen aller Tische auf der gleichen Höhe unrealistisch. Einige Kinder werden für den Tisch zu groß sein und durch das ständige Herunterbeugen eine schlechte Körperhaltung entwickeln. Kleinere Kinder werden mit ihren Füßen nicht auf den Boden kommen. Um sich konzentrieren zu können, ist diese Erdung jedoch wichtig. Schweben die Füße in der Luft, ist man automatisch etwas abgelenkter und das taktile Feedback fehlt. In Michaels Fall ist der Tisch zu hoch eingestellt und Michael erreicht mit den Füßen kaum den Boden. Michael aktueller Platz in der Klasse ist in der letzten Reihe. Um auf die Tafel sehen zu können, muss Michael die ganze Klasse überblicken. Dies ist besonders problematisch für ihn, da er durch andere Kinder sehr schnell abgelenkt wird. Insgesamt ist es für ihn sehr schwer, von hinten dem Unterricht zu folgen. Ein ständiges Wechseln des Sitznachbarn und Platzes ist zudem eine Anstrengung für Michael, da er sich dadurch alle zwei Wochen auf eine neue Situation einstellen muss. Kaum hat er sich auf einen neuen Platz gut eingewöhnt, wird er schon wieder versetzt. In der Klasse hängen viele Plakate, es gibt offene Schränke und die PCs sind ständig eingeschaltet. Auch das ist eine große optische Ablenkung für Michael. Allein aufgrund des Platzes und der Klasse kann man schon einige Rückschlüsse ziehen. Man sieht deutlich, dass es für Kinder wie Michael keine optimalen Bedingungen sind.

Nach der Begutachtung der Klasse konnte ein kurzes Gespräch mit der Lehrerin geführt werden. Zuerst wurde die ungünstige Platzsituation angesprochen, jedoch beharrte die Lehrerin auf ihrem System, die Kinder regelmäßig umzusetzen. Auf die Frage, ob es für Michael aufgrund seiner Schwierigkeiten eine Sonderstellung geben könnte (Platz bei der Tafel, kein ständiger Wechsel), wurde dies abgelehnt mit den Worten: „Man könne für ein Kind ja keine Ausnahme machen." Auch nach dem Aufzeigen von Michaels Wahrnehmungsschwächen konnte die Meinung der Lehrerin leider nicht verändert werden. Sie blieb bei ihrem Standpunkt.

Die Konzentrations-Checkliste aus diesem Buch wurde ebenfalls der Lehrerin gezeigt und mit ihr besprochen. Um Michael etwas zu helfen, seine Konzentrationsfähigkeit zu verbessern, wäre es gut möglich gewesen, einige der Punkte in den Unterricht einzubauen. Die Therapeutin hatte jedoch den Eindruck, dass diese Checkliste ebenso wenig angenommen wurde. Es fielen öfter Phrasen wie: „Er ist ja nicht dumm, aber …" oder „Ich habe ja schon alles versucht …". Jedoch wirkte die Pädagogin nicht danach, als ob sie die Hilfestellungen von außen annehmen wollen würde. Die Eltern beschrieben die bisherigen Gespräche in der Schule ebenfalls als frustrierend. Sie hatten den Eindruck, ihr Kind sei bereits aufgegeben worden und die Lehrerin würde ihn durch eine Rückstufung gerne loswerden. Diesen Eindruck hatte die Therapeutin auch.

Im Anschluss an das eher frustrierende Gespräch wurde Michael noch in der Bewegungseinheit beobachtet. Hier zeigte er sich motiviert, versuchte gut mitzumachen, auch wenn es ihm motorisch teilweise schwer fiel. Er blieb aber während der ganzen Beobachtungszeit bei der Sache und aufmerksam. In dieser Frequenz wurden seine motorischen Schwierigkeiten sichtbar, jedoch nicht seine Verhaltensauffälligkeiten, die während des Unterrichts bestehen sollen.

Mit dieser Beobachtung endete der Schulbesuch, der für die Therapeutin mehr als frustrierend verlief. Es konnten sowohl bei der Umgebung (Platz in der Klasse, optische Ablenkungen, Rotierungsverfahren etc.) als auch beim Verhalten der Lehrerin (keine Unterrichtseinheit gewählt, Desinteresse an neuen Erkenntnissen und Informationen, kein Wille, etwas zu verändern) Probleme erkannt wurden, die es Michael deutlich erschweren, sich angemessen zu konzentrieren.

Daniel, 10 Jahre

Daniels Schulbesuch wurde von der Lehrerin erbeten, die sich Tipps und Hilfestellungen von der Therapeutin sowie einen guten Austausch erhoffte.

Auch in diesem Fall wurde von der Therapeutin die Teilnahme an einer Unterrichtseinheit, bei dem man Daniel in einer Unterrichtseinheit wie Deutsch oder Mathematik beobachten kann, erbeten. Von der Lehrerin wurde eine Deutschstunde gewählt, da sie nicht genau weiß, wie sie Daniel beim Schreiben helfen soll. Er ist immer der Letzte, der seine Aufgaben erledigt, obwohl er die Antworten auf die meisten Fragen sehr schnell verbal beantworten kann.

Die Therapeutin konnte während der Unterrichtsstunde von einem neutralen Punkt (Schreibtisch der Lehrerin) die gesamte Klasse überblicken. Auch in diesem Fall wurde ein Blick zuerst auf den Schreibtisch von Daniel geworfen. Dieser ist in der Mitte der Klasse, Daniel hat einen plauderfreudigen Sitznachbarn, die Tafel kann er gut sehen. Die Klasse hat geschlossene Schränke, einige Plakate hängen in der Klasse, Spielsachen sind von der letzten Pause nur teilweise verräumt und die Schreibtische der meisten Kinder sehr voll geladen. Die Tische sind wieder auf der gleichen

Höhe eingestellt. In Daniels Fall ist der Tisch zu niedrig eingestellt, Daniel beugt sich runter beim Arbeiten und macht damit einen deutlichen Rundrücken. Dies fällt im Alltag ansonsten nicht auf, da Daniel aufgrund seiner Sportlichkeit eine sehr gute Haltung hat.

In der Unterrichtseinheit konnte man deutlich erkennen, dass Daniel sich bemüht, der Ansage zu folgen. Er griff jedoch immer wieder zum Radiergummi, um einen Fehler auszubessern. Durch diesen zeitlichen Verlust verpasst er wiederholt den Anschluss an den aktuell angesagten Satz. Manchmal fragt er extra nach, ob dieser wiederholt werden könne. Am Ende der Ansage war er der Letzte, der sein Heft abgab. Im anschließenden Stationenbetrieb machte Daniel gut mit, er löste einige Aufgaben sehr schnell und geschickt, für andere benötigte er jedoch wesentlich länger. Länger braucht Daniel jedes Mal, wenn er etwas aufschreiben musste.

Nach der Unterrichtseinheit hatte die Lehrerin ausreichend Zeit für eine Nachbesprechung, denn die Kinder hatten eine Lehreinheit außerhalb der Klasse. Im Gespräch wird zuerst die Ergonomie besprochen. Direkt nach dem Informationsaustausch veranlasste die Lehrerin die Einstellung der korrekten Tischhöhe durch den Schulwart. Leider konnten für Kinder, die zu hoch saßen, keine kleineren Tische bestellt werden. Als Ersatz erhielten diese Kinder kleine Hocker, um ihre Füße abstellen zu können. Falls es zudem nicht möglich ist, Tische höher zu stellen, kann man sich behelfen, indem man die Tische durch Holzklötze erhöht. Weiters wird die Lehrerin in Zukunft darauf achten, dass die Kinder nach der Pause alle Schreibtische aufräumen, bevor mit der nächsten Einheit angefangen wird. Daniel hat nun auch einen Platz zugeteilt bekommen, der sich näher an der Tafel und seitlicher in der Klasse befindet. So hört er nicht mehr alle Kinder rundherum und kann sich mehr auf das Unterrichtsgeschehen konzentrieren. Der neue Platz ist auch für die Lehrerin leichter erreichbar, um Daniel Hilfestellungen zu geben oder die Ansage näher bei ihm vorzulesen.

Mit der Lehrerin werden weiter die Ergebnisse der ergotherapeutischen Befundung besprochen. Die Lehrerin zeigt sich erleichtert darüber, dass Daniel keine motorischen Schwierigkeiten hat. Es wurde gemeinsam besprochen, wie man ihm am besten helfen kann. Hierfür ist es optimal, wenn die Lehrerin eher Daniels verbale Leistung bewertet als seine schriftliche. Dies nimmt viel Druck von ihm und mindert seinen Stress, seine Leistungen hauptsächlich durch seine schriftlichen Aufgaben definieren zu müssen. Die Therapeutin erklärte der Pädagogin, wie die Konzentration und Frustration von Daniel in der Therapie verbessert werden kann. Es werden Konzentrationsaufgaben für die ganze Klasse besprochen.

Anschließend wurde die Konzentrations-Checkliste aus diesem Buch mit der Lehrerin Schritt für Schritt durchgegangen, insbesondere die Teile, die für die Schule und den Hort relevant sind. Sie wirkte sehr interessiert und notierte sich einige Ideen gleich auf der Liste.

Nach einer Beobachtungssituation und einem ausführlichen Gespräch mit der Lehrerin wurde ein weiterer Kontakt für den Verlauf der Therapie vereinbart. Beide Seiten wirkten mit den Gesprächsverlauf sehr zufrieden. Die Lehrerin meldete einige Wochen später eine deutliche Verbesserung von Daniels Leistungen in der Schule.

Literatur

Kneissler M (2020) Konzentration! P.M. Mag 2020 01:64–69

Rosenzweig S (1938) VI. A general outline of frustration. J Personal 7(2):151–160. https://doi.org/10.1111/j.1467-6494.1938.tb02285.x

Sommer-Stumpenhorst N (1994) Sich konzentrieren können – Konzentration lernen. Hg. v. Regionale Schulberatungsstelle Kreis Warendorf. https://www.schulpsychologie.de/wws/bin/1302602-1303114-1-konzentration_ges.pdf. Zugegriffen: 12. Dez. 2019

Winter B (2010) „Komm, das schaffst Du!" Aufmerksamkeitsprobleme und ADHS; ergotherapeutische Alltagshilfen für mehr Konzentration, Selbstständigkeit, Selbstvertrauen, 2. Aufl. TRIAS, Stuttgart

11

Vorstellung der Ergotherapie

Inhaltsverzeichnis

11.1	Was ist Ergotherapie und wann benötigt Ihr Kind Ergotherapie?	218
11.2	Das Spiel im therapeutischen Kontext	220
11.3	Was machen Ergotherapeuten bei Kindern mit Konzentrations-problemen?.	221
11.4	Was machen Ergotherapeuten bei Kindern mit Problemen in der Handlungsplanung?.	223
11.5	Was machen Ergotherapeuten mit Kindern bei Problemen bei der Frustrationstoleranz?	224
11.6	Was machen Ergotherapeuten bei Kindern mit Wahrnehmungs-störungen?	225
11.7	Die Marte-Meo-Methode.	226
11.8	Die Affolter Methode.	227
11.9	Sensorische Integrationstherapie (SI)	227
11.10	Die Feldenkrais-Methode.	228
11.11	Das Bobath-Konzept	228
11.12	Fallbeispiele Ergotherapie.	229
11.13	Zur Autorin	238
Literatur		239

Es ist nicht die Intention dieses Buches, technische Geräte zu „verteufeln", sie bringen viele Vorteile für unser tägliches Leben mit sich. Gerade in speziellen Bereichen, wie in der Therapie mit Autisten, Diabetes-erkrankten Kindern oder auch motorisch eingeschränkten und betroffenen Kindern,

K. Habermann, *Eltern-Guide Digitalkultur*, https://doi.org/10.1007/978-3-662-61370-2_11

sind speziell entwickelte Apps eine großartige Möglichkeit, den Alltag zu vereinfachen.

Auch einige Lernspiele sind nicht nur schädlich, solange man einen konkreten Nutzen daraus ziehen kann. Jedoch sollte uns der derzeitige Konsum zum Reflektieren anregen. Kinder brauchen vor allem Liebe und Aufmerksamkeit, um sich optimal entwickeln zu können. Falls es doch einmal zu Schwierigkeiten in der Entwicklung eines Kindes kommt, können Sie sich an verschiedene Berufsgruppen, wie Pädagogen, Ärzte, Sozialarbeiter, Psychotherapeuten, Physiotherapeuten oder Entwicklungspsychologen, wenden. Eine weitere Möglichkeit stellt die Ergotherapie dar.

11.1 Was ist Ergotherapie und wann benötigt Ihr Kind Ergotherapie?

Ergotherapie kommt immer dann zum Einsatz, wenn ein Mensch in seiner selbstständigen Lebensführung beeinträchtigt ist. Das fängt bei Kindern an, die Entwicklungsverzögerungen aufweisen, im Kindergarten oder in der Schule durch ihr (Sozial-) Verhalten, ihre motorischen Fähigkeiten oder eine beeinträchtigte Kommunikationsfähigkeit auffallen. Auch Schwierigkeiten bei den Bereichen Konzentration und Ausdauer werden in der Ergotherapie erhoben und gegebenenfalls behandelt. Im Laufe des Lebens kommt man unter anderem nach Unfällen und Operationen mit der Ergotherapie in Berührung. Es werden Körperfunktionen wiederhergestellt, Handlungen und die Umgebung adaptiert und Alltagssituationen trainiert. Auch bei psychischen Erkrankungen helfen Ergotherapeuten Menschen, ihr Leben wieder so selbstständig wie möglich zu führen, Traumata zu verarbeiten und sich in das Arbeitsleben zu integrieren.

> Ergotherapie kommt immer dann zum Einsatz, wenn ein Mensch in seiner selbstständigen Lebensführung beeinträchtigt ist.

Bei älteren Personen kommt es aufgrund von multifaktoriellen Problemen häufig zu körperlichen und geistigen Einschränkungen. Auch hier ist das Ziel der Ergotherapie, das Leben so selbstständig wie möglich gestalten zu können und die Teilhabe am sozialen Geschehen aufrecht zu erhalten. Ebenso ist eine palliative Begleitung Teil der Ergotherapie.

Ergotherapeuten arbeiten jedoch nicht nur an erkrankten und physisch oder psychisch eingeschränkten Menschen, sondern auch die Präventionsarbeit ist Teil der ergotherapeutischen Arbeit. So werden in diversen Einrichtungen Einzel- und Gruppenangebote, Arbeitsplatzbegutachtungen, Rückenschulung sowie Wohnraumadaptionen und Hifsmittelanpassungen angeboten.

Das Berufsbild der Ergotherapie ist sehr umfangreich und umfasst alle medizinischen Fachbereiche und die Präventionsarbeit.

In der Ergotherapie bedienen sich Therapeuten situativ individuell angepasster Methoden und Maßnahmen, um Kinder im Alltag zu fördern. Beispiele hierfür sind unter anderem:

- Training der Alltagsfähigkeiten, wie Anziehen, Waschen, Essen, kleinere Einkäufe erledigen, Benutzung der öffentlichen Verkehrsmittel
- Förderung der (Körper-) Wahrnehmung
- Verbesserung der Motorik: Feinmotorik (Benützung von Klebern, Scheren, Knöpfen), Grobmotorik (Koordination, Ausdauer, Belastbarkeit) und Graphomotorik (schreiben, malen, zeichnen)
- Förderung der kognitiven Fähigkeiten wie Konzentration, Ausdauer, Frustrationstoleranz und Merkfähigkeit
- Verbesserung des Sozialverhaltens und der sozialen Aufmerksamkeit in der Schule, mit Geschwistern und Freunden oder innerhalb einer Gruppe
- Förderung der emotionalen Fähigkeiten, wie Kommunikation, Selbstwertgefühl und Abbau von übermäßiger Schüchternheit
- Förderung der sprachlichen Fähigkeiten
- Hilfsmittelversorgung und -anpassung
- Wohnraumadaptierungen, zum Beispiel Anpassung des Kinderzimmers auf bestimmte Bedürfnisse
- Eltern- und Umfeldberatung, wie KindergartenpädagogInnen und LehrerInnen

Ein Kind benötigt immer dann eine ergotherapeutische Abklärung, wenn es bestimmte Meilensteine der Entwicklung nicht erreicht oder in einem oder mehreren Bereichen auffallend ist. Diese Bereiche umfassen die Grob-, Fein- und Graphomotorik sowie die Wahrnehmungs- und Reizverarbeitung, ebenso wie Auffälligkeiten im Sozialverhalten und Kommunikationsschwierigkeiten, wie zum Beispiel Sprachentwicklungsverzögerungen. Auch im psychosozialen Bereich arbeiten Ergotherapeuten, zum Beispiel zur Stärkung von Selbstvertrauen und Selbstwertgefühl.

Unter anderem wird bei folgenden Krankheitsbildern Ergotherapie empfohlen:

- AD(H)S
- (Schwere) Entwicklungsverzögerungen
- Kinder mit besonderen Bedürfnissen und Mehrfachbehinderungen
- Autismusspektrumsstörung
- Chronische Erkrankungen wie Diabetes, Epilepsie, Polyarthrose
- Umschriebene Entwicklungsstörungen
- Sprachentwicklungsverzögerungen
- Muskelerkrankungen und Cerebralparesen
- Neurologische Erkrankungen, wie zum Beispiel Fehlbildungen, Chromosomenstörungen oder Neuropathien
- Lernstörungen
- Verhaltensstörungen und psychische Traumen
- Folgeschäden durch Erkrankungen
- Unfälle, Amputationen, Verbrennungen, Verletzungen und Tumoren
- Psychiatrische Erkrankungen, wie zum Beispiel Essstörungen, Depressionen, Persönlichkeitsstörungen oder Tics

11.2 Das Spiel im therapeutischen Kontext

Das Spielen nimmt auch im therapeutischen Kontext eine wichtige Rolle ein. Warum das Spielen grundsätzlich für die kindliche Entwicklung wichtig ist, wurde bereits im ersten Kapitel beschrieben.

Ergotherapeuten sind Spezialisten, wenn es darum geht, das passende Spiel mit der richtigen Anforderung für ein Kind zu finden. Im Spiel werden Fähigkeiten und Fertigkeiten trainiert. Es werden Schwächen des Kindes spielerisch verringert, seine Fähigkeiten gefestigt und seine Stärken hervorgehoben. Ergotherapeuten wählen Spiele immer mit mehreren Überlegungen aus. Oft wirkt es auf Eltern so, als ob sie auch selbst mit dem Kind spielen könnten, statt es in die Ergotherapie zu bringen. Zu beachten ist jedoch, dass Therapeuten sehr gezielt Spiele einsetzen und auch innerhalb eines Spieles die Anforderungen an das Kind verändern können, um es optimal zu fördern. Der korrekte therapeutische Einsatz von freien Spielen, Gesellschaftsspielen oder auch Rollenspielen ist erst durch Erfahrung und eine gute Ausbildung gegeben und kann daher nicht direkt mit dem Spielen daheim verglichen werden.

Das soll das Spielen zu Hause nicht herabwürdigen, im Gegenteil. Spielen alleine oder mit der Familie ist ein überaus wichtiger Bestandteil der Entwicklung und des sozialen Lebens. Um jedoch ein Kind in bestimmten Bereichen speziell zu fördern, benötigt es das Wissen, welches Spiel auf welchem Niveau für das Kind gerade am förderlichsten ist. Sie sollen sich als Elternteil dadurch nicht verunsichert fühlen. Sollte eine ergotherapeutische Abklärung bei Ihrem Kind notwendig sein, kann diese Ihnen sicherlich Tipps mitgeben. Grundsätzlich kann kein Spiel, egal ob Gesellschaftsspiel, Rollenspiel oder ein freies Spiel, Ihrem Kind schaden. Genießen Sie das gemeinsame Spielen mit Ihrem Kind. Mehr Information zu diesem Thema finden Sie im ersten Kapitel dieses Buches.

11.3 Was machen Ergotherapeuten bei Kindern mit Konzentrationsproblemen?

Diese Frage kann nicht einfach beantwortet werden, da die Interventionen, Methoden und Maßnahmen von vielen verschiedenen Faktoren abhängen. Dazu zählen das Alter, die konkrete Problemstellung, der Grund für die Konzentrationsschwäche und die Auswirkungen im Alltag, sowie die Ausbildung und Erfahrungswerte des Therapeuten.

Diese kurze Einführung dient weder als Ersatz einer ergotherapeutischen oder psychologischen Begutachtung noch einer Therapie. Der Grund für die Konzentrationsschwäche und die Auswirkungen im Alltag sind maßgeblich entscheidend für die therapeutische Arbeit.

Ein möglicher Ansatz ist, die Konzentrationsdauer zu verlängern und die Frustrationstoleranz der Kinder zu erhöhen. Die meisten Kinder können sich zwar auf eine Tätigkeit konzentrieren und fokussieren, allerdings aus Sicht von Eltern und Pädagogen oft zu kurz oder nur in Bereichen, welche die Kinder interessieren.

Um die Konzentrationsdauer bei verschiedenen Tätigkeiten zu verlängern, kann man eine Tätigkeit abseits vom Schreibtisch wählen, bei denen sich Kinder augenscheinlich nicht allzu gut konzentrieren müssen. Dazu zählen unter anderem Spiele, bei denen man die Spieldauer variieren kann. Je nach Alter und Anforderung kann man ebenso direkt bei bestimmten Schreibtisch-Aufgaben ansetzen, wie zum Beispiel malen, basteln oder kleine Denk- und Rätselaufgaben lösen. Um in diesen Situationen die Ausdauer zu erhöhen, kann man sich als Elternteil dazu setzen und die Aktivität begleiten. Eine Möglichkeit, ist hierbei die Tätigkeit verbal zu begleiten, das heißt, die einzelnen Handlungsschritte zu kommentieren. Ein Ausbessern oder Einschreiten ist nicht Sinn der Sache, außer das Kind droht sich zum Beispiel, mit einer Schere zu gefährden. Ziel ist es, dass das Kind selbst erkennt, was es gerade macht, die einströmenden Reize wahrnimmt und sortieren lernt. Indem Sie das Kind verbal bei seiner Tätigkeit begleiten, sieht und spürt es nicht nur, was es gerade macht, sondern hört es zusätzlich. Dadurch fällt es Kindern leichter, die Eindrücke zu verarbeiten und ihre Fähigkeiten zu verbessern. Dadurch lernt es, sich schrittweise auf eine Sache zu fokussieren.

> Eine Möglichkeit ist hierbei, die Tätigkeit verbal zu begleiten, das heißt, die einzelnen Handlungsschritte zu kommentieren.

Auch Spiele wie Gesellschafts- und Brettspiele können verbal begleitet werden. Oft machen das Eltern intuitiv, indem sie zum Beispiel ansagen, wer als nächstes an der Reihe ist. Fast alle Spiele fördern die Konzentrationsfähigkeit und -ausdauer. Hier gilt das gleiche Prinzip wie bei Aufgaben am Tisch: Begleiten Sie das Spiel verbal. Diese Methode, angelehnt an die Marte-Meo-Methode von Maria Aarts, kann bei Kindern jeden Alters angewandt werden. Wird das Kind darauf aufmerksam und hinterfragt Ihr ständiges Kommentieren, erklären Sie ihm, warum Sie das machen. Jüngeren Kinder fällt es allerdings meist gar nicht auf, dass Sie mitsprechen. Bei älteren Kindern kann man ihnen einerseits gut erklären, warum man das macht. Kinder verstehen das meistens schnell und akzeptieren es gut. Andererseits kann man den Spieß auch umdrehen, indem das Kind das Spiel verbal begleiten soll, seine Gedankengänge ausspricht und das Spiel moderiert. Dadurch erhöhen sich beinahe automatisch die Konzentrationsfähigkeit und die soziale Aufmerksamkeit.

Loben Sie das Kind nach jeder Aktivität. Wichtig ist hierbei ein Lob für eine ganze spezielle Situation oder Handlung. Zum Beispiel: „Ich bin stolz auf dich, du hast dich heute um drei Minuten länger konzentrieren können als letzte Woche" oder „Du hast die Schere heute sehr gut gehalten und besonders gut an der Linie geschnitten". Auch ältere Kinder und Erwachsene können ein Lob besser annehmen, wenn eine gezielte Tätigkeit belobigt wird. Ein einfaches „gut gemacht" können Kinder nur schlecht verarbeiten und ist daher nicht besonders gut geeignet.

Loben Sie das Kind nach jeder Aktivität für eine ganze spezielle Situation oder Handlung.

Des Weiteren kann die Konzentrations-Checkliste in diesem Buch empfohlen werden, um die optimalen Bedingungen für das konzentrierte Arbeiten am Schreibtisch zu schaffen.

11.4 Was machen Ergotherapeuten bei Kindern mit Problemen in der Handlungsplanung?

Bei Problemen in der Praxie (Handlungsplanung) fällt es Kinder schwer, sich zu organisieren und Schritt für Schritt an eine Tätigkeit heranzugehen. Hierbei muss man jedoch zwischen Konzentrationsproblemen oder Schwierigkeiten bei der Handlungsplanung unterscheiden. Die Praxie kann geübt werden, indem man Tätigkeiten mit dem Kind Schritt für Schritt zuerst bespricht und dann durchführt. Begleiten Sie das Kind verbal, indem Sie den nächsten Schritt ansagen oder mündlich mithelfen, jedoch nicht selbst eingreifen. Das gezielte Kommentieren der Handlung hilft dem Kind, sich besser zu konzentrieren, den aktuellen Handlungsschritt durchzuführen und sich auf den nächsten vorzubereiten. Lassen Sie ihm hierbei Zeit und selbst Lösungen finden, statt ihm diese vorgeben. Wie schon bei den Konzentrationsschwierigkeiten beschrieben, ist diese Art der verbalen Begleitung an die Marte-Meo-Methode von Maria Aarts angelehnt.

Ergotherapeuten kennen eine Vielzahl von Herangehensweisen zur Verbesserung der Praxie, jeder Therapeut hat hierbei seine eigenen Erfahrungen gemacht mit den unterschiedlichen Konzepten. Diese kurze Darstellung ist nur ein kleiner Einblick in eine mögliche Methode und ist daher nicht als einzig wahre Lösung anzusehen. Falls Ihr Kind Probleme im Bereich der Praxie hat, erkundigen Sie sich bei Ihrem Therapeuten nach seinen Erfahrungen und wie Sie die Therapie unterstützen können.

Lassen Sie Ihrem Kind Zeit, um selbst Lösungen zu finden, statt ihm diese vorzugeben. Sagen Sie eine Lösung an oder übernehmen Sie eine Tätigkeit für Ihr Kind, verhindern Sie so, dass Ihr Kind aus der Situation lernt.

11.5 Was machen Ergotherapeuten mit Kindern bei Problemen bei der Frustrationstoleranz?

Erstmals sollte man sich im Klaren sein, wie und warum ein Kind Frustration ausdrückt. Die Elternschulung bildet hierbei einen wichtigen Therapieansatz.

Laut Jesper Juul ist Frustration eine Mischung aus Wut und Traurigkeit (Juul 2017). Kinder reagieren heftig auf äußeren Stress. Damit ist Stress von Pädagogen, Lehrern und Eltern gemeint. Die Kinder werden entweder aggressiv oder hyperaktiv oder aber sie resignieren und ziehen sich zurück. Kinder kämpfen um die Aufmerksamkeit und die Unterstützung, die sie brauchen, oder geben auf und „funktionieren" nur noch. Die erste Gruppe fordert viel Aufmerksamkeit ein und zeigt oft auffälliges Verhalten. Diese Kinder werden oft als verhaltensauffällig und als therapiebedürftig beschrieben. Dies trifft mehr auf Buben als auf Mädchen zu. Resignierte Kinder sind öfters Mädchen, sie werden ruhig und „fressen" alles hinein. Diese Kinder zeigen ihre Probleme meist erst in der Pubertät. Um ein gutes Selbstwertgefühl zu entwickeln, muss man sich wertvoll und geliebt fühlen. Dieses Gefühl erhalten Kinder ausschließlich durch das Feedback der Eltern (und der Pädagogen und Lehrer). Kinder müssen lernen, Wut und Traurigkeit zu akzeptieren und zu unterscheiden. Dadurch erlernen sie eine gesunde Frustrationstoleranz. Ein weiterer wichtiger Aspekt ist das Erkennen, dass es ein normales Verhalten ist, wenn ein zwei- bis dreijähriges Kind rauft, beißt oder schlägt. Das ist weder aggressiv noch gewalttätig, sondern ein Ausdruck dessen, dass ein Kind bereits komplexer denken kann, als es sich verbal auszudrücken weiß. Kinder sind frustriert, weil sie selbstständig sein möchten und dabei an ihre eigenen Grenzen stoßen. Daher wählt es das nächstbeste Mittel, sich und seine Emotionen mitzuteilen. Zudem dienen Wutanfälle nicht nur dazu, Zeit und Unterstützung einzufordern, sondern auch um Druck abzulassen. Nach Juul ist das eine große soziale Kompetenz, dieses direkte Feedback an die Eltern. Das Kind drückt aus, was es gerade braucht (Juul 2017). Auch Erwachsene werden frustriert und aggressiv, wenn man ihnen nicht zuhört, sie Hilfe benötigen und nicht bekommen, oder man sie nicht ernst nimmt. Daher sollten Wutanfälle nicht bestraft werden. Oft versuchen Eltern, ihre Kinder vor allen Frustrationen, Schmerzen oder Niederlagen zu schützen. Dadurch wird die natürliche Entwicklung gehemmt und Kindern die Chance genommen, konstruktiv mit ihren Gefühlen umzugehen (Juul 2017). Eltern sollen auch ihre eigenen Gefühle ansprechen und den Kindern nichts vorspielen. Es ist in Ordnung, wenn man auch mal als Elternteil müde, genervt oder gestresst ist. Bleiben Sie authentisch für Ihr Kind, dadurch lernt es den richtigen Umgang mit seinen eigenen Gefühlen.

In Therapieeinheiten selbst kann man mit der Marte-Meo-Methode arbeiten, um den Kindern Wörter zu geben für die Gefühle, die sie ausdrücken möchten. Hierfür wird die Körpersprache genauso gespiegelt, wie Gesagtes wiederholt und bestärkt. Bei fast allen therapeutischen Spielen und Tätigkeiten ist es möglich, Kinder mit frustrierenden Situationen zu konfrontieren und den Umgang mit diesen altersgerecht zu reflektieren. Den Kindern wird Raum gegeben, ihre Gefühle auszudrücken. Sie lernen zudem, dass es in Ordnung ist, so zu fühlen, und wie man mit diesen Emotionen umgehen kann.

> Bleiben Sie authentisch für Ihr Kind, dadurch lernt es den richtigen Umgang mit seinen eigenen Gefühlen.

11.6 Was machen Ergotherapeuten bei Kindern mit Wahrnehmungsstörungen?

Welche Methoden und Maßnahmen genau bei Kindern mit Wahrnehmungsstörungen angewandt werden, entscheidet ein Therapeut immer erst nach ausführlicher Begutachtung des Kindes und einer Befragung der Eltern, sowie seinen persönlichen Erfahrungen.

Hier wird nur ein kurzer Überblick über mögliche Interventionen bei taktil hyper- und hyposensiblen Kindern gegeben. Dies dient nicht als Ersatz für eine Begutachtung oder Therapie. Auf propriozeptive, visuelle, auditive, gustatorische und olfaktorische Wahrnehmungsstörungen kann im Rahmen dieses Buches nicht eingegangen werden.

Taktil hypersensible Kinder

Taktil übersensible Kinder benötigen beruhigende Reize. Beruhigend wirkt es, wenn es das vegetative Nervensystem anspricht, daher brauchen diese Kinder feste und ganz klare Reize. Zu leichte Reize irritieren das Nervensystem und führen zu einer Art Alarmsituation. Daher mögen diese Kinder oft keine Markerln bei Kleidung, kratzige Stoffe oder feine Berührungen. Um diese Kinder ein wenig zu desensibilisieren, kann man zum Beispiel großflächigen Druck ausüben. Das heißt, den Rücken des Kindes fest reiben, festen, möglichst breiten Druck auf Arme und Beine ausüben oder auch die Kinder mit Matratzen und (schwereren) Polstern zudecken oder fest mit einem Handtuch abtrocknen. Großflächiger Druck entspannt das Nervensystem und die Kinder fühlen sich wohler. Auch das gleichmäßige Schaukeln auf einer großen Schaukel (zum Beispiel im Liegen auf Spielplätzen) kann helfen.

Taktil hyposensible Kinder
Unterempfindliche Kinder haben das Problem, dass sie viele Reize erst gar nicht wahrnehmen. Oft werden diese Kinder als distanzlos gegenüber anderen beschrieben. Auch zeigen sie einen erhöhten Krafteinsatz im Umgang mit Gegenständen oder auch anderen Kindern oder Tieren. Dies führt oft zu Irritation und kann manchmal sogar als aggressiv beschrieben werden. Für diese Kinder ist ein gezieltes Einschätzenlernen ihrer eigenen Kraft wichtig, sowie eine Sensibilisierung auf Reize. Zu Hause kann man mit verschiedenen Gegenständen arbeiten und diese über die Kinderhaut fahren lassen. Zum Beispiel mit der Zahnbürste, einem Tuch, einem kalten Löffel über den Rücken streichen, eventuell kann das Kind auch versuchen, den Gegenstand blind zu erkennen. Auch das Hantieren mit unterschiedlich schweren Gegenständen, wie vollen und leeren Wasserflaschen, Werkzeugen etc., kann helfen, sich besser einschätzen zu lernen.

11.7 Die Marte-Meo-Methode

In der ergotherapeutischen Praxis werden viele verschiedene Ansätze verwendet. Einer dieser Ansätze ist die Marte-Meo-Methode, die sich in Europa aufgrund der guten Erfolge in der Praxis bereits großer Bekanntheit erfreut.

Marte Meo heißt übersetzt „aus eigener Kraft". Dies verdeutlicht, dass die Methode die natürliche Entwicklung unterstützen soll, jedoch keine Verhaltenstherapie im klassischen Sinne darstellt.

Die Marte-Meo-Methode ist eine Kommunikationsmethode, die sowohl verbal als auch non-verbal (durch Mimik, Gestik, Spiegeln) angewandt wird. Zusätzlich wurde es als Beratungsmethode entwickelt, um alltägliche Situationen auf Video festzuhalten, um diese anschließend analysieren und interpretieren zu können.

Es werden immer nur die Stärken eines Kindes und gut gelungener Situationen hervorgehoben, der Fokus liegt nicht auf Schwächen oder Fehlern. Die Videoanalyse soll dazu dienen, die Kommunikation zu verbessern und gezielter gestalten zu können (Aarts 2009).

Maria Aarts hat die Methode für die Begleitung von Kindern entwickelt, mittlerweile findet sie sich in vielen Fachbereichen wieder. Unter anderem konnten damit Erfolge bei neurologischen Patienten erzielt werden. Auch in der Geriatrie wird sie des Öfteren eingesetzt, auch durch die Ähnlichkeit zur Validation nach Naomie Feil. Seit 1987 wird Marte Meo als zertifizierte Ausbildung angeboten. Jesper Juul war ein großer Fan dieser Therapiemethode und führte einen regen Austausch mit Maria Aarts. Dies spiegelt sich einerseits in den Büchern von Juul wieder, andererseits gibt es Aufnahmen von Podiumsdiskussionen gemeinsam mit Dr. Gerald Hüther.

11.8 Die Affolter Methode

Die Affolter Methode ist eine Therapieintervention aus der Schweiz, die bereits 1970 als neurologisch-pädiatrisches Konzept entwickelt wurde. Aus zahlreichen Studien zur kindlichen Entwicklung, insbesondere der Wahrnehmungsleistung, wurden allgemeingültige Aussagen und schlussendlich ein Entwicklungsmodell erarbeitet. Auf Basis dieses Entwicklungsmodells wurde die Affolter Methode erarbeitet. Im Speziellen werden Menschen mit Problemen in der Wahrnehmung im Zusammenhang mit einem erschwerten Spracherwerb, tiefgreifenden Entwicklungsstörungen (zum Beispiel Autismus), erworbenen Hirnschädigungen (Schlaganfälle und Hirnblutungen) und degenerativen Erkrankungen sowie bei Demenz behandelt.

Mittlerweile wird die Affolter Methode ab dem Säuglingsalter angewandt und dient zusätzlich zu den oben beschriebenen Problemen und Erkrankungen als Methode bei Lernschwierigkeiten, Schwierigkeiten bei der beruflichen Eingliederung und Entwicklungsverzögerungen im motorischen Bereich (Hofer 2009).

Die Affolter Methode beruht darauf, Handlungen, die ein Patient nicht alleine durchführen kann, gemeinsam mit dem Therapeuten auszuführen. Durch die geführte Interaktion werden so die Handlungsschritte geübt, die Wahrnehmungsverarbeitung gefördert und die Motorik trainiert.

11.9 Sensorische Integrationstherapie (SI)

Die SI-Therapie wurde in den 1960er Jahren von der Ergotherapeutin und Psychologin Jean Ayres in den USA entwickelt. Ziel der Therapie ist eine Verbesserung der sensorischen Integration von Reizen und somit die Verbesserung der Wahrnehmung.

Die SI-Therapie bietet ein umfangreiches Diagnostikverfahren, das zum Teil standardisiert ist. Die Sensorische Integration unterscheidet die sogenannten Nah- und Fernsinne und unterteilt Wahrnehmungsstörungen in Unter- und Überfunktionen. Nahsinne sind der Tastsinn, der Gleichgewichtssinn und der Bewegungssinn. Zu den Fernsinnen zählt der auditive, visuelle und olfaktorische Sinn. Grundlage der SI-Therapie ist das Schaffen von gezielten Reizen, um die Wahrnehmung zu verbessern (Ayres 2016). Die Therapie ist ursprünglich für den Einsatz bei Kindern entwickelt worden, findet sich mittlerweile auch immer mehr im Erwachsenenbereich, wie der Psychiatrie und Geriatrie, wieder.

11.10 Die Feldenkrais-Methode

Dr. Feldenkrais entwickelte diese körperbetonte und pädagogische Methode, nachdem er das Zusammenspiel von Wahrnehmung, Denken, Fühlen und Bewegung erforschte. Moshé Feldenkrais nannte die Methode verkürzt eine „Lernmethode".

Die Grundlage der Methode ist eine Verbesserung der Bewegung, die alle anderen Bereiche positiv beeinflussen soll. Es werden unbewusst ablaufende Bewegungen bewusst gemacht und so eine Veränderung der Bewegungsabläufe initiiert. Dadurch sollen die Wahrnehmung verbessert werden, Schmerzen gelindert und das Lernen erleichtert werden, sowie ein Transfer in den Alltag gelingen. Die „Lern-Einheiten" werden meist in Gruppenstunden erarbeitet, indem Bewegungsabläufe von einem Feldenkrais-Practitioner verbal angeleitet werden („Bewusstsein durch Bewegung"). Bei Einzelsettings werden auch passive Bewegungen am Patienten durchgeführt und so richtige Positionen vermittelt („funktionale Integration"). Die Selbstwahrnehmung und Reflexionsfähigkeit wird ebenfalls gezielt trainiert (Feldenkrais Verband Österreich 2019).

11.11 Das Bobath-Konzept

Das Bobath-Konzept wurde von dem Neurologen Karel Bobath und der Physiotherapeutin Berta Bobath entwickelt. Das Konzept beruht auf neurowissenschaftlichen Erkenntnissen und diente ursprünglich zur Behandlung von neurologisch erkrankten Personen, zum Beispiel nach einem Schlaganfall oder einer Lähmung, sowie bei Babys mit angeborenen Bewegungsstörungen. In beiden Fällen haben die Patienten oft keine Schädigung der direkten Hirnareale, sondern der Verbindungswege im Gehirn. Durch Förderung und Stimulierung des Patienten sollen diese Verbindungswege neu angebahnt werden und so Funktionen wiederhergestellt sowie Schmerzen gelindert werden. Ziel ist die größtmögliche Selbstständigkeit des Patienten im Alltag bzw. die bestmöglichen Entwicklungschancen zu bieten (Biewald 2004). Mittlerweile wird das Bobath-Konzept auch bei Kindern mit Schwierigkeiten der Körperspannung, Koordination und beim Gleichgewicht angewandt. Zudem soll mithilfe dieses Konzeptes auch die Körperwahrnehmung gestärkt werden.

11.12 Fallbeispiele Ergotherapie

An dieser Stelle wird die ergotherapeutische Arbeit anhand der bereits vorgestellten Fallbeispiele kurz dargestellt. Es werden noch einmal kurz die Kinder und die Ausgangssituationen beschrieben. Anschließend wird die ergotherapeutische Praxis angeschnitten und es wird gezeigt, wie sich die Kinder im Laufe der Zeit verändert haben. Anfangs wird das Kind zum Zeitpunkt der Begutachtung noch einmal kurz skizziert, ausführlicher finden Sie dies im dritten Kapitel. Ein Elterngespräch zwischen einer Ergotherapeutin und Eltern wird im sechsten Kapitel beschrieben. Hierfür wurden die Eltern von Leonie herangezogen. Zwei Berichte über einen Schulbesuch werden im zehnten Kapitel ausführlich skizziert. Hierfür wurde der sehr positiv verlaufende Schulbesuch von Daniel herangezogen, genauso wie der Schulbesuch von Michael, welcher nicht optimal abgelaufen ist. Anschließend werden in diesem Kapitel die Veränderungen aufgezeigt, die innerhalb der Ergotherapie erreicht werden konnten.

> Die Maßnahmen und Methoden, die ein Ergotherapeut wählt, sind sehr individuell auf das Kind und seine Ziele abgestimmt.

Grundsätzlich gibt es in der Ergotherapie kein „Standardrezept". Die Maßnahmen und Methoden, die ein Therapeut wählt, sind sehr individuell auf das Kind und seine Ziele abgestimmt. Sie erhalten hier einen kleinen Einblick, welche positiven Effekte die Ergotherapie haben kann und wie das im Alltag erkennbar ist. Eine ausführliche Elternberatung sollte auf jeden Fall Teil einer guten Therapie sein. In einem aufgeklärten Umfeld haben Kinder deutlich bessere Chancen, sich gut zu entwickeln, und die Therapie wird erfolgreicher verlaufen. Bei einer Therapiefrequenz von einmal wöchentlich machen Kinder erfahrungsgemäß gute Fortschritte. Wenn das ganze Umfeld, inklusive Eltern, Großeltern, Pädagogen, am gleichen Strang ziehen, bekommt das Kind die besten Voraussetzungen, sich gut weiterzuentwickeln.

Kein eigenes Fallbeispiel bekommt Theo, allerdings soll hier aufgezeigt werden, wie schon kleine Kinder an die Mobilgeräte gebunden sind.

Theo ist drei Jahre alt und hat bisher keinen leichten Weg hinter sich. Er leidet an Epilepsie (Krampfanfällen) und musste bisher viel Zeit in Krankenhäusern verbringen. Aufgrund der Grunderkrankung ist er stark entwicklungsverzögert, spricht kaum und krabbelt noch. Er würde gerne öfter mit dem Smartphone oder dem Tablet der Eltern spielen, da er von den Geräten sehr fasziniert ist. Erlaubt ist ihm allerdings nur das Ansehen von Fotos. Oft wird Theo das Smartphone jedoch nicht erlaubt. Er beginnt dann zu weinen und wird gegenüber seinen Eltern aggressiv. Wenn er das Smartphone bekommt, schaut er stundenlang Fotos an und würde gerne mehr entdecken. Die Eltern nehmen Theo das Handy jedoch nach kurzer Zeit wieder weg. Dies führt dazu, dass er anfängt zu weinen und sich aggressiv verhält. Das endet meistens in einem 30-minütigen Wutanfall. Theos Eltern lassen ihn in dieser Zeit in Ruhe, damit er mit seiner Frustration umgehen lernt, und bieten ihm meistens eine Alternative an. Oftmals beruhigt sich er erst nach sehr langer Zeit, Ablenkungen und andere Tätigkeiten, wie Spiele oder Kuscheltiere, interessieren ihn in dieser Zeit wenig. Manchmal wird ihm jedoch erlaubt, am PC des Vaters Bilder von bevorzugten Dingen (zum Beispiel Autos) anzuschauen. Dies findet er allerdings nur einige Minuten spannend und hört von selber wieder auf. Dies zeigt deutlich das Tendieren zu den Geräten, die auch die Eltern häufig nutzen und die daher eine größere Anziehungskraft auf Kinder haben (Smartphone). Theo ist aufgrund seiner Erkrankung (Entwicklungsverzögerung, Epilepsie) und bisherigen Geschichte kein Standardbeispiel, jedoch zeigt sich auch hier gut, wie Frustration und Medienkonsum zusammenhängen.

Paul, 5 Jahre

- Grund der ergotherapeutischen Begutachtung ist seine nicht altersgerechte Stifthaltung.
- Erster Eindruck: Paul ist ein sehr aufgewecktes und neugieriges Kind. Fragen bei der Begutachtung muss man öfters stellen, bis er antwortet. Während der Befragung wechselt Paul öfters die Körperhaltung, er schafft es nicht, für den Zeitraum von fünf Minuten ruhig sitzen zu bleiben.

- Ergebnis der Befragung eines Tagesablaufes von Paul und seinen Eltern: In der Früh bekommt Paul Frühstück serviert, er putzt sich allein die Zähne und kann sich schon selbstständig anziehen. Während seine Eltern sich fertig machen, darf Paul fernsehen. In den Kindergarten fährt er mit den Roller, manchmal sogar schon mit dem Fahrrad. Im Kindergarten zeigt er sich hilfsbereit und spielt gerne in der Bauecke. Den Pädagogen ist allerdings aufgefallen, das Paul sich beim Basteln schwertut, vor allem das Schneiden bedeutet für ihn eine große Anstrengung. Zudem ist seine Stifthaltung sehr verkrampft und unkoordiniert. Beim Turnen fällt weiters auf, dass Paul sehr schlaff wirkt und seine Muskelspannung nicht lange halten kann. Nach dem Kindergarten geht er gerne auf den Spielplatz. Zu Hause darf er nachmittags fernsehen und am Tablet Youtube®-Videos anschauen. Zudem spielt er gerne mit Autos und hört CDs. Die Eltern berichten auch über frustriertes und trotziges Verhalten, wenn Paul Neues lernt.
- Ergebnis der ergotherapeutischen Beobachtung: Paul zeigt in der gezielten Beobachtung eine Hypotonie (verminderte Muskelspannung). Dies wird bei der Begutachtung des Einbeinstandes und der „Superman"-Übung deutlich. Auch der Hampelmann und ein Purzelbaum sind nicht korrekt möglich. Beim seitlichen Springen verliert Paul schnell die Linie und macht Ausweichbewegungen, um nicht umzufallen. Ausweichbewegungen sind zum Beispiel das Wacheln mit den Armen oder dem zweiten Bein, um das Gleichgewicht zu halten. Feinmotorisch tut er sich bei der Auge-Hand-Koordination sowie der Inhandmanipulation sichtlich schwer. Das heißt, er versucht, Linsen mit zwei Fingern von einer Tischplatte aufzuheben, schafft dies jedoch nicht korrekt und benötigt den gesamten Handballen dafür. Zusätzlich stützt er seine Hand auf dem Tisch ab. Die Linsen fallen jedoch schnell wieder aus der Hand heraus und Paul verkrampft seine Hand sichtlich. Auch die Stifthaltung ist noch unausgereift für sein Alter, wieder zeigen sich Verkrampfungen und ein erhöhter Druck auf die Unterlage beim Malen. Schneiden möchte Paul mit Daumen und Mittelfinger (statt Zeigefinger), er hält die Schere verdreht und arbeitet unter deutlicher Anstrengung recht ineffizient. Am Ende der Begutachtung darf Paul frei spielen, hierbei nutzt er verschiedene Geräte wie die Schaukel, die Rutsche und das Klettergerüst. Er kann sich jedoch kaum auf eines konzentrieren, zudem bleibt nur kurze Zeit bei einer Tätigkeit, bevor er etwas anderes probiert.
- Veränderungen nach 10 Einheiten Ergotherapie: Nach einem Therapieblock konnten deutliche Veränderungen bei Paul festgestellt werden. Seine Mutter berichtet über eine weitgehende Einschränkung der

Fernsehzeit nach dem Elterngespräch. Paul darf nur noch am Wochenende in Begleitung der Eltern seine Lieblingssendung sehen. Diese wird dann gemeinsam nachbesprochen und Paul erzählt von der Handlung. Hierbei lernt er, seine Gedankengänge zu ordnen, lernt Wörter zu finden für Gefühle und Situationen und diese angemessen zu beschreiben. Anfangs fragte er immer wieder nach dem Tablet oder ob er fernsehen dürfte und meinte „mir ist langweilig". Nach einiger Zeit stellten die Eltern fest, dass Paul nicht mehr nach den Geräten fragt, sondern seine Zeit von sich aus gerne mit Bücher anschauen und malen verbringt. Zudem fängt Paul an, zu Hause zu basteln und aktiv nach der Schere zu fragen. Seine Zeichnungen konnten sich leicht verbessern, die Stifthaltung ist immer noch etwas verkrampft. Ein Fortschritt ist jedoch, dass Paul anfängt, seine Stifthaltung immer wieder zu ändern. Dadurch lernt er, welche Haltung ihm am leichtesten fällt, und seine Fingerkoordination verbessert sich zunehmend. Obwohl die Frustration zum Teil hoch ist, steigert Paul seine Ausdauer merkbar von zwei auf zwanzig Minuten beim Basteln und Malen. Mehr als circa 25 min ist auch nicht empfehlenswert, da sich die Kinder nach dieser Zeitspanne nur noch schwer konzentrieren können und ihre Leistungen dadurch automatisch schlechter werden. Das ist dann keine gute Lernerfahrung. Besser ist es, eine Tätigkeit nach 20–25 min abzubrechen und zu einem späteren Zeitpunkt fortzusetzen. Die Familie spielt nun öfter miteinander, statt das Paul alleine fernsieht. Seine Mutter beschreibt ihn als entspannter und ausgeglichener als vor der Therapie, sie kann dies jedoch nur aus ihrer subjektiven Sicht beurteilen. Zudem lernt Paul schwimmen und zeigt deutliche Fortschritte bei der Körperspannung. Dies wurde durch seinen Schwimmlehrer beobachtet, indem er seinen Körper besser über Wasser halten kann. Sein Schwimmlehrer hat dies in der letzten Schwimmstunde positiv rückgemeldet. Auch kleine Parcours baut er selbstständig zu Hause auf und trainiert so unter anderem seine Körperspannung, Motorik und Handlungsplanung.

Michael, 8 Jahre

- Grund der ergotherapeutischen Begutachtung sind Konzentrationsschwierigkeiten in der Schule und es ist eine eventuelle Rückstufung bzw. Wiederholung der zweiten Klasse.
- Im ersten Eindruck ist Michael ist ein motivierter Junge, er ist adipös und spielt im Vorfeld der Begutachtung am Smartphone seiner Eltern.

- Ergebnis der Befragung eines Tagesablaufes von Michael und seinen Eltern: Michael benötigt im Alltag oft Hilfe, obwohl er Tätigkeiten selbst durchführen will. Oft fehlt ihm selbst jedoch die Motivation dazu, wie zum Beispiel beim Anziehen. Sein Essverhalten ist auffällig, Michael isst sehr viele süße und zuckerhaltige Speisen. In der Schule zeigt er sich teilweise unmotiviert und es fällt ihm schwer, Aufgaben zeitgerecht und altersentsprechend mitzumachen. Laut eigener Angabe turnt er gerne und genießt die Pausenzeiten. Konzentrieren im Unterricht fällt ihm besonders schwer. Laut seiner Lehrerin macht er teilweise im Unterricht überhaupt nicht mit und schaut nur in die Luft. Die Lehrerin wirkt bei dem Schulbesuch zudem überfordert und wenig einsichtig. Michaels Platz in der Klasse ist für ihn ungeeignet, der Tisch hat eine falsche Höhe und er sieht nur erschwert zur Tafel. Zudem ist die Klasse voller optischer Ablenkungen. Zu Hause darf er viel Tablet spielen sowie Fernsehen. Meist muss er trotz Ganztagsschule zu Hause üben und Aufgaben erledigen, da er sie in der Schule nicht schafft. Die Eltern zeigen sich im Gesprächsverlauf verzweifelt.
- Ergebnis der Befragung nach dem Wahrnehmungs-Fragebogen: Im taktilen Bereich ist Michael deutlich auffällig, es zeigt sich ein hypersensibles Bild. Es scheint ihm schwer zu fallen, taktile Reize richtig wahrzunehmen und im Gehirn zu verarbeiten. Auch beim Gleichgewicht und der optischen Wahrnehmung hat Michael einige auffällige Bereiche. Auch dies deutet auf eine Wahrnehmungsstörung hin, dies kann seine Probleme bei der Konzentration zusätzlich verstärken.
- Ergebnis der ergotherapeutischen Beobachtung: Bei der gezielten Testung der Muskelspannung fällt auf, dass Michael die Bauchspannung nur sehr kurz halten kann. Beim Purzelbaum kippt er seitlich und auch hier kann die Körperspannung nicht gehalten werden. Der Einbeinstand ist im Seitenvergleich rechts besser als links, jedoch nur knapp zehn Sekunden haltbar, bevor eine Abstützreaktion einsetzt. Beim Hampelmann springt Michael in die Höhe und klatscht, die Koordination ist nicht altersentsprechend vorhanden. Beim Klettern auf der Sprossenwand zeigt sich Michael ängstlich und schafft es nur, circa 30 cm in die Höhe zu steigen. Im feinmotorischen Bereich hat Michael knapp altersgerecht abgeschnitten, allerdings wird er schnell schlampig. Michael hält den Stift mit einer noch unausgereiften Stifthaltung. Seine Zeichnung ist von der Durchführung nicht altersgerecht (Stand circa eines Vierjährigen) und die Ausdauer mit etwa fünf Minuten sehr gering. Zudem hat Michael eine gewaltvolle Szene aus einem Tablet-Spiel gewählt. Bei der freien

Spielbeobachtung probiert er nach einigen Minuten einige Geräte aus, jedoch sucht er sich keine altersentsprechend schwierigen Aufgaben aus.

- Veränderungen nach 20 Einheiten Ergotherapie: Während der laufenden Ergotherapie holten sich die Eltern noch eine Meinung von einer Psychiaterin ein. Diese befundete ADHS bei Michael und verschrieb Medikamente. Die ADHS-Symptomatik zeigte sich weder bei einem Schulbesuch noch bei den ergotherapeutischen Behandlungen und deckte sich ebenfalls nicht mit den Berichten der Eltern. Im Laufe der Therapie konnten die Konzentrationsausdauer und die Handlungsplanung deutlich verbessert werden. Michael nimmt daher die verschriebenen Medikamente nicht ein. Auch im Bereich der Grobmotorik (klettern, turnen, laufen) sowie der körperliche Ausdauer steigert sich Michael zunehmend. Er zeigte schon während der Therapie deutlich mehr Freude an sportlichen Aktivitäten und interessiert sich aktiv für Sport. Michaels Eltern lernen zudem, wie sie ihn gut unterstützen können. Sie dürfen auch während einzelner Therapiefrequenzen teilnehmen und erhalten immer wieder wichtige Informationen durch wiederholte kurze Elterngespräche über den gesamten Therapieprozess hinweg. Das Spielen am Tablet und das Fernsehen wird Michael nur noch am Wochenende erlaubt. Nach einer Übergangsphase fragt er nun deutlich weniger nach den Mediengeräten und beschäftigt sich mit sich selbst, indem er ein Comic liest oder etwas spielt. Michael malt nun Bilder mit sportlichen Motiven und hat den Wunsch, Sport zu machen, unter anderem Bogenschießen. Die Eltern spielen mit Michael am Wochenende vermehrt und wissen, wie sie ihn gut unterstützen können, sowohl bei den Aufgaben als auch beim Spielen. In der Schule lernt Michael, sich besser zu konzentrieren, und schafft nun deutlich mehr von seinen Aufgaben, innerhalb der Schulzeit zu erledigen. Dies fällt in der Schule positiv auf, allerdings konnte trotz aller Verbesserungen eine Rückstufung nicht verhindert werden. Michael und seine Eltern sehen es jedoch als Chance, eine positivere Einstellung zur Schule zu bekommen und mit mehr Motivation und gestärkter in das neue Schuljahr zu starten. Es ist dadurch auch möglich, die neue Klassenlehrerin von Beginn an auf Michaels Schwächen und Ressourcen aufmerksam zu machen. So kann eine optimale Förderung in der Schule erreicht werden. Zur Stärkung seiner Fähigkeiten wird Michael weitere zehn Einheiten Ergotherapie absolvieren.

Leonie, 4 Jahre

- Grund der Überweisung sind Verhaltensauffälligkeiten, insbesondere aggressives Verhalten im Kindergarten.
- Im ersten Eindruck vermeidet Leonie viele Aktivitäten, auf Fragen antwortet sie nur teilweise. Sie wirkt sehr auf sich fokussiert und macht nur mit, wenn es ihr gefällt.
- Befragung des Tagesablaufes: Hierbei antwortet sie nur sehr spärlich. Viele Informationen können nur durch die Befragung der Eltern gewonnen werden. Leonie ist in der Früh müde, würde gern länger schlafen. Anziehen und Zähneputzen müssen die Eltern übernehmen, da in der Früh zu wenig Zeit für Diskussionen bleibt. Frühstück ist aufgrund der zeitlichen Situation in der Früh nicht möglich. Auf dem Weg zum Kindergarten darf Leonie im Auto am Tablet ein Spiel spielen. Im Kindergarten ist sie meist ruhig und spielt für sich allein. Das Einbinden durch die Pädagogen funktioniert nur selten. Leonie macht im Morgenkreis nur circa zwei Mal pro Woche mit, die restlichen Tage verbringt sie die Zeit lieber allein. Im Kindergarten wird das akzeptiert, da Leonie andernfalls einen Wutanfall bekommt und die Gruppe stört. Zudem ist Leonie leicht reizbar und wird anderen Kindern gegenüber aggressiv, wenn sie bei einer Tätigkeit gestört wird. Es kam bisher schon zu einem Vorfall, bei dem Leonie ein anderes Kind gebissen hat. Bei einem anschließenden Gespräch versteht sie die Tragweite ihrer Handlung kaum. Zu Hause spielt Leonie selten allein, sie möchte am Liebsten die ganze Aufmerksamkeit ihrer Eltern für sich. Allerdings hat Leonie eine kleine Schwester, die noch viel Aufmerksamkeit benötigt. Die Eltern sind mit Leonies Art daheim überfordert. Wenn sie mit ihrem Tablet spielen darf, wird sie meistens ruhiger und schafft es, sich mit diesem alleine zu beschäftigen. Leonie tut sich sehr schwer, ihre Gefühle auszudrücken, obwohl sie sonst sprachlich nicht auffällig ist.
- In der ergotherapeutischen Befundung ist Leonie nur schwer zu motivieren mitzumachen. Allerdings genießt sie sichtlich die alleinige Aufmerksamkeit der Therapeutin. Grobmotorisch ist Leonie unauffällig. Auch im feinmotorischen Bereich schneidet Leonie altersgerecht ab. Beim Malen kann jedoch noch eine Faustgriff-Stifthaltung festgestellt werden sowie ein deutlich erhöhter Druck auf das Blatt. Leonie tut sich sichtlich schwer, ein Bild zu malen, das ihren eigenen Vorstellungen entspricht. Sie bricht die Tätigkeit nach drei bis vier Minuten ab und verweigert jegliche

weiteren Übungen. Ihre Mutter berichtet über ähnliche Verhaltensmuster, wenn sie Leonie Grenzen setzen will oder sie mit bestimmten Situationen konfrontiert wird. Die Begutachtung musste an dieser Stelle abgebrochen werden. Leonie wird der Therapeutin gegenüber zunehmend aggressiv, wenn diese sie motiviert, wieder in das Therapiezimmer zu kommen. Sie schmeißt einen Sessel um und wirft mit einem Prospekt. Die Mutter kann Leonie erst nach einigen Minuten mit der Aussicht, ihre Lieblingsschokolade zu besorgen, beruhigen.

- Veränderungen nach 20 Einheiten Ergotherapie: Schon im Elterngespräch und dem Telefonat mit dem Kindergarten konnte festgestellt werden, dass Leonie eine schwache Frustrationstoleranz hat. Zudem fällt es ihr schwer, Empathie zu empfinden und ihre Gefühle gegenüber anderen Leuten außerhalb ihrer Familie auszudrücken. Es wird eine Einheit des Therapieblocks nur mit den Eltern gearbeitet, um aufzuzeigen, welches Verhalten altersentsprechend ist und ab wann man einschreiten muss. Zudem werden die Eltern aufgeklärt, wie sie Leonie helfen können, zwischen Bedürfnissen und Wünschen zu unterscheiden und dies auch mitzuteilen. Mit dem Kindergarten und den Eltern werden Richtlinien erstellt, wie man mit Wutausbrüchen und aggressivem Verhalten von Leonie am besten umgeht. Das Tablet wird Leonie, bis auf einzelne Frequenzen mit ihrem Vater gemeinsam, verboten. Aufgrund des weitgehenden Verbotes, mit ihrem Tablet zu spielen, ist Leonies Verhalten in den ersten Wochen noch auffälliger. Erst nach zwei bis drei Wochen kann eine deutliche Verbesserung festgestellt werden. Leonie war anfangs nicht immer zu überzeugen, bei der Ergotherapie mitzumachen. So wurde schon im Wartezimmer viel geübt, Emotionen zu benennen und Empathiefähigkeit zu entwickeln. Nach einigen Einheiten ist ein gezieltes Arbeiten in der Therapie nun möglich, es werden altersgerechte Gesellschaftsspiele gespielt und geübt, mit der Frustration bei Rückschlägen und Niederlagen umzugehen. Auch beim Malen kann die Ausführung der Bilder deutlich verbessert werden, Leonie braucht viel verbale Unterstützung, schafft jedoch, sich zu verbessern. Nach dem ersten Block fragt Leonie im Kindergarten aktiv nach Möglichkeiten zu malen. Zudem lernt sie, sich besser auszudrücken, was ihre Konflikte im Kindergarten positiv beeinflusst. Der Geschwisterneid wird in den zehn Einheiten nur etwas verbessert: Leonie sagt ihren Eltern klar, wenn sie Unterstützung oder Zeit zu zweit mit ihnen braucht. Ansonsten beschäftigt sich Leonie deutlich länger allein, indem sie sich Hörspiele anhört oder etwas malt. Durch das Zusammenspiel aller Beteiligten wird Leonie nun optimal begleitet.

Daniel, 10 Jahre

- Grund der Überweisung zur Ergotherapie sind Konzentrationsprobleme.
- Im ersten Eindruck zeigt sich Daniel als netter und höflicher Junge. Er möchte in der Testsituation sein Bestes geben.
- Befragung zu Daniels Tagesablauf: Im ersten Gespräch über Daniels Alltag drückt er sich gewählt aus, achtet darauf, nichts Schlechtes über sich zu sagen, und zeigt eine sehr gute Reflexionsfähigkeit. Daniel ist Frühaufsteher und muss dann immer warten, bis der Tag „richtig losgeht". Bis dahin darf er fernsehen. In den alltäglichen Aufgaben ist Daniel selbstständig. In der Schule ist er beliebt und hat viele Freunde, in der Pause dürfen die Kinder am Klassen-PC Youtube®-Videos anschauen. Daniel ist sehr interessiert und ein guter Schüler, in Deutsch und Mathe tut er sich jedoch sehr schwer. Da er sehr lange über jede Tätigkeit nachdenkt, kommt er beim Schreiben oft nicht mit. Daniel gibt selbst an, dass er sich kaum konzentrieren kann, wenn andere Kinder reden oder unruhig sind. Der Lehrerin fällt auf, dass Daniel oft am Stuhl hin- und her rutscht und keine ruhige Position findet. Am Nachmittag macht er Sport, am Abend macht Daniel die Hausaufgaben. Diese dauern sehr lange und er ist oft schon sehr müde. Das führt zu einer Vielzahl von Fehlern und einer wachsenden Unlust, seine Aufgaben zu erledigen. Nach den Aufgaben darf Daniel als Belohnung noch seine Lieblingssendung sehen. Wenn er jedoch zu lange an den Aufgaben sitzt, ist ihm das nicht möglich. Das ärgert ihn dann besonders.
- In der gezielten Beobachtung von Daniel fällt in der Ergotherapie Folgendes auf: Im grobmotorischen Bereich sind seine Leistungen überdurchschnittlich, Daniel zeigt keine Auffälligkeiten und schafft alle Übungen problemlos. Auch feinmotorisch ist er geschickt, beim Schreiben und Malen zeigen sich keine motorischen Auffälligkeiten. Allerdings zeigt sich, dass Daniel sehr lange braucht, um einen Satz fertig zu schreiben. Zudem finden sich schnell erste Rechtschreibfehler. Er erkennt diese beim Kontrollieren seiner Aufgabe selber und ärgert sich sichtlich darüber, radiert viel auf seinem Blatt herum und flüstert leise Schimpfwörter. Daniels Zeichnung ist nicht ganz altersentsprechend. Ihm fällt es schwer, kleinere Details zu zeichnen und das ganze Blatt auszufüllen. Am Ende sind drei größere Blöcke zu sehen und einige Werkzeug-Darstellungen. Daniel malt und schreibt mit einer koordinierten Drei-Punkt-Stifthaltung, seine Körperhaltung ist während der Therapie unauffällig. Er hört auch immer kurz auf und fragt nach, was das Kind im Nebenraum gerade macht.

- Ergebnis nach 15 Einheiten Ergotherapie: Vor Therapiebeginn werden ein Schulbesuch in Daniels Klasse und ein Elterngespräch durchgeführt. Seine Lehrerin ist sehr motiviert und hat gleich viele Tipps umgesetzt. So hat Daniel nun einen Platz ganz vorne in der Klasse. Er sieht und hört dadurch nicht mehr alle seine Mitschüler. Zudem hat Daniel einen neuen Schreibtisch zugeteilt bekommen, der nun auf seine Körpergröße angepasst ist. Den Schulbesuch im Detail finden Sie im zehnten Kapitel als Fallbeispiel. Auch zu Hause macht er seine Aufgaben nicht mehr am Esstisch, der ihm zu hoch war. Er hat nun einen eigenen, angepassten Schreibtisch in seinem Zimmer. Zudem erledigt er nun seine Aufgaben vor anstrengenden sportlichen Betätigungen und nicht mehr danach. Seine Fehlerquote kann mit diesen Maßnahmen schon deutlich verbessert werden. Daniel darf zudem in der Früh nicht mehr fernsehen, am Abend geht sich dafür drei Mal die Woche seine Lieblingssendung aus. Damit ist seine Motivation auch deutlich gesteigert. In der Ergotherapie wird besonders an seiner Konzentrationsfähigkeit und Frustrationstoleranz gearbeitet. Anhand von verschiedenen Spielen und Papier-Bleistift-Aufgaben, wie Rätseln und Sudokus, kann seine Ausdauer bei schwierigen Tätigkeiten gesteigert werden. Daniel lässt sich am Ende der Therapie kaum mehr von anderen Kindern im Nebenzimmer ablenken. Seine schulischen Leistungen haben sich deutlich verbessert.

11.13 Zur Autorin

Mein Name ist Kathrin Habermann, ich bin seit 2015 selbstständige Ergotherapeutin in Wien und habe meinen Fokus unter anderem auf den Fachbereich Pädiatrie (Kinderheilkunde) gerichtet. In meiner beruflichen Laufbahn habe ich bereits viele Familien begleitet, die Entwicklung der Kinder in ihren Ressourcen gestärkt, um kleine oder größere Probleme nicht mehr so präsent wirken zu lassen. Eines meiner wichtigsten Anliegen ist es, die Kinder Kinder sein zu lassen und ihnen nicht das Gefühl zu geben, etwas „stimmt nicht" mit ihnen und sie brauchen „Therapie".

Aus meiner Sicht ist die Therapieeinheit in der Praxis immer nur ein Teil der Unterstützung, denn der Alltag findet nun einmal außerhalb statt. Viel wichtiger ist mir daher die Schulung des Umfeldes wie der Eltern, Großeltern, Kinderbetreuungen, Lehrer und Kindergartenpädagogen. Falls gewünscht, bin ich auch vor Ort in Schulen, Kindergärten und zu Hause, um mir einen Überblick über die Situation zu schaffen und Tipps für eine optimale Raumgestaltung geben zu können.

In der Praxis arbeite ich hauptsächlich mit Kindern im Alter von zwei bis zwölf Jahren zusammen. Oft wird die Ergotherapie von Kindergärten und Schulen empfohlen, die Gründe hierfür sind unterschiedlich: Entwicklungsverzögerungen im motorischen oder sprachlichen Bereich, Schwierigkeiten mit der Fein- und Graphomotorik, wie zum Beispiel beim Malen, Schreiben und Werken. Auch emotionale und soziale Schwierigkeiten, wie eine geringe Frustrationstoleranz und Aggressivität, kommen häufig vor.

Ich persönlich wende in meiner beruflichen Tätigkeit mit Kindern hauptsächlich die Marte-Meo-Methode an und konnte mit dieser schon viele Erfolge erzielen. Vor allem der Fokus auf die Stärken und die gelungenen Situationen ist aus meiner Sicht der Hauptgrund für den Erfolg. Diese Sichtweise liegt mir persönlich auch wesentlich mehr als der Fokus auf die Schwächen von Menschen.

Literatur

Aarts M (2009) Marte Meo. Ein Handbuch, 2., überarb. Ausg. Aarts Productions, Eindhoven (Aarts productions, 6)

Ayres AJ (2016) Bausteine der kindlichen Entwicklung. Sensorische Integration verstehen und anwenden – das Original in moderner Neuauflage, 6. Korr. Aufl. Springer, Berlin

Biewald F (2004) Das Bobath-Konzept. Wurzeln, Entwicklungen, neue Aspekte, 1. Aufl. Urban & Fischer, München

Feldenkrais Verband Österreich (2019) Feldenkrais Methode. https://www.feldenkrais.at/. Zugegriffen: 13. Dez. 2019

Hofer AP (2009) Das Affolter-Modell. Entwicklungsmodell und gespürte Interaktionstherapie. Pflaum (Pflaum Physiotherapie), München

Juul J (2017) Aggression. Warum sie für uns und unsere Kinder notwendig ist. Fischer, Frankfurt a. M.

12

Kopiervorlagen

Alle Checklisten, Formulare und Hilfestellungen finden Sie im Anhang dieses Kapitels auf SpringerLink.

Hier finden Sie Kopiervorlagen folgender Checklisten und Muster:

- Bestandsaufnahme Option 1: die Stricherl-Liste
- Bestandsaufnahme Option 2: Zeit nehmen
- Bestandsaufnahme Option 4: der Fragebogen
- Mediennutzungsvertrag
- Diverse Material- und Spielelisten
- Konzentrationscheckliste
- Hinweisfragen zur Mediennutzung

K. Habermann, *Eltern-Guide Digitalkultur,* https://doi.org/10.1007/978-3-662-61370-2_12

Stricherl-Liste für ....   geführt von .... bis ....

Dauer der Aufzeichnung: 1 Woche / 2 Wochen

Gerät / Name		
Smartphone		
Tablet		
Fernseher		
PC/Laptop		
Konsole		

Platz für Notizen, z. B. Verhaltensauffälligkeiten, Berichte von Lehrern/ Kindergartenpädagogen:

Liste für ....   geführt von .... bis ....

Dauer der Aufzeichnung: 1 Woche / 2 Wochen

Tag	Gerät	Beginn der Nutzung	Ende der Nutzung

Fragen zum Thema „Wird mein Kind bereits von den Geräten beeinträchtigt?"

1. Fragt Ihr Kind täglich nach der Nutzung eines Gerätes? ja/nein
2. Wird Ihr Kind unruhig, wenn es das Gerät nicht nutzen darf? ja/nein
3. Fängt Ihr Kind an zu weinen oder quengeln, wenn Sie das Gerät wieder wegnehmen, bzw. hält es die vereinbarte Spiel- und Nutzungszeit ein? ja/nein
4. Spielt Ihr Kind lieber mit einem der Geräte als mit Geschwistern, Freunden oder am Spielplatz? ja/nein
5. Werden die Geräte als Belohnung oder zur Aufheiterung eingesetzt? ja/nein
6. Hat sich Ihr Kind in letzter Zeit schulisch verschlechtert? ja/nein
7. Hat Ihr Kind ausreichend Interesse an anderen Freizeit-Aktivitäten? ja/nein
8. Berichten Lehrer oder Kindergarten-Pädagogen von Aufmerksamkeitsschwächen, Konzentrationsstörungen oder unruhigem Verhalten während Gruppenaktivitäten sowie störendem Verhalten während gezielter Einzel-Aufgaben? ja/nein
9. Besitzt Ihr Kind ein eigenes Smartphone, Tablet, PC etc. oder ist dies ein brennender Wunsch? ja/nein
10. Wissen Sie immer genau, was Ihr Kind am Gerät macht? ja/nein
11. Spricht Ihr Kind ständig über fiktive Charaktere von Spielen, Fernseh-Sendungen oder Youtube-Videos? ja/nein
12. Ist Ihr Kind oft ungeduldig oder findet kaum alternative Beschäftigungen für die kleine Langeweile zwischendurch? ja/nein
13. Verwenden Sie selbst viel das Smartphone im Alltag vor Ihren Kindern? ja/nein
14. Klagt Ihr Kind öfters über Kopf- oder Nackenschmerzen? ja/nein
15. Kann sich Ihr Kind eine längere Zeit selbst beschäftigen ohne digitale Medien? ja/nein
16. Spricht Ihr Kind altersentsprechend? ja/nein
17. Hat Ihr Kind eine altersentsprechende Frustrationstoleranz? ja/nein

Platz für Notizen:

Medien-Nutzungs-Vertrag von Familie ....

Dieser Vertrag wird zwischen .... und .... am .... geschlossen.

1. Allgemeine Regelungen

   Wenn ich ein Gerät (Smartphone, Tablet, Fernseher, Konsole, PC) nutzen möchte, frage ich zuerst nach.

   Im Internet verhalte ich mich freundlich und beschimpfe niemanden. Wenn jemand gemein zu mir ist, erzähle ich es meinen Eltern.

   Wenn ich etwas sehe, das mir Angst macht, sage ich das meinen Eltern.

2. Zeitliche Nutzung

   Die freien Bildschirmzeiten sind .... Minuten pro .... (Tag/Woche/Wochenende).

   Ich halte mich an die ausgemachten Zeiten.

3. Smartphone

   Ich hebe nicht ab, wenn eine unbekannte Nummer anruft, während ich das Smartphone nutzen darf.

   Ich klicke auf keine Werbung. Bei Fragen zu Werbung frage ich meine Eltern.

   Neue Apps und Spiele lade ich nur gemeinsam mit meinen Eltern herunter.

4. Fernsehen und Youtube

   Ich schaue keine Filme, Sendungen und Videos, die nicht für Kinder meines Alters gemacht sind.

   Ich achte auf den Inhalt der Sendung und spiele oder esse nicht neben dem Fernsehen.

5. Konsolen

   Ich spiele keine Spiele, die nicht für Kinder meines Alters gemacht sind.

   Ich darf ein Spiel bis zur nächsten Speichermöglichkeit spielen, sobald die Zeit knapp wird.

6. Internet

   Ich gebe nirgends persönliche Daten wie Name, Adresse, Alter, Telefon- oder Kontonummern an.

   Ich verschicke oder lade keine Fotos oder Videos hoch, ohne vorher meine Eltern zu fragen.

   Bevor ich mich bei einer Webseite anmelde, gebe ich meinen Eltern Bescheid.

   Wenn ich im Internet etwas kaufen will, frage ich zuerst meine Eltern.

7. Pflichten der Eltern

   Als Eltern verpflichten wir uns, uns regelmäßig über die Interessen von .... zu informieren und nachzufragen.

   Wir begleiten den Medienkonsum von .... und vermitteln altersentsprechende Medienkompetenz.

Wir erklären das Thema Gefahren von digitalen Geräten, neuen Medien und Werbung.

8. Individuelle Regelungen

Unterschriften:

Materialien- und Spielelisten

Material für zu Hause

- Papier
- Stifte, Kinderschere, Kleber
- Knete
- Fingerfarben
- Kreiden
- Pinsel
- Wasserfarben
- Wolle
- Tixo

Materialien, die man einfach sammeln kann

- Blätter aus dem Garten oder Wald
- Leere Klopapierrollen
- Leere Rollen von Küchenpapier
- Korken
- Eierkartons
- Joghurtbecher
- Steine zum Bemalen
- Übrig gebliebenes Kerzenwachs
- Einzelne Servietten

Kleine Spiele

- Klassische Spielkarten
- Spielklassiker-Set wie Leiterspiel, Vier-Gewinnt, Mühle, Dame, Mensch-ärger-dich-nicht
- Memory
- Bausteine wie Playmobil, Lego, Make‚n'Break
- Schwarzer Peter
- Zauberkasten

Spiele allein oder zu zweit

- Knete: Knete holen und drauf los gestalten, am besten auf einer Unterlage, entweder frei gestalten oder nach einem bestimmten Thema, z. B. Tiere, Buchstaben nachformen, Bauernhof, Planeten, Autos etc.
- Malen: oft nicht ganz beliebt gerade bei Buben, aber wichtig für motorische Fähigkeiten, hier kann man wieder ein Thema vorgeben, Malblätter verwenden oder frei gestalten
- Ball, Flummi und Co.: Lassen Sie Ihr Kind ganz einfach mit einem Ball spielen. Was kann man damit alles machen? Spiele erfinden lassen
- Kreide im Sommer: Gehsteig bemalen ist fast überall erlaubt, einfach kreativ sein und den grauen Beton verschönern
- Mini-Bowling mit PET-Flaschen und Tennisball zu Hause aufbauen
- Zu Hause verkleiden und ein kleines Photo-Shooting machen
- Basteln mit Nudeln und Co: So lassen sich einfach Ketten, Bilder und kleine Geschenke gestalten
- Höhle bauen mit Decken und Polstern
- Luftballon aufblasen und drauflos spielen, z. B. Luftballon darf den Boden nicht berühren
- Geheimen Handschlag überlegen
- Zelt bauen im Garten
- Kleines Blumenbeet im Garten oder auf dem Balkon gestalten
- Kresse und andere kleine Pflanzen wie Kräuter selber züchten
- Mit Lupe auf Entdeckungsreise im Garten gehen
- Kleine Verkostung unbekannter Lebensmittel, z. B. Gemüse und Obstsorten
- Eine kleine Geschichte oder ein Theaterstück überlegen lassen
- Kleine motorische Übungen trainieren, wie Purzelbaum, Einbeinstand und Co.
- Raschelkiste: Eine Kiste mit trockenen Bohnen, Reis oder Ähnlichem füllen und kleine Gegenstände verstecken und suchen lassen
- Kinderbücher zum Anschauen oder Lesen für Größere
- Mini-Experimente nachstellen, hierfür finden Sie etliche Anleitungen im Internet, z. B. Kristalle züchten, Physik-Experimente
- Activity Board selbst gestalten (allein oder zu zweit), auch hier finden Sie einige Anleitungen im Internet
- Bilder mit Bügelperlen gestalten
- Ein Kinder-Hörspiel anhören
- Papierflugzeuge basteln

- Korken-Boote basteln
- Lego oder Duplo aufbauen, nach Anleitung oder frei gestalten lassen
- Kugelbahn aus Klopapierrollen bauen
- Steine suchen und bemalen
- T-Shirt selbst bemalen
- Seifenblasen selber machen
- Diverse Brett- und Kartenspiele spielen, wie Lotti Karotti, UNO, verrücktes Labyrinth etc.
- Kinderzimmer neu gestalten, Ideen sammeln
- Tagebuch führen für Kinder, die schon schreiben können, oder Bilder eines Tages-Erlebnisses, z. B. Kochen, Zoo, Garten etc. malen für die Kleineren
- Musik hören und dazu tanzen
- Sich mit einem Thema beschäftigen, z. B. Umweltschutz, Tiere, Planeten, Fahrzeuge etc.
- Obstsalat zubereiten für die Familie
- Zauberwürfel lösen lernen
- Kinder-Sudoku lösen
- Berufe überlegen: Was möchte das Kind mal werden? Gibt es Ideen für Berufe, die es bisher nicht gibt? Was braucht man alles für den gewählten Beruf? Dazu ein Bild malen, verkleiden, Pantomime vorbereiten
- Eis-Creme selber machen
- Ein Bad nehmen mit viel Schaum und Wasserspielzeug
- Blätter sammeln und pressen
- Spielzeug für den Flohmarkt oder zum Spenden aussuchen
- Eine eigene App überlegen oder ein Brettspiel selbst gestalten
- 3 Wünsche überlegen, wenn alles möglich wäre, z. B. selbst fliegen können
- Riesen-Kunstwerk gestalten, z. B. mehrere Papiere zusammenkleben für ein großes, Meterpapier kaufen und gestalten, Gehsteige mit Kreide bemalen
- Zauberkasten
- Münzen in eine Dose oder ein Glas schnipsen
- Sudoku und Kinder-Sudoku (für Kinder ab 7 Jahren)
- Rätselblätter wie Kinderkreuzworträtsel, Suchbilder, grafische Muster kopieren. Viele mögliche Rätselblätter stehen kostenlos im Internet zum Herunterladen und Ausdrucken bereit
- Mikado Stäbe

Kleine Spiele ab mindestens zwei Kindern

- Memory
- Uno/Skippo
- Schere Stein Papier
- 4 gewinnt
- Tic-Tac-Toe
- Stadt-Land-Fluss
- Mini-Bowling mit PET-Flaschen und Tennisball zu Hause
- Kleine Wetten überlegen, z. B. wer findet zuerst etwas Glänzendes
- Wortspiele wie z. B. „ich seh, ich seh, was du nicht siehst!" oder Wortkette, d. h. beginnen mit einem Wort aus einer bestimmten Gruppe wie Obst & Gemüse: Apfel. Der nächste muss aus der gleichen Wortgruppe mit dem Endbuchstaben des Wortes ein neues finden: Apfel – Limette – Erdbeere – Erdnuss – Sauerkirsche – etc.
- Tast-Memory selbst basteln
- Blinde Kuh
- Jenga
- Ubongo
- Twister
- Activity Board selbst gestalten (allein oder zu zweit): Dies kann jedoch nur mit einem Erwachsenen durchgeführt werden. Ein Activity Board ist meistens eine größere Holzplatte, an denen Winden und Muttern zum Drehen, Fädelaufgaben, Schlösser, Knöpfe, Zippverschlüsse etc. montiert werden. Sie dienen zum Üben der Feinmotorik und können je nach Alter angepasst werden. Mittlerweile gibt es viele verschiedene Boards auch zu kaufen.
- ja/nein-Spiel: Man stellt sich abwechselnd Fragen, die nicht direkt mit Ja oder Nein beantwortet werden dürfen, sondern nur mit Umschreibungen.
- Schnitzeljagd gestalten
- Luftballon-Spiel: Hierbei wird ein Luftballon aufgeblasen, dieser darf anschließend nicht mehr den Boden berühren und muss immer abwechselnd in die Höhe geworfen werden.
- Lach-Verbot: Zwei oder mehrere Kinder sitzen sich gegenüber und müssen sich anschauen, ohne zu lachen. Derjenige, der als erstes lacht, verliert und muss eine selbst erdachte Strafe erledigen.
- „Ich packe meinen Koffer und nehme mit": Ein Merkspiel, das ganz ohne Material auskommt. Jedes Kind sagt der Reihe nach (oder abwechselnd), was in den Koffer kommt. Das nächste Kind muss aufzählen, was bereits

im Koffer ist und welcher Gegenstand nun dazu kommt. Anfangs einfach, wird es schnell schwieriger, sich alle Gegenstände zu merken.

- Schiffe versenken
- Frisbee werfen im Garten oder Park
- Schere, Stein, Papier
- Beruferaten: Ein Kind umschreibt einen Beruf und ein anderes Kind soll
  den korrekten Beruf erraten

Zusätzliche Spiele und Beschäftigungen ab ca. 10 Jahren

- Sudoku lösen
- Rätselbücher
- Scrabble
- Activity
- Kartenspiele wie Romy, Schnapsen, Solitaire
- Stadt, Land, Fluss
- Komplexes Logo mit technischen Herausforderungen
- Backgammon
- Schach
- Risiko – das Spiel
- Die Siedler von Catan
- Tau ziehen
- Basketballkorb aufhängen
- Zudem können sich Kinder ab 10 Jahren deutlich gezieltere motorische
  Spiele einfallen lassen bzw. ab zwei Personen spielen. wie Fußball, Volley-
  ball, Basketball, und benötigen hierbei weniger Aufmerksamkeit als
  jüngere Kinder.
- Auch Radfahren, Skateboarden und Inlineskaten beherrschen 10-Jährige
  schon ausreichend gut.

Die Konzentrations-Checkliste

Vorbereitende Maßnahmen zu Hause

- Nach der Schule und vor der Hausaufgabe sollte das Kind mindestens
  eine halbe Stunde lang Bewegung machen, am besten an der frischen
  Luft. Es sollten Fernsehen, Computerspielen, am Tablet spielen,
  Youtube®-Videos schauen oder am Smartphone spielen nicht erlaubt sein.
- Alle Fenster im Raum für fünf bis zehn Minuten öffnen und gut durch-
  lüften lassen. Auch im Winter ist ein Stoßlüften wichtig. Bei einer

längeren Zeit mit geschlossenen Fenstern erhöht sich der Kohlendioxidgehalt in der Luft, dies kann zu einer rascheren Ermüdung führen.

- Stellen Sie mit einer Eieruhr oder einem Wecker 15–30 min ein.
  Man berechnet die Konzentrationsdauer anhand der Formel:
  Alter x2. Das heißt, ein sechsjähriges Kind hat eine maximale
  Hoch-Konzentrationsphase von circa zwölf Minuten. In dieser Zeit
  sollten die schwierigsten Aufgaben erledigt werden.
- Energie tanken: Wasser trinken (mindestens ein Glas), eine Kleinigkeit
  essen (keine Süßigkeiten, am besten Obst oder Gemüse-Sticks, Naturjoghurt) und auf die Toilette gehen. Dies dient dazu, Energie zu tanken
  und gleichzeitig Ablenkungen während der Arbeit zu verringern.
- Finger aufwecken, indem man an den Fingern zieht, rubbelt, sie
  bewegt. Zudem sollte man die Arme strecken, den Rumpf drehen und
  die Schultern kreisen lassen, fünf Mal den Popo am Sessel zusammendrücken. Diese Übungen dienen einerseits dem Aufwärmen vor Schreibarbeiten, andererseits bieten sie dem Körper auch ein Feedback und
  stärken so die Körperwahrnehmung.
- Den Schreibtisch bzw. Arbeitsplatz aufräumen und vor allem Störfaktoren
  wegräumen. Am besten sollten auf dem Schreibtisch nur ein Glas Wasser,
  zwei bis drei Stifte und die Aufgabe liegen. Der Raum sollte aufgeräumt
  sein und möglichst wenig optische Reize bieten. Das heißt, Regale am
  besten verschließen, falls keine Türen vorhanden sind, können auch
  Vorhänge angebracht werden oder sie mit Tüchern verhängt werden. Je
  mehr zu sehen ist, desto höher ist die Wahrscheinlichkeit, mit den Augen
  hängen zu bleiben und gedanklich abzugleiten. Der Raum sollte auch
  nicht zu farbenfroh gestaltet sein, wenige und deckende Farben beruhigen
  das Auge.
- Man sollte sich anfangs einen Überblick verschaffen, indem man eine
  Aufgabenliste zum Abhaken vorbereitet bzw. große Aufgaben-Kapitel in
  kleinere Teilbereiche herunterbricht und sich im Vorhinein eine geeignete
  Reihenfolge überlegt. Schwere Aufgaben sollten immer zuerst erledigt
  werden.
- Reduzieren Sie auditive Reize: Schalten Sie Radio und Fernseher aus,
  schließen Sie alle Fenster bei lautem Straßenlärm und legen Sie Smartphone, Tablet und Co. in einen anderen Raum. Studien haben nachgewiesen, dass die alleinige Anwesenheit des Smartphones im Raum
  schon konzentrationsbeeinträchtigend wirkt.
- Druckgefühle und Ängste vor Versagen sollten in der Familie offen
  angesprochen werden. Unterdrückte Gefühle hindern am klaren Denken.
  Nach Möglichkeit sollten schwierige oder negativ behaftete Aufgaben

zusammen mit Eltern oder Großeltern erledigt werden. Sie können Ihr Kind bei den Aufgaben verbal begleiten, achten Sie jedoch darauf, dass sie Lösungen nicht ansagen, sondern im Notfall einen Hinweis auf den möglichen Lösungsweg geben. Ansonsten verhindern Sie, dass Ihr Kind effektiv aus der Aufgabensituation lernt. Sie können zum Beispiel die Aufgabenstellung in verschiedenen Worten wiedergeben oder auch auf eine ähnliche Aufgabe verweisen.

- Setzen Sie ein Stimmungsbarometer vor der Hausaufgabe ein: Wie geht es mir gerade? Was würde ich brauchen, um mich besser konzentrieren zu können? Ein Beispiel kann sein, eine Kleinigkeit zu essen, eine kurze Konzentrationsübung, kurz allein sein im Raum oder auch Lernbegleitung durch einen Erwachsenen. Stimmungsbarometer kann man leicht selber basteln oder auch online bestelle. Sie dienen als Hilfestellungen, um Gefühle und Bedürfnisse besser wahrnehmen und ausdrücken zu können.
- Geschwister sollten den Raum wechseln, wenn diese spielen dürfen.
- Haustiere im Zimmer fördern durch das freigesetzte Oxytocin die Konzentration, daher sollten Hund oder Katze im Zimmer liegen bleiben dürfen. Aufgeweckte und verspielte Tiere sollten eher in einen anderen Raum gebracht werden, da sie sonst Unruhe bringen können.

Bei den Aufgaben

- Sehr wichtig ist das richtige Sitzen, das heißt, beide Beine am Boden abstellen, wenn möglich Schreibtisch leicht schräg stellen, Tischhöhe und Sitzhöhe einstellen und mit dem ganzen Po auf dem Sessel sitzen. Diese Haltung ist besonders wichtig während der Konzentrationsphase und eine Grundvoraussetzung für eine optimale Konzentration. Füße, die in der Luft baumeln, finden keine Erdung und schmälern erheblich die Chancen auf eine optimale Aufgabenbearbeitung (Abb. 12.1).
- Durchatmen: Mindestens fünfmal durch die Nase einatmen und durch den Mund ausatmen, dabei am besten die Augen schließen.
- Kauen stimuliert das Gehirn: Deshalb sollten Kaugummi, Trockenobst kauen erlauben sein. Wichtig hierbei ist die Wahl der Knabberei: keine Chips oder Süßes! Eine Alternative sind Stressbälle oder Kau-Bleistifte. Viele Kinder arbeiten oral mit, das heißt, sie öffnen den Mund oder spielen mit der Zunge, während sie sich konzentrieren. Das ist ein normales Verhalten und dient zur Stärkung der Konzentration. Sie können dies durch Kaugummikauen unterstützen.

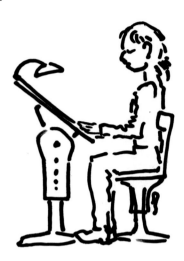

Abb. 12.1 „Schreibtisch"

- Schwere oder unbeliebte Aufgaben zuerst erledigen, siehe „vorbereitende Maßnahmen"
- Pausen machen (maximal zwei bis drei Minuten) zum Wasser holen, auf's Klo gehen, kurz hüpfen, Kopf drehen, Nacken entspannen, kleine Massagen durch die Eltern. Diese Pausen sollten nicht dazu dienen, sich mit etwas anderem als körperlichen Bedürfnissen zu beschäftigen. Dies kann sonst wieder zu einer vermehrten Ablenkung führen.
- Gegen Ende der Konzentrationsphase sollten leichte Aufgaben erledigt werden.
- Bei akustischer Ablenkbarkeit kann man zusätzlich Kopfhörer aufsetzen und Konzentrationsmusik hören. Entsprechende Listen gibt es zum Beispiel auf Spotify® oder iTunes®. Bitte keine Ohrstöpsel für Kinder verwenden, am besten große Kopfhörer-Modelle mit Noise Cancelling Funktion. Ohrstöpsel können die Gehörgänge nachhaltig schädigen.
- Einen Sandsack oder ein anderes Gewicht auf den Schoß und die Füße legen (Gewicht circa ein bis zwei Kilo). Hierfür kleines kompaktes Modell, zum Beispiel Gelenkmanschetten, wählen. Das Gewicht hilft dem Körper, sich weiter zu erden, ähnlich wie die Füße am Boden. Durch den Druck wird das Körperschema gestärkt und das Gehirn kann sich besser auf die Aufgaben konzentrieren.
- Eltern können immer wieder mittelfesten Druck auf den Kopf und die Schultern ausüben, ähnlich wie beim Triggern. Auch kleine Massagen in der Pause regen den Kreislauf an und die Durchblutung wird gestärkt.

- Eine Möglichkeit wäre auch, einen Sitzball oder ein Luftkissen zu verwenden. Dies hat eine ähnliche Wirkung wie die Gewichtsmanschetten und stärkt das Körperschema. Bei Kindern, die dadurch zu Unruhe neigen, sind Gewichtsmanschetten die bessere Wahl.
- Nach Möglichkeit machen Sie Aufgaben mit Kindern gemeinsam und weisen Sie immer wieder darauf hin, was als nächstes kommt. Zum Beispiel: „Wir machen jetzt diese fünf Matheaufgaben, danach machen wir eine kurze Pause und anschließend noch diese fünf Sätze für die Deutschaufgabe". Je schwammiger und ungreifbarer die Aufgabenfülle ist, umso eher schwindet die Konzentration. Wenn kein Ziel vor Augen zu sehen ist und nicht absehbar wird, wie viel noch zu erledigen ist, fällt es besonders Kindern schwer, ihre Aufmerksamkeit zu halten. Daher ist eine vorbereitete Aufgaben-To-Do-Liste zum Abhaken sinnvoll.

Nach der Konzentrationsphase

- Wichtig ist jetzt, dem Gehirn Zeit zur Integration des Gelernten zu geben. Das kann zum Beispiel eine Runde Bewegung sein. Mindestens 20 min und am besten im Freien werden empfohlen.
- Ebenfalls wichtig auch hier wieder: Trinken! Es sollte mindestens ein Glas Wasser nach der Arbeit getrunken werden.
- Eine Kleinigkeit essen, jetzt sind auch Schokolade oder etwas Süßes erlaubt. Achten Sie auf die Menge der Naschereien. Am besten wären wieder Obst und Gemüse.
- Nach der Konzentrationszeit auf jeden Fall ungestörte Spielzeit einräumen, jedoch nicht mit digitalen Medien. Das Gehirn benötigt nun eine Pause und die Möglichkeit, das Gelernte zu verarbeiten. Digitale Medien als Belohnung bewirken das Gegenteil: Das Gehirn kommt nicht zur Ruhe und das Gelernte kann nicht entsprechend gespeichert werden. Spielen alleine oder zu zweit, in der Familie mit Gesellschaftsspielen, Bewegungsspiele oder Fantasiespiele sind gut geeignet.
- Entspannungs-CD hören ist eine sehr gute Möglichkeit, dem Gehirn die Pause zu gönnen, die es braucht.
- Bücher lesen und sich gemütlich ins Bett oder aufs Sofa legen, ist ebenfalls eine geeignete Wahl, um nach einer schwierigen Aufgabe zu entspannen.
- Bei anhaltender Unruhe oder zur allgemeinen Entspannung kann man auch sogenannte Gewichtsdecken verwenden. Gewichtsdecken sind abgesteppte Decken mit Reis oder Bohnen, die durch den gleichmäßigen, großflächigen Druck beruhigend auf das Nervensystem wirken. Solche Decken können selber gemacht werden oder im Internet bestellt werden.

- Loben ist eine wichtige Motivation, egal ob eine Aufgabe schwierig war oder nicht. Zu beachten ist, dass Sie eine konkrete Situation oder Aufgabe finden und diese gezielt loben. Allgemeine Belobigungen wie „gut gemacht" können von Kindern nicht so reflektiert werden wie gezieltes und spezifisches Lob. Das könnte zum Beispiel sein: „Ich bin sehr stolz auf dich, dass du dich in den letzten Minuten noch mal so gut konzentriert hast." Oder auch: „Diese schwierige Matheaufgabe hast du jetzt richtig gut gelöst. Ich bin stolz auf dich."

In der Schule und im Hort

- Innerhalb des Schuljahres sollte der Sitzplatz eines Kindes nicht häufig gewechselt werden. Das bringt Unruhe in die Klasse und besonders für konzentrationsschwache Kinder ist das eine Herausforderung. Mit jedem neuen Platz wird eine neue Sichtweise auf den Raum gegeben und man kann so wesentlich schneller abgelenkt werden. Zudem benötigt es Zeit, sich auf die neue Situation einzustellen. Diese Zeit wird auf Kosten der Konzentrationsfähigkeit im Unterricht aufgebracht.
- Für konzentrationsschwache Kinder ist ein Platz möglichst weit vorne besonders wichtig. Am besten in der ersten Reihe, um möglichst viele Störfaktoren auszublenden. Dies gilt insbesondere für Kinder, die sich durch optische und akustische Reize sehr leicht ablenken lassen. Je weniger das Kind rundherum sieht, umso eher wird es sich konzentrieren können.
- Regelmäßiges Lüften im Klassenzimmer ist genauso wichtig wie daheim. Am besten nach jeder Stunde kurz Stoßlüften.
- Erlauben Sie das Kauen von Kaugummi oder Trockenobst bei schwierigen Aufgaben. Ist dies in der Schule grundsätzlich nicht erlaubt, gibt es Alternativen wie Kau-Bleistifte oder Stressbälle, die ebenfalls einen guten Effekt erzielen.
- Tische und Sessel unbedingt korrekt einstellen. Die Füße müssen beide gut am Boden aufliegen. Oft sind Tische in Klassen gleich hoch und es wird wenig auf die Größenunterschiede der Kinder eingegangen. Ist das Berühren der Füße am Boden nicht möglich, kann man sich mit einem kleinen Stockerl behelfen. Ist der Tisch zu niedrig und das Kind sitzt schief und gebückt, kann man den Tisch auch mit Holzsockeln erhöhen.
- Gewichtsmanschetten kann man auch im Unterricht einsetzen, um unruhigen Kinder mehr Feedback zu geben. Diese Manschetten können nach jeder Stunde innerhalb der Klasse getauscht werden.

- Der Schreibtisch sollte komplett aufgeräumt sein vor Konzentrations-phasen. Es sollten nicht zu viele Unterrichtsmaterialien, am besten nur das Notwendigste auf dem Tisch liegen.
- Als Nachbarn sollte man jemanden hinsetzen, der bei kleinen Fragen helfen kann, jedoch nicht zum Plaudern verleitet. Mädchen eignen sich bekannterweise gut neben konzentrationsschwachen Jungen.
- Vor jeder Konzentrationsphase sollte man für die ganze Klasse eine kleine Bewegungseinheit einbauen. Möglichkeiten hierfür sind Fingerübungen, strecken und drehen der Wirbelsäule, hüpfen und kleine Massagen an sich selbst oder dem Sitznachbarn.
- Regelmäßige kurze Konzentrationsübungen im Klassenzimmer etablieren, zum Beispiel kleine motorische Übungen oder auch Achtsamkeits-übungen.

Stichwortverzeichnis

A

Ablenkungsfaktor 203
Activity Board 154
ADHS 85–87, 234
Adipositas 60, 90
Affolter 227
Aggression 69, 80, 112, 176
Aggressivität 81, 93
Aktion-Reaktion 30
Alltagsfähigkeit 219
Alltagsstruktur 17
Angst 206
Angstgefühl 43
Anpassung 108
App Blocker 131
Aufmerksamkeit 55, 80
Aufmerksamkeitsdefizit 86, 87
Aufmerksamkeitsspanne 55
Aufmerksamkeitsstörung 54, 128
Auge-Hand-Koordination 89
Ausdauer 183
Ausflug 162
Autismus 66, 175
Autofahrt 199
Autogenes Training 161

B

Bagatellisieren 35
Balance 16
Bauernhof 169
Bedürfnisse 65
Belohnung 8, 30, 127
Belohnungssystem 33
Beschäftigungs-Rucksack 197, 198
Bestandsaufnahme 120
Bewegung 170–172
Bewegungsarmut 57
Bildungsdefizit 41
Blacklist 130
Blutdruck 63
Bobath 228
Bore-Out-Syndrom 14
Browserchronik 131
Burn-Out-Syndrom 14

C

Challenge 109
Contentfilter 130
Cortisol 16
Cybermobbing 42, 113–115, 137

© Der/die Herausgeber bzw. der/die Autor(en), exklusiv lizenziert durch Springer-Verlag
GmbH, DE, ein Teil von Springer Nature 2020
K. Habermann, *Eltern-Guide Digitalkultur*, https://doi.org/10.1007/978-3-662-61370-2

D

Daten 136
Demenz 53, 54
Depressionen 14, 54, 76
Digitalisierung 50, 52, 53
Dopamin 34

E

Eigenständigkeit 6
Elternabend 35, 134
Emotionen 51, 65
Empathie 12, 40, 66, 70, 80, 95, 142, 186
Empathiefähigkeit 5, 167
Endorphine 33, 124
Entspannung 188, 209
Entwicklung, kindliche 35
Entwicklungsauffälligkeit 95
Entwicklungsstörung 67
Entwicklungsverzögerung 9, 87, 220
Entzugssymptom 32
Entzugssymptomatik 34
Erfolgserlebnis 30
Ergonomie 214
Ergotherapie 218
Erholung 196
Ernährung 75
Exekutivfunktion 55

F

Fake News 106
Fallbeispiel 88, 211, 229
Familienregeln 126
Faszination 31
Feinmotorik 57, 158
Feldenkrais 228
Fernsehkonsum 23
Fingerkoordination 58
Flugzeug 200
Freiheit 14
Freizeit 22, 120

Freizeitpark 164
Fremdsprache 165
Frustration 7, 16, 52, 69, 70, 80, 82, 112, 142, 196, 198, 224, 230
Frustrationstoleranz 8, 12, 40, 69, 82, 84, 122, 142, 149, 171, 176, 178, 187, 204, 219, 221, 236
Fußball 186

G

Ganzkörpertraining 185
Ganztagsschule 23
Geborgenheit 188
Gedächtnis 42
Gefühle 16, 65, 95
Gehirnentwicklung 50, 55, 77
Gehirnleistung 51, 55
Geschwisterliebe 143
Gestensteuerung 31
Gewalt 73
Gleichgewicht 180
Glückshormon 124
Glücksspiel 32
Google 42
Graphomotorik 89
Grenzsteine der Entwicklung 9
Grobmotorik 56, 89, 177
Gruppenverhalten 105
Gruppenzusammenhalt 109
Gruppenzwang 107, 109, 111, 133, 137

H

Handkoordination 57, 91
Handlungsplanung 171, 178, 182, 223
Handydaumen 59
Handynacken 59
Handyverbot 41
Haustier 166
Hinweisfrage 122
Hort 204, 210

Hyperaktivität 52
Hypotonie 89, 231

I

Imitieren 6
Impulsivität 52
Impulssteuerung 12
Influencer 62, 104
Inklusion 46
Instrument 158, 165
Internet 29

J

Jugendmedienschutzgesetz 137
Junkfood 34, 52

K

Kampfsport 175
Kausalität 53
Kindergarten 35, 36, 38, 67, 84, 92
Kinderschutzmaßnahme 35, 129, 137
Kindliche Entwicklung 26
Klettern 180
Kommunikationsfähigkeit 54, 58, 218
Kommunikationsmittel 20
Konfliktlösungsstrategie 75
Konsequenz 127
Konstruktionsspiel 129
Konsum 21, 101, 119
Konsument 38
Kontrollverlust 35
Konzentration 81, 82, 219
Konzentrationsausdauer 53
Konzentrationsdauer 84, 221
Konzentrationsfähigkeit 8, 11, 53, 82,
    93, 149, 171, 174, 183, 204, 212
Konzentrationsproblem 223, 237
Konzentrationsschwierigkeit 86, 232
Konzentrationsstörung 122, 159, 204
Koordination 176, 180, 185

Körpererfahrung 50
Körpergewicht 61
Körperschema 65
Körpersprache 65
Körperwahrnehmung 76, 182
Kraftausdauer 180
Kraftdosierung 178
Kreativität 12
Kurzsichtigkeit 62, 63

L

Langeweile 13–15, 122, 125, 143, 148,
    149, 158, 196, 198, 201
Laptop 42, 43
Lebensqualität 43, 179
Lernen 11
Lernentwicklung 2, 9
Lernerfolg 54
Lernmedium 52
Lernprozess 38
Lernschwächen 58
Lernschwierigkeiten 80
Lernunterstützung 44
Lese- und Schreibfähigkeit 54
Lese- und Schreibkompetenz 136

M

Marte Meo 222, 225, 226, 239
Maßnahmen 221, 229
Medienausstattung 19
Medienbesitz 28
Medienförderung 38
Medienkompetenz 33, 41, 95, 103,
    107, 135, 139, 140
Medienkonsum 27, 40, 54, 58, 60, 230
Mediennutzung 29, 36, 51, 55, 61–63,
    68, 72, 123, 139
Mediennutzungsvertrag 139
Mediennutzungszeit 57
Mediensucht 31, 34
Medienverhalten 28

Mobbing 112, 114
Montessori 38
Motorik 56, 87, 219
Motorikpark 163
Multitasking 39, 42
Mundmotorik 58
Museum 163
Muskelspannung 90

N

Nachahmung 4
Nachmittagsprogramm 13
Nervenverbindung 3, 5, 6
Nervenzelle 11
Nonnenstudie 53
Notfallhandy 135
Nutzungsverbot 31
Nutzungsverhalten 26
Nutzungszeit 120

O

Öffentliche Verkehrsmittel 200
Online Gaming 32
Onlineshop 103
Opioid 33

P

Partizipation 46
Pause 204
Persönlichkeit 5
PISA 39, 43, 61
Problemlösungsstrategie 12, 149
Programmieren 38
Propriozeption 79
Pseudo-ADHS 87
Pseudo-Autismus 66
Psychische Gesundheit 74
Psychosomatische Erkrankung 74

R

Regeln 136
Reise 200
Reiten 177
Reizverarbeitung 7, 77, 81
Restaurantbesuch 197
Ritual 128, 188
Rodeln 164
Ruhe 94

S

Sandbox 131
Schlafmangel 54
Schlafqualität 51
Schlafstörung 71, 80
Schreibtisch 206
Schüchternheit 219
Schulangst 174
Schule 35, 39, 40, 84, 204, 210, 218
Schulproblem 54
Schutzprogramm 130
Schwimmen 163, 182
Selbstbestimmung 6
Selbstbewusstsein 167
Selbsteinschätzung 177
Selbstregulierung 70, 159
Selbstvertrauen 111, 183
Selbstverwirklichung 68
Selbstwertgefühl 113
Sensorische Integration 228
Sinneseindruck 2, 56
Sozialverhalten 68, 70
Spiel 9, 11, 23, 26, 149, 191, 220
Spielpartner 14
Spielsachen 13
Sport 170
Sprachassistent 71
Sprache 64, 65, 70
Sprachentwicklung 64, 67
Sprachentwicklungsverzögerung 64, 67, 79, 219

Sprachförderpotenzial 68
Sprachsteuerung 46
Sprachstörung 66
Sprachverständnis 183
Stifthaltung 91, 233
Stimmungsbarometer 207
Störfaktoren 206
Strafe 27
Streamen 26
Stress 13–16, 54, 80, 124, 158
Stressfaktor 160
Stressreaktion 70
Suchmaschine 132
Sucht 54, 124, 137
Suchtberatung 35
Suchtfaktor 27, 36
Suchtpotenzial 26
Suchtverhalten 32, 40
Supermarkt 162

T

Tanzen 184
Taschengeld 102
Tennis 183
Trotzphase 7

U

Übergewicht 60
Überreizung 2
Überstimulation 16
Umweltreiz 81
UN 71
United Nations 71
Unruhe 52

V

Verbot 124
Verhalten 69
Verhaltensauffälligkeit 72, 74, 87, 159,
    213
Verhaltenssucht 31
Verknüpfungen 30
Verkrampfung 60
Vernachlässigung 86
Vertrauen 8, 14
Volksschulalter 20
Vorbild 112
Vorbildwirkung 128

W

Wahrnehmung 219
Wahrnehmungsstörung 3, 77, 78, 225
Wahrnehmungsverarbeitung 87
Wald 162
Wartezeit 200
Werbekompetenz 103
Werbung 103, 106, 115
WHO 31, 124
Wohlbefinden 75, 76
Wutanfall 92
Wutausbruch 159

Y

Yoga 173

Z

Zielgruppe 102
Zoo 163

Printed in the United States
By Bookmasters   ·